·中医临床辨证论治丛书·总主编　于致顺

六淫病辨证

主编　袁晖戍

中国中医药出版社
·北　京·

图书在版编目（CIP）数据

六淫病辨证/袁晖成主编．—北京：中国中医药出版社，2013.8（2020.12重印）

（中医临床辨证论治丛书）

ISBN 978－7－5132－0598－6

Ⅰ.①六…　Ⅱ.①袁…　Ⅲ.①六淫－辨证论治　Ⅳ.①R228

中国版本图书馆CIP数据核字（2011）第201674号

中国中医药出版社出版
北京经济技术开发区科创十三街31号二区8号楼
邮政编码　100176
传真　010 64405750
三河市同力彩印有限公司印刷
各地新华书店经销

*

开本 880×1230　1/32　印张 12.875　字数 292 千字
2013年8月第1版　2020年12月第4次印刷
书　号　ISBN 978－7－5132－0598－6

*

定价　39.00元
网址　www.cptcm.com

社长热线　010 64405720
购书热线　010 64065415　010 64065413
书店网址　csln.net/qksd/
官方微博　http://e.weibo.com/cptcm

《六淫病辨证》
编委会

主　编　袁晖戍

副主编　郑　剑　王昌郁　张　莹

编　委　孙妲男　李贞晶　朱路文

吴文哲

序

中医药学博大精深，整体观念和辨证论治为其精髓所在。面对其内涵深厚的理论体系，浩如烟海的典籍著作，临床实践中何谓“整体观念”，如何“辨证论治”，如何做到以不变应万变的“异病同治”，如何做到以万变应不变的“同病异治”，如何建立最接近临床实际的中医思维方式，如何认识和掌握“证”的实质？这些问题是中医药专业学生学习的最终目的，也是中医药教育要解决的实际问题。

于致顺教授策划主持编写的《中医临床辨证论治丛书》以中医理论为基础，一改以往“以病为纲”的传统思维方式和教材书写方式，从一种全新的视角阐释“证”与“病”的关系，以证为纲，横向比较相同证候的临床表现，以及在不同疾病中的治疗方法的“同”与“不同”，有机地整合了学生的学习内容，避免了传统教育中的重复，从根本上改变了目前中医著作千篇一律的叙述方式，是一次极有意义的创新。

《中医临床辨证论治丛书》包括《肝胆病辨证》、《六淫病辨证》、《脾胃病辨证》、《心肺肾病辨证》和《气血津液辨证》，共5本。丛书结构合理，内容翔实，具有系统性、科学性、合理性和创新性，便于课堂教学，利于学生学习，更有利于指导临床医生实际应用，对于培养具有创新性思维的高素质中医药人才，提高其动手能力具有一定的现实意义，对于中医临床的教学和研究也将起到一定的促进作用。

2011 年初春于哈尔滨

编写说明

《中医临床辨证论治丛书》是以中国中医药出版社2002年出版的“普通高等教育‘十五’国家级规划教材”、“新世纪全国高等中医院校规划教材”为蓝本进行整理，共五册，分别是《肝胆病辨证》、《脾胃病辨证》、《心肺肾病辨证》、《气血津液辨证》和《六淫病辨证》。本书是《六淫病辨证》分册。

中医临床的特点是辨证施治，从中医学的角度来看，有些证候其临床表现、舌苔、脉等基本相同，治疗也大致相同。例如内科很多疾病有肝郁气滞证，儿科、外科、妇科、耳鼻咽喉等科中的很多病证也有肝郁气滞证，并且其治疗方法和代表方剂也大致相同。将不同科别的疾病的相同证候归纳对比，对中医学习者的临床辨治大有裨益。

《六淫病辨证》从风、寒、暑、湿、燥、火6种外感病因来论述各种证型分属于哪些疾病，共计7章21节200余个病证。全书以证为纲，横向比较相同证候在不同疾病中的治疗方法的异同，采取全新的叙述方式，更有利于临床实践。

本书不仅概述了六淫的概念及共同致病特点，还较系统地论述了风、寒、暑、湿、燥、火六淫的分型与辨证论治。第一章至第三章第二节由袁晖戍编写，第三章第三至七节由郑剑编写，第三章第八、九节由王昌郁编写，第四章由孙妲男编写，第五章由李贞晶编写，第六章和第七章由张莹编写。

本书在编写过程中得到了兄弟院校、本校针灸教研室、推拿教研室以及临床各科室教师的大力协助。由于编者水平有限，书中不足之处在所难免，希望广大读者提出宝贵意见，以便再版时修订提高。

编者

2011 年 8 月

contents

目　录

第一章　概　说

六淫为外感病因之一。当自然界气候异常变化或人体抵抗力下降时，六淫则可侵害人体，导致外感病的发生。

一、六淫的基本概念

六淫，即风、寒、暑、湿、燥、火（热）六种外感病邪的统称。在正常情况下，风、寒、暑、湿、燥、火是自然界六种不同的气候变化，是万物生长化收藏和人类赖以生存的必要条件，称为“六气”。人类长期生活在六气交互更替的环境中，对其产生了一定的适应能力，一般不会致病。但在自然界气候异常变化，超过了人体的适应能力，或人体的正气不足，抵抗力下降，不能适应气候变化而发病时，六气则成为病因。此时，伤人致病的六气便称之为“六淫”。淫，有太过和浸淫之意。由于六淫是致病邪气，所以又称其为“六邪”。

自然界气候变化的异常与否是相对的。这种相对性表现在两个方面：一是与该地区常年同期气候变化相比，或太过，或不及，或非其时而有其气，如冬应寒而暖，或夏应热而寒等，或气候变化过于剧烈急骤，如严寒酷热，或暴冷暴热等。此时六气则变为六淫而侵入发病。二是气候变化作为致病条件，主要是与人体正气的强弱及调节适应能力相对而言的。若气候剧变，正气充盛者则可自我调节而不病，正气虚弱之人则可发病；气候正常，个体正气不足，仍可发病，这时对于病人而言，六气即成为致病邪气，所致病证也属六淫致病范畴。

二、六淫致病的共同特点

六淫致病一般有以下共同特点：

1. 外感性

六淫致病，其致病途径多从肌表、口鼻而入，或两者同时受邪。如风寒湿邪易犯人肌表，温热燥邪易自口鼻而入。由于六淫病邪均自外界侵犯人体，故称外感致病因素，所致疾病即称为“外感病”。

2. 季节性

六淫致病常有明显的季节性。如春季多风病，夏季多暑病，长夏多湿病，秋季多燥病，冬季多寒病。六淫致病与时令气候变化密切相关，故又称之为“时令病”。由于气候异常变化的相对性，故夏季也可见寒病，冬季也可有热病。

3. 地域性

六淫致病与生活、工作的区域环境密切相关。如西北多燥病、东北多寒病、江南多湿热为病；久居潮湿环境多湿病；长期高温环境作业者，多燥热或火邪为病等。

4. 相兼性

六淫邪气既可单独伤人致病，又可两种以上同时侵犯人体而为病。如风热感冒、暑湿感冒、湿热泄泻、风寒湿痹等。《素问·痹论》说：“风寒湿三气杂至，合而为痹也。其风气胜者为行痹，寒气胜者为痛痹，湿气胜者为著（着）痹也。”

六淫致病除气候因素外，还包括生物（细菌、病毒等）、物理、化学等多种致病因素作用于机体所引起的病理反应在内。

第二章　风 淫 证

1. 风邪的基本概念

凡致病具有善动不居、轻扬开泄等特性的外邪，称为风邪。由风邪引起的病证为风淫证。

风为春季的主气。风气淫胜，伤人致病，则为风邪。风虽为春季的主气，但终岁常在。

风邪为病，四季常有，以春季为多见。风邪来去疾速，善动不居，变幻无常；其性轻扬开泄、动摇，且无孔不入。风邪侵入多从皮毛而入，引起外风病证。风邪是外感病极为重要的致病因素，称为“百病之长”。

2. 风邪的性质与致病特征

（1）风为阳邪，轻扬开泄，易袭阳位：风邪善动不居，具有轻扬、升发、向上、向外的特性，故属于阳邪。其性开泄，指其易使腠理宣泄开张而有汗出。故风邪侵袭，常伤及人体的上部（头、面）、阳经和肌表，使皮毛腠理开泄，出现头痛、汗出、恶风等症。故《素问·太阴阳明论》说：“伤于风者，上先受之。”

（2）风性善行而数变：“善行”指风性善动不居，游移不定。故其致病具有病位游移、行无定处的特征。如风寒湿三气杂至而引起的痹证，若见游走性关节疼痛，痛无定处，则属于风邪偏盛的表现，称为行痹或风痹。“数变”指风邪致病变幻无常，发病迅速。如风疹块（荨麻疹）就表现为皮肤瘙痒时作，疹块发无定处，此起彼伏，时隐时现等特征。同时，以风邪为先导的外感病，一般发病急，传变也较快。如风中于头面，可突发口眼㖞斜；小儿风水证，起病仅有表证，但短时间内即可现头面一身俱肿、小便短少等。故《素问·风论》说："风者，善行而数变。"

（3）风性主动："主动"是指风邪致病具有动摇不定的特征。如风邪入侵，常现颜面肌肉抽掣，或眩晕、震颤、抽搐、颈项强直、角弓反张、两目上视等。临床上因受风而面部肌肉颤动，或口眼㖞斜，为风中经络；因金刃外伤，复受风毒之邪而出现四肢抽搐、角弓反张等症，也属于风性主动的临床表现。故《素问·阴阳应象大论》说："风胜则动。"

（4）风为百病之长：长者，始也，首也。风为百病之长，一是指风邪常兼他邪合而伤人，为外邪致病的先导。因风性开泄，凡寒、湿、暑、燥、热诸邪，常依附于风而侵犯人体，从而形成外感风寒、风湿、风热、风燥等证。《临证指南医案·卷五》说："盖六气之中，唯风能全兼五气，如兼寒则曰风寒，兼暑则曰暑风，兼湿曰风湿，兼燥曰风燥，兼火曰风火。盖因风能鼓荡此五气而伤人，故曰百病之长……由是观之，病之因乎风起者自多也。"二是指风邪袭人致病最多。风邪终岁常在，故发病机会多；风邪侵入，无孔不入，表里内外均可遍及，侵害不同的脏腑组织，可发生多种病证。古人甚至将风邪作为外感致病因素的总称。故《素问·骨空论》说："风者，百病之始也。"《素问·风论》曰："风者，百病之长也。"

3. 风淫证的临床表现与病因病机

风淫证指风邪侵袭人体肤表、经络，卫外机能失常，表现出符合“风”性特征的证候。

【临床表现】恶风寒，微发热，汗出，脉浮缓，苔薄白，或有鼻塞、流清涕、喷嚏，或伴咽喉痒痛、咳嗽，或为突发皮肤瘙痒、丘疹，或为突发肌肤麻木、口眼㖞斜，或关节游走作痛，或新起面睑、肢体浮肿等。

【病因病机】风为阳邪，其性开泄，易袭阳位，善行而数变，常兼夹其他邪气为患，风淫证具有发病迅速，变化快，游走不定的特点。风淫证根据其所反映病位与证候的不同而有不同的证名。

风邪袭表，肺卫失调，腠理疏松，卫气不固，则具有恶寒发热、脉浮等表证的特征，并以汗出、恶风、脉浮缓为特点，是为风邪袭表证；外邪易从肺系而入，风邪侵袭肺系，肺气失宣，鼻窍不利，则见咳嗽、咽喉痒痛、鼻塞、流清涕或喷嚏等症，而为风邪犯肺证。

风邪侵袭肤腠，邪气与卫气搏击于机表，则见皮肤瘙痒、丘疹，从而形成风客肌肤证。风邪或风毒侵袭经络、肌肤，经气阻滞，肌肤麻痹，则可出现肌肤麻木、口眼㖞斜等症，是为风邪中络证。风与寒湿合邪，侵袭筋骨关节，阻痹经络，则见肢体关节游走疼痛，从而形成风盛行痹证。风邪侵犯肺卫，宣降失常，通调水道失职，则见突起面睑、肢体浮肿，是为风水相搏证。

风邪可与寒、热、火、湿、痰、水、毒等邪兼并为病，而有不同的名称，如风寒证、风热证、风火证、风湿证、风痰证、风水证、风毒证等。

内风证是由于机体内部的病理变化，如热盛、阳亢、阴虚、血虚等所致，以出现类似风性动摇为主要表现的证候，又称为“动风”。风淫证主要是感受外界风邪所致，证候表现与内风有所不同，临床时应加以鉴别。

风淫证的辨证依据是可表现为新起恶风、微热、汗出、脉浮缓，或突起风团、瘙痒、麻木、肢体关节游走疼痛、面睑浮肿等症。

第一节 风热证

风热证是风邪与热邪同时存在的一种病证，可同时感受风邪与热邪，也可风邪郁久化热；热证又感风邪，根据风热侵犯部位不同，又分为风热在表、风热蕴结肺卫、风热蕴结耳窍、风热缊结鼻窍、风热蕴结咽喉颈项、风热蕴结眼目、风热蕴结肌肤等。

一、风热在表

1. 感冒（风热犯表）

感冒是感受触冒风邪；邪犯卫表而导致的常见外感疾病。

凡普通感冒（伤风）、流行性感冒（时行感冒）及其他上呼吸道感染而表现感冒特征者，皆可参照本节内容进行辨证论治。

【临床表现】身热较著，微恶风，汗泄不畅，头胀痛，面赤，咳嗽，痰黏或黄，咽燥，或咽喉乳蛾红肿疼痛，鼻塞，流黄浊涕，口干欲饮。舌边尖红，舌苔薄白微黄，脉浮数。

【证机概要】风热犯表，热郁肌腠，卫表失和，肺失清肃。

【治法】辛凉解表。

【方药】银翘散或葱豉桔梗汤加减。两方均有辛凉解表、轻宣肺气功能，但前者长于清热解毒，适用于风热表证热毒重者；后者重在清宣解表，适用于风热袭表、肺气不宣者。方中金银花、连翘、黑山栀、豆豉、薄荷、荆芥辛凉解表，疏风清热；竹叶、芦根清热生津；牛蒡子、桔梗、甘草宣利肺气，化痰利咽。

若风热上壅，头胀痛较甚，加桑叶、菊花以清利头目；痰阻于肺，咳嗽痰多，加贝母、前胡、杏仁化痰止咳；痰热较盛，咳痰黄稠，加黄芩、知母、瓜蒌皮；气分热盛，身热较著，恶风不显，口渴多饮，尿黄，加石膏、鸭趾草清肺泄热；热毒壅阻咽喉，乳蛾红肿疼痛，加一枝黄花、土牛膝、玄参清热解毒利咽；时行感冒，热毒较盛，壮热恶寒，头痛身痛，咽喉肿痛，咳嗽气粗，配大青叶、蒲公英、草河车等清热解毒；若风寒外束，入里化热，热为寒遏，烦热恶寒，少汗，咳嗽气急，痰稠，音哑，苔黄白相间，可用石膏合麻黄内清肺热，外散表寒；风热化燥伤津，或秋令感受温燥之邪，伴有呛咳痰少，口、咽、唇、鼻干燥，苔薄，舌红少津等燥象者，可酌配南沙参、天花粉、梨皮清肺润燥，不宜再伍辛温之品。

2. 小儿感冒（时邪犯肺）

小儿感冒是小儿感受触冒风邪、邪犯卫表而引起的一种常见的外感疾病。

【临床表现】起病急骤，全身症状重。高热，恶寒无汗或汗出热不解，头痛，心烦，目赤咽红，肌肉酸痛，腹痛，或有恶心、呕吐。舌质红，舌苔黄，脉数。

【证机概要】外感时邪，肺卫受邪。

【治法】清热解毒。

【方药】银翘散合普济消毒饮加减。方中金银花、连翘清热解毒；荆芥、羌活解表祛邪；栀子、黄芩清肺泄热；大青叶、桔梗、牛蒡子宣肺利咽；薄荷辛凉发散。

高热加柴胡、葛根解表清热；恶心、呕吐加竹茹、黄连降逆止呕。

3. 幼儿急疹

幼儿急疹是因感受幼儿急疹时邪的一种急性出疹性传染病。

①邪郁肌表

【临床表现】骤发高热，持续 3 ~ 4 天，神情正常或稍有烦躁，饮食减少，偶有囟填，或见抽风，咽红。舌质偏红，舌苔薄黄，指纹浮紫。

【证机概要】外感风热时邪，蕴郁肌表。

【治法】解表清热。

【方药】银翘散加减。方中金银花、连翘透表解毒；薄荷、桑叶、菊花疏风清热；牛蒡子、桔梗、竹叶、板蓝根、甘草清热利咽。

时邪夹寒郁表，发热恶寒，鼻塞流涕，加苏叶、防风解表散寒；壮热不退，烦躁不安加栀子、蝉蜕清热除烦；烦躁欲惊加僵蚕、钩藤祛风镇惊；热郁脾胃，时作呕恶加竹茹、生姜和胃降逆；食欲不振，大便溏薄加葛根、扁豆、焦山楂调脾止泻。

②毒透肌肤

【临床表现】身热已退，肌肤出现玫瑰红色小丘疹，皮疹始见于躯干部，很快延及全身，经 1 ~ 2 天皮疹消退，肤无痒感，或有口干、纳差。舌质偏红，苔薄少津，指纹淡紫。

【证机概要】毒邪透表，邪毒渐减，耗损气阴。

【治法】清热生津。

【方药】银翘散去豆豉加细生地、丹皮、大青叶、倍玄参方加减。方中金银花、连翘、薄荷、大青叶疏风清热；桔梗、牛蒡子、生甘草清热利咽；生地、丹皮、玄参养阴生津。

食欲不振，加鸡内金、麦芽健脾和胃；大便干燥，加火麻仁、瓜蒌仁润肠通便。

4. 瘾疹（风热犯表）

瘾疹是一种皮肤出现红色或苍白色风团，时隐时现的瘙痒性、过敏性皮肤病，相当于西医的荨麻疹。其特点是皮肤上出现瘙痒性风团，发无定处，骤起骤退，退后不留痕迹。

【临床表现】风团鲜红，灼热剧痒，遇热加重，得冷则减；伴有发热，恶寒，咽喉肿痛。舌质红，苔薄白或薄黄，脉浮数。

【证机概要】风热外束肌表。

【治法】疏风清热止痒。

【方药】消风散加减。主要药物荆芥、防风、当归、生地、苦参、炒苍术、蝉蜕、胡麻仁、炒牛蒡子、生知母、煅石膏、生甘草、木通。

风团鲜红灼热者加牡丹皮、赤芍；口渴者加玄参、天花粉；瘙痒剧烈者加刺蒺藜、珍珠母。

5. 阴虚感冒（风热在表）

阴虚感冒属感冒的一种，感冒是感受触冒风邪、邪犯卫表而导致的常见外感疾病。凡普通感冒（伤风）、流行性感冒（时行感冒）及其他上呼吸道感染而表现感冒特征者，皆可参照本节内容进行辨证论治

【临床表现】身热，微恶风寒，少汗，头昏，心烦，口干，干咳少痰。舌红少苔，细数。

【证机概要】阴亏津少，外受风热，表卫失和。

【治法】滋阴解表。

【方药】加减葳蕤汤化裁。本方滋阴解表，适用于体虚感冒，头痛身热，微恶风寒，汗少，咳嗽咽干，舌红，脉数等症。方中玉竹滋阴，以资汗源；甘草、大枣甘润和中；豆豉、薄荷、葱白、桔梗疏表散邪；白薇清热和阴。

阴伤较重，口渴、咽干明显，加沙参、麦冬以养阴生津；血虚，面色无华，唇甲色淡，脉细，加地黄、当归滋阴养血。

6. 口疮（外感风热）

小儿口疮是以齿龈、舌体、两颊、上颚等处出现黄白色溃疡，疼痛流涎，或伴发热之疾病。

【临床表现】以口颊、上颚、齿龈、口角溃烂为主，甚则满口糜烂，周围焮红，疼痛拒食，烦躁不安，口臭，涎多，小便短赤，大便秘结，或伴发热。舌红，苔薄黄，脉浮数，指纹紫。

【证机概要】外感风热，内侵脾胃，外伤口舌。

【治法】疏风散火，清热解毒。

【方药】银翘散加减。方中金银花、连翘、板蓝根清热解毒；薄荷、牛蒡子疏风散郁火；竹叶、芦根清心除烦；甘草解毒，调和诸药。

发热不退加柴胡、黄芩、生石膏清肺胃之火；大便秘结者加生大黄、玄明粉通腑泻火；疮面色黄糜烂者加黄连、薏苡仁清热利湿。

7. 白喉（疫毒犯表）

白喉是指以咽喉间起白腐为特征的急性传染病，属时行疫病之一。

【临床表现】咽痛，声音嘶哑，恶寒，发热，头痛，全身不适。舌质红，苔薄白或薄黄，脉浮数。检查见咽喉微红肿，喉核有白点、白膜。

【证机概要】疫毒犯表，蒸灼咽喉。

【治法】疏风清热，解毒利咽。

【方药】除瘟化毒汤加减。方中桑叶、葛根、薄荷疏风清热解表；金银花、生地、川贝、枇杷叶养阴清肺解毒；竹叶、木通清热利水，引热下行；甘草清热解毒。可加土牛膝以解白喉疫毒。如服药后已无表证，仍见喉痛溃烂，宜改服养阴清肺汤。

8. 头痛（外感风热）

头痛是临床常见的自觉症状，可单独出现，亦见于多种疾病的过程中。头痛可见于西医学内、外、神经、精神、五官等各科疾病中。外感头痛多属表属实，病因是以风邪为主的六淫邪气。

【临床表现】头痛而胀，甚则头胀如裂，发热或恶风，面红目赤，口渴喜饮，大便不畅，或便秘，溲赤。舌尖红，苔薄黄，脉浮数。

【证机概要】风热外袭，上扰清空，窍络失和。

【治法】疏风，清热，和络。

【方药】芎芷石膏汤加减。本方功能清热散风止痛，可用于风热上扰头窍而致的头痛。方中菊花、桑叶、薄荷、蔓荆子辛凉微寒，轻清上浮，疏散风热，通窍止痛；川芎活血通窍，

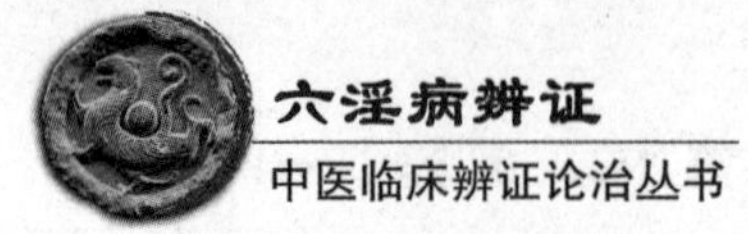

祛风止痛；白芷、羌活散风通窍而止头痛；生石膏清热和络。

烦热口渴，舌红少津者，可重用石膏，配知母、天花粉清热生津，黄芩、山栀清热泻火；大便秘结，腑气不通，口舌生疮者，可用黄连上清丸泄热通腑。

小　结

1. 风热在表的病证与类型

风热在表的病证与类型有感冒（风热犯表）、小儿感冒（时邪犯肺）、幼儿急疹（邪郁肌表、毒透肌肤）、瘾疹（风热犯表）、阴虚感冒（风热在表）、口疮（外感风热）、白喉（疫毒犯表）和头痛（外感风热）等。

2. 临床表现

发热（根据病情或轻或重）、微恶风、无汗、头痛，或有心烦、烦躁不安，重则抽搐。根据疾病部位可有皮疹、风团以及口腔溃烂、目赤、咽喉肿痛、口干口渴、咳嗽黄痰、便结溲赤等。

3. 舌象与脉象

舌象：舌质（或舌尖）红，苔为微黄、薄黄少津或黄。脉象：多为浮数，少数为数、细数。指纹可见紫、浮紫、淡紫等。

4. 代表方

代表方为银翘散和消风散。银翘散在《方剂学》中为解表剂中的辛凉解表方。消风散为治风剂中的疏散外风方。

（1）银翘散：风热在表病证的代表方剂。功用：辛凉解表，清热解毒。主治：温病初起。现代广泛用于急性发热性疾病的初期，如感冒、流行性感冒、急性扁桃体炎、上呼吸道感染、肺炎、麻疹、流行性脑膜炎、乙型脑炎、腮腺炎等属温病初起，邪郁肺卫者。皮肤病，如风疹、荨麻疹、疮痈疖肿亦多用之。

其他如葱豉桔梗汤亦为辛凉解表剂，在感冒时或用。与银翘散作用基本相同。

（2）消风散：功用：疏风除湿。主治：风疹、湿疹。本节用于风热犯表的瘾疹。

（3）其他：加减葳蕤汤用于阴虚感冒；除瘟化毒汤用于疫毒犯表的白喉，芎芷石膏汤用于外感风热的头痛。这些方剂均为疏风清热、辛凉解表剂。

二、风热蕴结肺卫

肺主气，司呼吸，为华盖娇脏。上通鼻窍，外合皮毛，与自然界相通，有卫外的功能，易受外邪侵袭，故外邪伤人多从口鼻而入，首先伤肺。风热在表与风热蕴结肺卫治法与方药基本相同，风热蕴结肺卫表现为咳嗽等肺部症状及皮毛、咽喉症状较多。

1. 外感（风热犯卫）

【临床表现】发热，微恶风寒，头痛，无汗或少汗，口微渴，微咳，咽喉红痛。舌边尖红，舌苔薄白欠润，脉浮数。

【证机概要】卫阳被遏，肺气失宣。

【治法】辛凉解表，宣肺泄热。

【方药】银翘散合桑菊饮。

银翘散取轻清宣透之品，以清宣肺卫之邪。方中芥穗、豆豉、薄荷解表透邪，祛邪外出；牛蒡子、甘草、桔梗轻宣肺气以除咳嗽；连翘、金银花、竹叶清热解毒以退热；苇根生津止渴。

桑菊饮亦为辛凉解表之剂。方中桑叶、菊花、连翘、薄荷辛凉轻透以泄风热；桔梗、甘草、杏仁宣开肺气以止咳嗽；苇根以生津止渴。

临证运用时，如口渴较甚，加天花粉、沙参以生津清热；项肿咽痛，加马勃、玄参以解毒消肿；咳嗽较甚，加杏仁、桔梗以宣利肺气；痰多者加瓜蒌、川贝等化痰止咳。

2. 咳嗽（风热犯肺）

咳嗽是指肺失肃降，肺气上逆作声，咳出痰液而言，为肺系疾病的主要证候之一。现代医学中的急慢性支气管炎、部分支气管扩张症、慢性咽炎等可参考本节辨证论治。

【临床表现】咳嗽频剧，气粗或咳声嘶哑，喉燥咽痛，咳痰不爽，痰黏稠或黄，咳时汗出，常伴鼻流黄涕，口渴，头痛，身楚，或见恶风，身热等表证。舌苔薄黄，脉浮数或浮滑。

【证机概要】风热犯肺，肺失清肃。

【治法】疏风清热，宣肺止咳。

【方药】桑菊饮加减。本方功能疏风清热，宣肺止咳，用于咳嗽痰黏，咽干，微有身热者。方中桑叶、菊花、薄荷、连翘疏风清热；前胡、牛蒡子、杏仁、桔梗、大贝母、枇杷叶清肃肺气，化痰止咳。

肺热内盛，身热较著，恶风不显，口渴喜饮，加黄芩、知母清肺泄热；热邪上壅，咽痛，加射干、山豆根、挂金灯、赤芍清热利咽；热伤肺津，咽燥口干，舌质红，加南沙参、天花粉、芦根清热生津；夏令夹暑加六一散、鲜荷叶清解暑热。

3. 小儿咳嗽（外感风热）

咳嗽是小儿常见的一种肺系病证，相当于西医学之气管炎、支气管炎。

【临床表现】咳嗽不爽，痰黄黏稠，不易咳出，口渴咽痛，鼻流浊涕，伴有发热恶风，头痛，微汗出。舌质红，苔薄黄，脉浮数或指纹浮紫。

【证机概要】风热束表，肺气不宣。

【治法】疏风解热，宣肺止咳。

【方药】桑菊饮加减。方中桑叶、菊花疏散风热；薄荷、连翘、大青叶辛凉透邪，清热解表；杏仁、桔梗宣肺止咳；芦根清热生津；甘草调和诸药。

肺热重加金银花、黄芩清宣肺热；咽红肿痛加土牛膝根、玄参利咽消肿；咳嗽重加枇杷叶、前胡清肺止咳；痰多加浙贝母、瓜蒌皮化痰止咳。风热夹湿证，加薏苡仁、半夏、橘皮宣肺燥湿。

4. 小儿感冒（风热）

感冒是感受外邪引起的一种常见的外感疾病。

【临床表现】发热重，恶风，有汗或少汗，头痛，鼻塞，鼻流浊涕，喷嚏，咽红肿痛，口干渴，咳嗽，痰稠色白或黄。舌质红，苔薄黄，脉浮数或指纹浮紫。

【证机概要】风热束表。

【治法】辛凉解表。

【方药】银翘散加减。方中金银花、连翘、大青叶解表清热；薄荷、桔梗、牛蒡子疏风散热，宣肺利咽；荆芥、豆豉辛温透表，助辛凉药疏表，达邪外出；芦根、竹叶清热生津除烦。

高热加栀子、黄芩清热；咳嗽重，痰稠色黄加桑叶、瓜蒌皮、黛蛤散宣肺止咳祛痰；咽红肿痛加蝉蜕、蒲公英、玄参清热利咽；大便秘结加枳实、生大黄通腑泄热。

兼症

（1）夹痰：痰稠色白或黄，发热，恶风，微汗出，口渴。舌红，苔薄黄，脉浮数或指纹浮紫。风热夹痰桑菊饮加减，方中桑叶、菊花、瓜蒌皮、浙贝母等清肺化痰。

（2）夹滞：感冒兼见脘腹胀满，不思饮食，呕吐酸腐，口气秽浊，大便酸臭，或腹痛泄泻，或大便秘结，小便短黄，舌苔厚腻，脉滑。治以解表兼以消食导滞。在疏风解表的基础上，加用保和丸加减。可用山楂、神曲、鸡内金消食化积；莱菔子、枳壳导滞消积。若大便秘结，小便短黄，壮热口渴，加大黄、枳实通腑泄热，表里双解。

（3）夹惊：感冒兼见惊惕哭闹，睡卧不宁，甚至骤然抽风。舌质红，脉浮弦。治以解表兼以清热镇惊。在疏风解表的基础上，加用镇惊丸加减。方中钩藤、僵蚕、蝉蜕清热镇惊。另服小儿回春丹或小儿金丹片。

5. 喉痹（风热外袭）

喉痹是指以咽痛或有异物感不适，咽部红肿，或喉底有颗粒状突起为主要特征的咽部疾病。西医学的咽炎及某些全身性疾病在咽部的表现可参考本节进行辨证施治。

【临床表现】咽部疼痛，吞咽不利。偏于风热者，咽痛较重，吞咽时痛增，发热，恶风，头痛，咳痰黄稠。舌苔薄黄，脉浮数；检查可见咽部黏膜鲜红、肿胀，或颌下有臖核。偏于风寒者，咽痛较轻，伴恶寒发热，身痛，咳嗽痰稀，舌质淡红，脉浮紧；检查见咽部黏膜淡红。

【证机概要】风热外邪侵袭，客于肺系，结聚于咽。

【治法】疏风散邪，宣肺利咽。

【方药】风热外袭者，宜疏风清热，消肿利咽，用疏风清热汤。方中荆芥、防风疏风解表；金银花、连翘、黄芩、赤芍清热解毒；玄参、浙贝母、天花粉、桑白皮清肺化痰；牛蒡子、桔梗、甘草散结解毒，清利咽喉。

6. 喉喑（风热犯肺）

喉喑是指以声音嘶哑为主要特征的喉部疾病。西医学中喉的急慢性炎症性疾病、喉肌无力、声带麻痹等可参考本节进行辨证施治。

【临床表现】声音不扬，甚则嘶哑，喉痛不适，干痒而咳，发热，微恶寒，头痛。舌边微红，苔薄黄，脉浮数。检查见喉黏膜及声带红肿，声门闭合不全。

【证机概要】风热犯肺，肺气不宣，壅结于喉。

【治法】疏风清热，利喉开音。

【方药】疏风清热汤加减。本方疏散风热，清利咽喉，音哑可加蝉蜕、木蝴蝶、胖大海以利喉开音；若痰黏难出者，可加瓜蒌皮、杏仁，以清化痰热。

7. 风疹（风热犯肺）

风疹是感受风疹时邪（风疹病毒），以轻度发热、咳嗽、全身皮肤出现细沙样玫瑰色斑丘疹、耳后及枕部臖核（淋巴结）肿大为特征的一种急性出疹性传染病。

【临床表现】发热恶风，喷嚏流涕，轻微咳嗽，精神倦怠，饮食欠佳，皮疹先起于头面、躯干，随即遍及四肢，分布均匀，疹点稀疏细小，疹色淡红，一般2~3日渐见消退，肌肤轻度瘙痒，耳后及枕部臖核肿大触痛。舌质偏红，舌苔薄

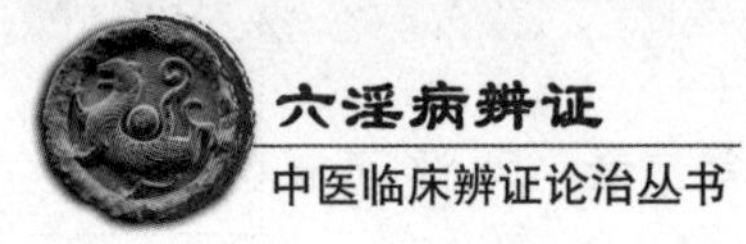

白，或见薄黄，脉象浮数。

【证机概要】风热犯肺，壅结肌表。

【治法】疏风解表清热。

【方药】银翘散加减。方中金银花、连翘、竹叶清热解表；牛蒡子疏风清热；桔梗、甘草宣肺止咳；荆芥、薄荷、豆豉疏风解表，使邪热由肌表透出。

耳后、枕部臖核肿胀疼痛者加蒲公英、夏枯草、玄参以清热解毒散结；咽喉红肿疼痛者加僵蚕、木蝴蝶、板蓝根清热解毒利咽；皮肤瘙痒不舒者加蝉蜕、僵蚕祛风止痒；左胁下痞块（脾脏）肿大者加丹皮、郁金疏利少阳。

8. 水痘（风热束表）

水痘是由水痘时邪（水痘－带状疱疹病毒）引起的一种传染性强的出疹性疾病。

【临床表现】发热轻微，或无热，鼻塞流涕，喷嚏，咳嗽，起病后1～2天出皮疹，疹色红润，疱浆清亮，根盘红晕，皮疹瘙痒，分布稀疏，此起彼伏，以躯干为多。舌苔薄白，脉浮数。

【证机概要】风热时毒，束表化湿。

【治法】疏风清热，利湿解毒。

【方药】银翘散加减。方中金银花、连翘、竹叶清热解毒；薄荷辛凉解表；牛蒡子、桔梗宣肺利咽；车前子、六一散清热利湿。

咳嗽有痰者加杏仁、浙贝母宣肺化痰；咽喉疼痛，加板蓝根、僵蚕清热解毒利咽；皮肤瘙痒，加蝉蜕、地肤子祛风止痒。

9. 猩红热（邪侵肺卫）

猩红热是感受猩红热时邪（A族乙型溶血性链球菌）引

起的急性传染病。

【临床表现】发热骤起，头痛畏寒，肌肤无汗，咽喉红肿疼痛，常影响吞咽，皮肤潮红，痧疹隐隐。舌质红，苔薄白或薄黄，脉浮数有力。

【证机概要】起病初期风热时毒侵犯肺卫咽喉，外达肌表。

【治法】辛凉宣透，清热利咽。

【方药】解肌透痧汤加减。方中桔梗、甘草、射干、牛蒡子清热利咽；荆芥、蝉蜕、浮萍、豆豉、葛根疏风解肌透表；金银花、连翘、大青叶、僵蚕清热解毒。

乳蛾红肿者加土牛膝根、板蓝根清咽解毒；颈部臖核肿痛者加夏枯草、紫花地丁清热软坚化痰；汗出不畅者加防风、薄荷祛风发表。

10. 肺痈（风热外袭）

肺痈是肺叶生疮形成脓疡的一种病证。西医学称肺脓肿。其他如化脓性肺炎、肺坏疽及支气管扩张、支气管囊肿、肺结核空洞等伴化脓感染而表现肺痈证候者亦可参考本节辨证施治。

【临床表现】初期恶寒发热，咳嗽，咳白色黏痰，痰量日渐增多，胸痛，咳则痛甚，呼吸不利，口干鼻燥。舌苔薄黄，脉浮数而滑。

【证机概要】风热外袭，卫表不和，邪热壅肺，肺失清肃。

【治法】疏风散热，清肺化痰。

【方药】银翘散加减。本方疏散风热，轻宣肺气，用于肺痈初起，恶寒发热，咳嗽痰黏。方中金银花、连翘、芦根、竹叶疏风清热解毒；桔梗、贝母、牛蒡子、前胡、甘草利肺化痰。

表证重者加薄荷、豆豉疏表清热；热势较甚者加鱼腥草、黄芩清肺泄热；咳甚痰多者加杏仁、桑皮、冬瓜子、枇杷叶肃肺化痰；胸痛加郁金、桃仁活血通络。

11. 艾滋病（肺卫风热）

艾滋病全称为获得性免疫缺陷综合征，是由人类免疫缺陷病毒（简称 HIV）所致的传染病。

【临床表现】见于急性感染期。症见发热，微畏寒，微咳，身痛，乏力，咽痛。舌质淡红，苔薄白或薄黄，脉浮。

【证机概要】风热在肺束表。

【治法】宣肺祛风，清热解毒。

【方药】银翘散加土茯苓、夏枯草。

若寒邪为患，选用荆防败毒散加减。

12. 小儿病毒性心肌炎（风热犯心）

病毒性心肌炎是由病毒感染引起的以局限性或弥漫性心肌炎性病变为主的疾病。

【临床表现】发热，低热绵延，或不发热，鼻塞流涕，咽红肿痛，咳嗽有痰，肌痛肢楚，头晕乏力，心悸气短，胸闷胸痛。舌质红，舌苔薄，脉数或结代。

【证机概要】外感风热邪毒，客于肺卫，袭肺损心所致。

【治法】清热解毒，养阴活血。

【方药】银翘散加减。方中金银花、薄荷、淡豆豉清热透表；板蓝根、贯众、虎杖、玄参清热解毒，凉血活血；太子参、麦冬益气养阴。

邪毒炽盛加黄芩、生石膏、栀子清热泻火；胸闷胸痛加丹参、红花、郁金活血散瘀；心悸、脉结代加五味子、柏子仁养心安神；腹痛泄泻加木香、扁豆、车前子行气化湿止泻。

13. 小儿哮喘（外寒内热）

哮喘是小儿时期的常见肺系疾病，是一种反复发作的痰鸣气喘疾病。本病包括西医学所称的喘息性支气管炎、支气管哮喘。

【临床表现】喘促气急，咳嗽痰鸣，鼻塞喷嚏，流清涕，或恶寒发热，咳痰黏稠色黄，口渴，大便干结，尿黄。舌红，苔白，脉滑数或浮紧。

【证机概要】外感风寒，入内化热，肺气不宣。

【治法】解表清里，定喘止咳。

【方药】大青龙汤加减。方中麻黄、桂枝、白芍散寒解表和营；细辛、五味子、半夏、生姜蠲饮平喘；重用生石膏、黄芩清泄肺热；生甘草和中；葶苈子、苏子、射干、紫菀化痰平喘。此方尤其适宜于外寒内饮、饮郁化热者。

热重者加栀子、鱼腥草清其肺热；咳喘哮鸣甚者加射干、桑白皮、葶苈子泻肺清热化痰；痰热明显者加地龙、黛蛤散、竹沥清化痰热。

小　　结

1. 风热蕴结肺卫的病证与类型

风热蕴结肺卫的病证与类型有外感（风热犯卫）、咳嗽（风热犯肺）、小儿咳嗽（外感风热）、小儿感冒（风热）、喉痹（风热外袭）、喉喑（风热犯肺）、风疹（风热犯肺）、水痘（风热束表）、猩红热（邪侵肺卫）、肺痈（风热外袭）、艾滋病（肺卫风热）、小儿病毒性心肌炎（风热犯心）和小儿哮喘（外寒内热）。

2. 临床表现

肺主气，司呼吸，多数有不同程度的咳嗽。根据病情，可有不同表现：如痰黄稠、呼吸气粗、声音嘶哑、咽喉肿痛等；因为病邪在表，所以有发热、微恶风寒、头痛、无汗或少汗等表证；因为在窍为鼻，也有鼻塞流浊涕、喷嚏等表现，还可有皮疹等表现。因为是风热证，当有热证的表现，如口渴头痛、便燥溲赤、身楚头痛等。

3. 舌象与脉象

舌象：舌质（或舌尖）红。舌苔黄或薄黄、白、薄白等。脉象：多数为浮数，个别有浮滑、滑数或浮紧。指纹为浮紫。

4. 代表方

代表方为银翘散和桑菊饮。

（1）银翘散：功用：辛凉解表，清热解毒。主治：温病初起。现代广泛用于急性发热性疾病的初期。如感冒、流行性感冒、急性扁桃体炎、上呼吸道感染、肺炎、麻疹、流行性脑膜炎、乙型脑炎、腮腺炎等属温病初起，邪郁肺卫者。皮肤病，如风疹、荨麻疹、疮痈疖肿亦多用之。用于小儿感冒时，高热加栀子、黄芩清热；咳嗽重，痰稠色黄加桑叶、瓜蒌皮、黛蛤散；咽红肿痛加蝉蜕、蒲公英、玄参；大便秘结加积实、生大黄。

（2）桑菊饮：功用：疏风清热，宣肺止咳。主治：风温初起，表热轻症。现代常用于感冒、急性支气管炎、上呼吸道感染、肺炎、急性结膜炎、角膜炎等属风热犯肺或肝经风热者。咳嗽：肺热内盛加黄芩、知母；热邪上壅，咽痛，加射干、山豆根、挂金灯、赤芍；热伤肺津，加南沙参、天花粉、芦根；夏令夹暑加六一散、鲜荷叶。小儿咳嗽：肺热重加金银花、黄芩；咽红肿痛加土牛膝根、玄参；咳重加枇杷叶、前胡；痰多加浙贝母、瓜蒌皮。风热夹湿证，加薏苡仁、半夏、橘皮。

银翘散与桑菊饮均为辛凉解表方剂，适用于风热侵犯肺卫之证，但两者清解之力有轻重区别。银翘散其解表之力较盛，故称为“辛凉平剂”；桑菊饮多为辛凉之品，力轻平和，其解表之力较逊于银翘散，为“辛凉轻剂”，所以风温初起邪袭肺卫而偏于表热较重，以发热微恶寒、咽痛为主症者，宜用银翘散；偏于肺失宣降，表证较轻，以咳嗽为主症者，宜用桑菊饮。

（3）疏风清热汤：除疏风清热外，还有利咽作用，用于风热犯肺之喉痹与喉喑。常加蝉蜕、木蝴蝶、胖大海。若痰黏难出者，可加瓜蒌皮、杏仁。

（4）解肌透疹汤：有辛凉宣透、清热利咽的作用，用于邪侵肺卫之猩红热。

（5）大青龙汤加味：具有解表清里、定喘止咳的作用，用于外寒内热之小儿哮喘。

三、风热蕴结耳窍

1. 大疱性鼓膜炎（风热时邪）

大疱性鼓膜炎是指以耳痛、鼓膜起血疱为主要特征的耳病。

【临床表现】患耳疼痛剧烈，耳胀，听力减退。伴发热恶寒、头痛、鼻干、鼻塞、喷嚏等。舌质红，苔薄黄，脉浮数。检查见鼓膜及邻近外耳道皮肤充血，鼓膜后上方见红色血疱，若血疱破裂，则外耳道可见血性分泌物流出。

【证机概要】风热时邪外侵，肺经受邪，风热时邪循经上犯耳窍。

【治法】疏风散邪，清热解毒。

【方药】银翘散合五味消毒饮加减。银翘散疏风清热散邪；五味消毒饮清热解毒。

2. 耳鸣、耳聋（风热侵袭）

耳鸣指患者自觉耳中鸣响而周围环境并无相应的声源。耳聋指不同程度的听力减退。西医学的突发性耳聋、爆震性耳聋、传染病中毒性耳聋、噪声性耳聋、药物中毒性耳聋、老年性耳聋、耳硬化症以及原因不明的感音神经性耳聋、混合性耳聋及耳鸣等疾病，均可参考本节进行辨证施治。

【临床表现】突起耳鸣，如吹风样，昼夜不停，听力下降，或伴有耳胀闷感。全身可伴有鼻塞、流涕、咳嗽、头痛、发热恶寒等。舌质红，苔薄黄，脉浮数。

【证机概要】风热外袭，肺经受损，循经上犯，蒙蔽清窍。

【治法】疏风清热，宣肺通窍。

【方药】银翘散加减。

临床应用时可加入蝉衣、石菖蒲以疏风通窍；若无咽痛、口渴去牛蒡子、淡竹叶、芦根；伴鼻塞、流涕者加苍耳子、白芷；头痛者加蔓荆子。

3. 耳疖（风热外侵）

耳疖是指发生于外耳道的疖肿。西医学的“外耳道疖”可参考本节进行辨证施治。

【临床表现】耳痛，张口及咀嚼时加重，伴患侧头痛。全身可有发热、恶寒等症。舌质红，苔薄黄，脉浮数。检查见患侧耳屏压痛，耳廓牵拉痛，外耳道壁局限性红肿，隆起如椒目状。

【证机概要】挖耳伤及肌肤，风热邪毒乘机侵犯耳窍。

【治法】疏风清热，解毒消肿。

【方药】五味消毒饮合银翘散加减。

4. 脓耳（风热外侵）

脓耳是指以鼓膜穿孔、耳内流脓、听力下降为主要特征的耳病。西医学的急、慢性化脓性中耳炎及乳突炎可参考本节进行辨证施治。

【临床表现】发病较急，耳痛并呈进行性加重，听力下降，或有耳内流脓、耳鸣。全身可见周身不适，发热，恶风寒或鼻塞流涕。舌质偏红，苔薄白或薄黄，脉弦数。检查可见鼓膜红赤，或饱满，正常标志消失，或见鼓膜小穿孔及搏动性溢脓，听力检查呈传导性耳聋。

【证机概要】风热外侵，肺卫受邪，风热壅滞耳窍。

【治法】疏风清热，解毒消肿。

【方药】蔓荆子散加减。方中蔓荆子、甘菊花、升麻体轻气清上浮，善于疏散风热，清利头目；木通、赤茯苓、桑白皮清热利水祛湿；前胡助蔓荆子宣散，助桑白皮而化痰；生地、赤芍、麦冬养阴凉血。全方以疏风清热为主，兼以利水去湿而排脓，凉血清热去火邪。

病初起风热偏盛者，去生地、麦冬，加柴胡、薄荷；若鼓膜红赤肿胀、耳痛较甚者，为火热壅盛，可配合五味消毒饮，以加强清热解毒、消肿止痛之功。

5. 耳眩晕（风邪外袭）

耳眩晕是指由耳窍病变所引起的以头晕目眩、如坐舟车、天旋地转为主要特征的疾病。西医学的内耳疾病所引起的眩晕，如梅尼尔病、良性阵发性位置性眩晕、前庭神经炎、药物中毒性眩晕、迷路炎等均可参考本节进行辨证施治

【临床表现】突发眩晕，如坐舟车，恶心呕吐，可伴有鼻塞流涕，咳嗽，咽痛，发热恶风。舌质红，苔薄黄，脉浮数。

【证机概要】风邪外袭，引动内风，上扰清窍。

【治法】疏风散邪，清利头目。

【方药】桑菊饮加减。方中桑叶、菊花、薄荷、连翘疏风散邪；桔梗、杏仁宣降肺气；可加蔓荆子、蝉衣清利头目；眩晕较甚者加天麻、钩藤、白蒺藜以息风；呕恶较甚者加半夏、竹茹以降逆止呕。

小结

1. 风热蕴结耳窍的病证与类型

风热蕴结耳窍的病证与类型有大疱性鼓膜炎（风热时邪）、耳鸣与耳聋（风热侵袭）、耳疖（风热外侵）、脓耳（风热外侵）和耳眩晕（风邪外袭）。

2. 临床表现

耳为听力器官，疾病的表现则为不同程度的听力障碍（如听力减退、耳鸣等）、耳内作胀、不适或微痛。因为是风热证，故常有耳痛或张口及咀嚼时加重。检查可见鼓膜及邻近外耳道皮肤充血，或见红色血疱、血性分泌物流出，或鼓膜微红、内陷或有液平面，鼓膜穿刺可抽出清稀积液，或见鼓膜小穿孔及搏动性溢脓等耳内的炎症性变化。全身则有发热恶寒、

头痛、鼻干鼻塞、流涕喷嚏、咳嗽咽痛等风热症状。

3. 舌象与脉象

舌象：舌质淡红或红，舌苔薄白或薄黄。脉象：多数为浮数，个别有弦数（脓耳）。

4. 代表方

多用银翘散。其中根据病情有合五味消毒饮治疗风热时邪之大疱性鼓膜炎、风热外侵之耳疖。

其他有蔓荆子散，具有疏风清热、解毒消肿作用，用于脓耳初起，炎症重者可合用五味消毒饮、桑菊饮（用于耳眩晕）。

四、风热蕴结鼻窍

1. 伤风鼻塞（风热犯鼻）

伤风鼻塞是指因感受风邪所致的以鼻塞、流涕、喷嚏为主要症状的鼻病，俗称“伤风”或“感冒”。西医学的急性鼻炎可参考本节进行辨证施治。

【临床表现】鼻塞较重，鼻流黏稠黄涕，鼻痒气热，喷嚏时作，发热，头痛，微恶风，口渴，咽痛，咳嗽痰黄。舌质红，苔薄黄，脉浮数。检查见鼻黏膜色红肿胀，鼻内有黄涕。

【证机概要】风热外袭，肺失宣降，风热上扰鼻窍。

【治法】疏风清热，宣肺通窍。

【方药】银翘散加减。方中金银花、连翘疏风清热，消肿通窍；薄荷、荆芥、牛蒡子、淡竹叶、桔梗、淡豆豉助主药疏风清热，宣肺通窍；芦根生津护阴，而解口渴；甘草调和诸药而解毒。

若头痛较甚者加蔓荆子、菊花以清利头目；咽部红肿疼痛者加板蓝根、射干以清热解毒利咽；咳嗽痰黄，加前胡、瓜蒌以宣肺止咳化痰。亦可选用桑菊饮加减。

2. 鼻疳（肺热内蕴）

鼻疳是指以鼻前庭及其附近皮肤红肿、糜烂、渗液、结痂、灼痒，或皲裂为主要特征的鼻病。西医学的鼻前庭炎及鼻前庭湿疹等疾病可参考本节进行辨证施治。

【临床表现】鼻前庭及周围皮肤灼热干焮，微痒微痛，皮肤出现粟粒样小丘，继而浅表糜烂，流溢脂水，周围皮肤潮红或皲裂，鼻毛脱落。一般无明显全身症状，症重者可见头痛发热，咳嗽气促，便秘。舌质红，苔黄，脉数。小儿可见啼哭躁扰，搔抓鼻部，甚至血水淋漓。

【证机概要】肺经蕴热，风热外袭。

【治法】疏风散邪，清热泻肺。

【方药】黄芩汤加减。方中黄芩、栀子、桑白皮、甘草清泻肺热而解毒；连翘、薄荷、荆芥穗疏散风热外邪；赤芍清热凉血；麦冬清热养阴；桔梗清肺热，载诸药直达病所。

若大便结者加入瓜蒌仁、生大黄；热毒壅盛、焮热痛甚者，加黄连、丹皮清热解毒，凉血止痛；红肿甚者加大青叶、板蓝根。

3. 鼻衄（肺经风热）

鼻衄即鼻出血，是多种疾病的常见症状之一。

【临床表现】鼻中出血，点滴而下，色鲜红，量不甚多，鼻腔干燥，有灼热感。多伴有鼻塞涕黄，咳嗽痰少，口干身热。舌质红，苔薄白而干，脉数或浮数。

【证机概要】风热犯肺，灼伤鼻窍，血热伤络。

【治法】疏风清热，凉血止血。

【方药】桑菊饮加减。本方为疏风清热之剂，应用时可加丹皮、白茅根、栀子炭、侧柏叶等凉血止血。

4. 鼻渊（肺经风热）

鼻渊是指以鼻流浊涕、量多不止为主要特征的鼻病。西医学的鼻窦炎症性疾病可参考本节进行辨证施治。

【临床表现】鼻塞，鼻涕量多而白黏或黄稠，嗅觉减退，头痛，可兼有发热恶风，汗出，或咳嗽，痰多。舌质红，舌苔薄白，脉浮数。检查见鼻黏膜充血肿胀，尤以中鼻甲为甚，中鼻道或嗅沟可见黏性或脓性分泌物。

【证机概要】风热犯肺，肺失宣降，邪热循经上壅鼻窍。

【治法】疏风清热，宣肺通窍。

【方药】银翘散加减。方中金银花、连翘辛凉透邪，解毒清热；荆芥、薄荷、牛蒡子、淡豆豉辛凉宣散，解表祛邪；桔梗、甘草宣肺理气，祛痰排脓。

若鼻涕量多者酌加蒲公英、鱼腥草、瓜蒌等；若鼻塞甚者酌加苍耳子、辛夷等；若鼻涕带血者酌加白茅根、仙鹤草、茜草等；若头痛者酌加柴胡、藁本、菊花等。

小　　结

1. 风热蕴结鼻窍的病证与类型

风热蕴结鼻窍的病证与类型有伤风鼻塞（风热犯鼻）、鼻疳（肺热内蕴）、鼻衄（肺经风热）和鼻渊（肺经风热）。

2. 临床表现

主症：鼻塞、流涕、鼻痒等，或流鼻血。伴有嗅觉减退、额痛，局部干、热、痒、微痛，皮肤丘疹、糜烂、皲裂等。全身可伴有发热，头痛，微恶风，口渴，咽痛，咳嗽、咳痰等。

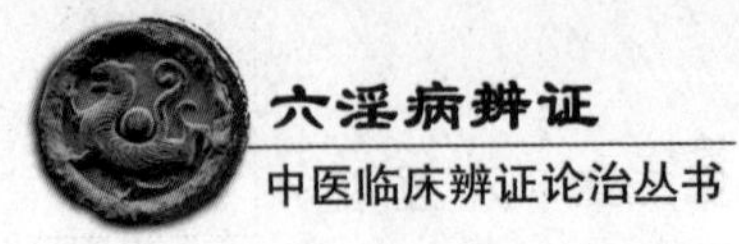

3. 舌象与脉象

舌象：舌质红，舌苔可有薄白、薄黄、黄。脉象：数或浮数。

4. 代表方

因其为风热在表，故选用清热解表的银翘散与桑菊饮。鼻痔因其肺热较甚，故用黄芩汤，除疏风散邪外，重在清热泻肺。

五、风热蕴结咽喉颈项

1. 急喉风（风热外袭）

急喉风是指以吸气性呼吸困难为主要特征的急性咽喉疾病。西医学的急性喉阻塞可参考本节进行辨证施治。

【临床表现】咽喉肿胀疼痛，吞咽不利，继之咽喉紧涩，汤水难下，强饮则呛，语言不清，痰涎壅盛，咽喉堵塞，呼吸困难。全身可见乏力，恶风，发热，头痛。舌质红，苔黄或黄厚，脉数。检查见咽喉黏膜呈鲜红或紫红色，声门区红肿显著。

【证机概要】风热邪毒，壅结咽喉。

【治法】疏风泄热，解毒消肿。

【方药】清咽利膈汤加减。方中荆芥、防风、薄荷疏表散邪；栀子、黄芩、连翘、金银花、黄连泻火解毒；桔梗、甘草、牛蒡子、玄参清利咽喉，消肿止痛；生大黄、玄明粉通便泄热。

若痰涎壅盛者加瓜蒌、贝母、竹沥、前胡、百部等清热化痰之药。

2. 乳蛾（风热外袭）

乳蛾是指以咽痛或异物感不适，喉核红肿，表面或有黄白脓点为主要特征的咽部疾病。西医学的扁桃体炎可参考本节进行辨证施治。

【临床表现】病初起咽喉干燥灼热，疼痛逐渐加剧，吞咽时更重。全身见头痛，发热，微恶风，咳嗽。舌质红，苔薄黄，脉浮数。检查见喉核红肿，连及周围咽部，喉核表面有少量黄白色腐物。

【证机概要】风热邪毒搏结咽喉，蒸灼喉核，气血壅滞，脉络不畅。

【治法】疏风清热，利咽消肿。

【方药】疏风清热汤加减。

3. 喉痈（风热侵袭）

喉痈是指发生于咽喉及其邻近部的痈肿。西医学的扁桃体周围脓肿、急性会厌炎及会厌脓肿、咽后脓肿、咽旁脓肿等疾病可参考本节进行辨证施治。

【临床表现】喉痈初起，咽痛逐渐加重，吞咽不利，吞咽时疼痛尤甚，发热恶寒，头痛，周身不适，口干，咳嗽痰多，小便黄。舌质红，苔薄黄，脉浮数。检查可见患处黏膜色红漫肿或颌下肿胀，触之稍硬。

【证机概要】风热邪毒侵袭，搏结于咽喉。

【治法】清热解毒，消肿止痛。

【方药】五味消毒饮加减。本方以清热解毒见长，为治疗痈疽疔毒之有效方剂，应用时可加荆芥、防风、连翘以加强疏风清热之力，加白芷以助消肿止痛。

4. 颈痈（风热痰毒）

颈痈是发生在颈部两侧的急性化脓性疾病，相当于西医的颈部急性化脓性淋巴结炎。

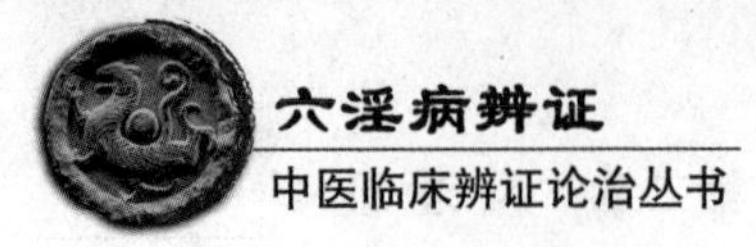

【临床表现】颈旁结块，初起色白漫肿，形如鸡卵，灼热疼痛，逐渐红肿化脓；伴有恶寒发热，头痛，项强，咽痛，口干，溲赤便秘。苔薄腻，脉滑数。

【证机概要】风热毒邪，壅结颈部。

【治法】散风清热，化痰消肿。

【方药】牛蒡解肌汤或银翘散加减。

5. 流行性腮腺炎（邪犯少阳）

流行性腮腺炎是由腮腺炎时邪（腮腺炎病毒）引起的一种急性传染病。

【临床表现】轻微发热恶寒，一侧或两侧耳下腮部漫肿疼痛，咀嚼不便，或有头痛、咽红、纳少。舌质红，苔薄白或薄黄，脉浮数。

【证机概要】风热时邪，结于少阳。

【治法】疏风清热，散结消肿。

【方药】柴胡葛根汤加减。方中柴胡、黄芩清利少阳；牛蒡子、葛根、桔梗疏风利咽；金银花、连翘清热解毒；板蓝根专解温毒；夏枯草、赤芍疏肝散结；僵蚕祛风通络散结。

热甚加石膏清热；咽喉肿痛加马勃、玄参、甘草清热利咽；纳少、呕吐加竹茹、陈皮清热和胃。

小　结

1. 风热蕴结咽喉颈项的病证与类型

风热蕴结咽喉颈项的病证与类型有急喉风（风热外袭）、乳蛾（风热外袭）、喉痈（风热侵袭）、颈痈（风热痰毒）和流行性腮腺炎（邪犯少阳）。

2. 临床表现

局部：咽喉病表现为咽喉肿胀疼痛，吞咽不利，或咽喉干燥灼热，呛咳，语謇，痰涎壅盛，咽喉堵塞，呼吸困难等。颈痈为颈部炎症性变化。流行性腮腺炎表现为一侧或两侧耳下腮部漫肿疼痛，咀嚼不便。全身有恶风、发热、头痛、周身不适、口干、溺赤便秘等风热的表现。

3. 舌象与脉象

舌象：舌质红，舌苔薄白、薄黄、黄或黄厚。脉象：多数为浮数，个别有滑数（颈痈）。

4. 代表方

具有疏风泄热、解毒消肿作用的清咽利膈汤，治疗风热外袭之急喉风；具有疏风清热、利咽消肿作用的疏风清热汤，治疗风热外袭之乳蛾；具有清热解毒、消肿止痛作用的五味消毒饮治疗喉痈；具有散风清热、化痰消肿的牛蒡解肌汤治疗风热痰毒之颈痈；具有疏风清热、散结消肿作用的柴胡葛根汤治疗邪犯少阳的流行性腮腺炎等。此五方皆有程度不同的疏风、清热、解毒、消肿等作用。

六、风热蕴结眼目

1. 风赤疮痍

风赤疮痍是指胞睑皮肤红赤如朱，灼热疼痛，起水泡或脓疱，甚至溃烂的眼病。风赤疮痍相当于西医学的病毒性睑皮炎，常见的有单纯疱疹病毒性睑皮炎和带状疱疹病毒性睑皮炎。

①脾经风热

【临床表现】胞睑皮肤红赤、痒痛、灼热，起水泡；或伴发热恶寒。舌苔薄黄，脉浮数。

【证机概要】脾经风热上攻胞睑。

【治法】除风清脾。

【方药】除风清脾饮加减。

若无便秘者，则去方中大黄、元明粉，加赤芍、丹皮以清热凉血退赤，散瘀止痛；皮肤痒甚者，可加薄荷、蝉蜕、木贼以疏风散邪止痒。

②风火上攻

【临床表现】胞睑红赤如朱，焮热疼痛难忍，水泡簇生，甚而溃烂；或伴发热寒战。舌质红，苔黄燥，脉数有力。

【证机概要】风热引动内火，灼伤眼睑肌肤。

【治法】清热解毒，疏风散邪。

【方药】普济消毒饮加减。

可于方中加赤芍、生地、丹皮等以加强清热凉血、散瘀止痛作用。

2. 睑内结石（脾经风热）

睑内结石是指胞睑内面生有黄白色状如碎米的坚硬颗粒的眼病，相当于西医学的睑结膜结石症。

【临床表现】自觉涩痛，流泪，羞明，睑内面有一个或多个黄白色状如碎粟米的小颗粒，触之坚硬如石，其周围略显红赤，或有白睛红赤等。

【证机概要】脾经风热，壅阻睑内。

【治法】清泻脾经风热。

【方药】内疏黄连汤加减。

3. 睑弦赤烂（风热）

睑弦赤烂是以睑弦红赤、溃烂、刺痒为临床特征的眼病，相当于西医学的睑缘炎。

【临床表现】睑弦赤痒，灼热疼痛，睫毛根部有糠皮样鳞屑。舌红苔薄，脉浮数。

【证机概要】外感风热，客于睑弦。

【治法】祛风止痒，清热凉血。

【方药】银翘散加减。

可于方中加赤芍以增清热凉血之功；加蝉蜕、乌梢蛇以祛风止痒；加天花粉以生津润燥。

4. 椒疮

椒疮是指胞睑内面颗粒累累，色红而坚，状若花椒的眼病。相当于西医学的沙眼。

①风热客睑

【临床表现】眼微痒不适，干涩有眵，胞睑内面脉络模糊、眦部红赤，有少量颗粒，色红而坚，状如花椒，或有赤脉下垂。舌尖红，苔薄黄，脉浮数。

【证机概要】风热初客，睑染邪毒。

【治法】疏风清热。

【方药】银翘散加减。

可于方中加生地、赤芍、当归以清热凉血退赤。

②热毒壅盛

【临床表现】眼灼热痒痛，羞明流泪，沙涩难睁，眵较多，睑内脉络模糊，红赤明显，颗粒丛生，并见粟样颗粒，赤脉下垂。舌红苔黄，脉数。

【证机概要】热毒触染睑内，复感风邪。

【治法】清热解毒，除风散邪。

【方药】除风清脾饮加减。

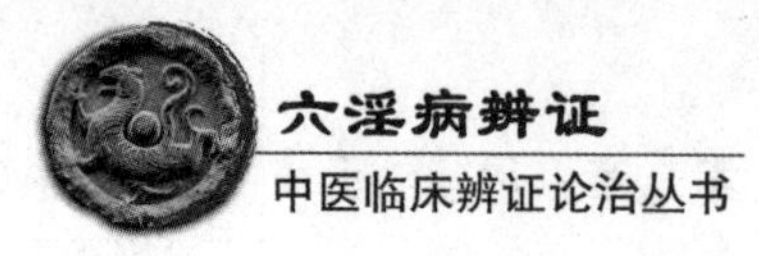

若大便不干燥者，可去方中元明粉；若睑内红赤、颗粒丛生较甚者，可加金银花、大青叶、赤芍、丹皮以加强清热解毒退赤之功；痒甚者，可加菊花、地肤子、白鲜皮等以散邪止痒。

5. 针眼（风热客睑）

针眼是指胞睑边缘生疖，形如麦粒，红肿痒痛，易成脓溃破的眼病，相当于西医学的睑腺炎。睫毛毛囊或附属的皮脂腺感染称外麦粒肿；睑板腺感染称内麦粒肿。

【临床表现】初起胞睑局限性肿胀，痒甚，微红，可扪及硬结，压痛。舌苔薄黄，脉浮数。

【证机概要】风热之邪初犯胞睑。

【治法】疏风清热，消肿散结。

【方药】银翘散加减。

可去方中淡豆豉加赤芍、丹皮、当归以凉血活血，消肿散结；若痒甚者加桑叶、菊花以助祛风止痒。

6. 眼丹（风毒）

眼丹是指整个胞睑红肿如涂丹，痛如火灼，化脓溃破的眼病，相当于西医学眼睑蜂窝组织炎。

【临床表现】病初起，胞睑漫肿微红，按之较软，痒痛并作；伴有身热，头痛恶风。舌淡红，苔薄白，脉浮数。

【证机概要】风毒外邪客于胞睑。

【治法】疏风消肿，清热解毒。

【方药】银翘散加减。

可于方中加川芎、防风以助疏风散邪；加生地、当归助凉血活血；加蒲公英、紫花地丁以助清热解毒。

7. 胬肉攀睛（心肺风热）

胬肉攀睛是指眼眦部长赤膜如肉，其状如昆虫之翼，横贯白睛，攀侵黑睛，甚至掩盖瞳神的眼病。本病相当于西医学之翼状胬肉。

【临床表现】患眼眵泪较多，眦痒羞明，胬肉初生，渐渐长出，攀向黑睛，赤脉密布。舌苔薄黄，脉浮数。

【证机概要】外感风热，邪客心肺，经络瘀滞。

【治法】祛风清热。

【方药】栀子胜奇散加减。

若赤膜密布者，可加赤芍、丹皮、郁金以散瘀退赤；便秘者，去羌活、荆芥穗，酌加大黄以通腑泄热。

8. 暴风客热

暴风客热是指外感风热，猝然发病，以白睛红赤、眵多黏稠、痒痛交作为主要特征的眼病。相当于西医学的急性卡他性结膜炎，属急性细菌性结膜炎。

①风重于热

【临床表现】痒涩刺痛，羞明流泪，眵多黏稠，白睛红赤，胞睑微肿；可兼见头痛，鼻塞，恶风。舌质红，苔薄白或微黄，脉浮数。

【证机概要】病变初起，风热之邪上犯白睛，风重于热。

【治法】疏风清热。

【方药】银翘散加减。

若白睛红赤明显，可加野菊花、蒲公英、紫草、丹皮以清热解毒、凉血退赤。

②热重于风

【临床表现】目痛较甚，怕热畏光，眵多黄稠，热泪如汤，胞睑红肿，白睛红赤浮肿；可兼见口渴，尿黄，便秘。舌红，苔黄，脉数。

【证机概要】外感风热之邪，火邪为甚，热重于风。

【治法】清热疏风。

【方药】泻肺饮加减。

白睛赤肿浮壅者，重用桑白皮，酌加桔梗、葶苈子以泻肺利水消肿，可加生地、丹皮以清热解毒，凉血退赤；便秘者，可加生大黄以通腑泄热。

③风热并重

【临床表现】患眼焮热疼痛，刺痒交作，怕热畏光，泪热眵结，白睛赤肿；兼见头痛鼻塞，恶寒发热，口渴思饮，便秘溲赤。舌红，苔黄，脉数。

【证机概要】平素内热较重，复感风热之邪，内外合邪。

【治法】疏风清热，表里双解。

【方药】防风通圣散加减。

若热毒偏盛，去麻黄、川芎、当归辛温之品，加蒲公英、金银花、野菊花以清热解毒；若刺痒较重者加蔓荆子、蝉蜕以祛风止痒。

9. 时复目痒（风热）

时复目痒是指发病时目痒难忍，白睛红赤，至期而发，呈周期性反复发作的眼病。该病相当于西医学的春季结膜炎，属变态反应性结膜炎。

【临床表现】眼痒难忍，灼热微痛，有白色黏丝样眼眵，睑内遍生状如小卵石样颗粒，白睛污红。舌淡红，苔薄白，脉浮数。

【证机概要】外感风热，郁滞睑肤肌腠。

【治法】祛风止痒。

【方药】消风散加减。

痒甚者，酌加桑叶、菊花、刺蒺藜以增祛风止痒之功；若白睛红赤、灼热明显者，可加丹皮、赤芍、郁金以凉血消滞退赤。

10. 天行赤眼（初感疠气）

天行赤眼是指外感疫疠之气，白睛暴发红赤、点片溢血，常累及双眼，能迅速传染并引起广泛流行的眼病。本病相当于西医学的流行性出血性结膜炎。

【临床表现】患眼灼热涩痛，羞明流泪，眼眵稀薄，胞睑微红，白睛红赤、点片状溢血；发热头痛，鼻塞，流清涕，耳前颌下可扪及肿核。舌质红，苔薄黄，脉浮数。

【证机概要】初感疫疠之气，上犯白睛，热伤络脉。

【治法】疏风清热。

【方药】驱风散热饮子加减。

若无便秘，可去方中大黄；若白睛红赤甚、溢血广泛者加牡丹皮、紫草以清热凉血退赤。

11. 暴翳（风热）

暴翳是指因感受疫疠之气，急发白睛红赤，继之黑睛生翳的眼病。本病相当于西医学的流行性角结膜炎。

【临床表现】目痒涩痛，羞明流泪，眼眵清稀，胞睑微肿，白睛红赤浮肿，黑睛星翳稀疏；兼见头痛发热，鼻塞流涕。舌红，苔薄白，脉浮数。

【证机概要】风热疠气初感肺金，引动肝火，上犯白睛、黑睛。

【治法】疏风清热，退翳明目。

【方药】菊花决明散加减。

若白红赤浮肿明显者加桑白皮、金银花以清热泻肺。

12. 聚星障（风热）

聚星障是指黑睛骤生多个细小星翳，其形或连缀，或团聚，伴有目涩疼痛、羞明流泪的眼病。本病相当于西医学之单纯疱疹病毒性角膜炎。

【临床表现】患眼涩痛，羞明流泪，抱轮红赤，黑睛浅层点状混浊，或多或少，或疏散或密聚；伴恶风发热，鼻塞，口干咽痛。舌红，苔薄黄，脉浮数。

【证机概要】风热之邪初犯于目。

【治法】疏风清热。

【方药】银翘散加减。

常于方中加柴胡、黄芩以增祛肝经风热之功；抱轮红赤，热邪较重者，酌加赤芍、丹皮、板蓝根、大青叶、菊花、紫草以助清热散邪、凉血退赤之功；胞睑微红肿、羞明多泪者，可加蔓荆子、防风、桑叶以清肝明目。

13. 凝脂翳（风热壅盛）

凝脂翳是指黑睛生翳，状如凝脂，多伴有黄液上冲的急重眼病。本病相当于西医学的细菌性角膜炎，主要指匐行性角膜溃疡和绿脓杆菌性角膜溃疡。

【临床表现】黑睛外伤，病变初起，头目疼痛，羞明流泪，视力减退，抱轮红赤，黑睛生翳，边缘不清，如覆薄脂。舌质红，苔薄黄，脉浮数。

【证机概要】黑睛表层外伤，风热邪毒因伤袭入，风热壅盛，邪毒结聚黑睛。

【治法】祛风清热。

【方药】新制柴连汤加减。

若见白睛混赤者，可加金银花、蒲公英、千里光等以清热解毒。

14. 漏睛（风热）

漏睛是以内眦部常有黏液或脓液自泪窍渗出为临床特征的眼病，相当于西医学的慢性泪囊炎。

【临床表现】患眼隐涩不舒，时而泪出，或自觉黏液黏睛，内眦头皮色如常，或睛明穴下方稍显隆起，按之不痛，但见有黏浊泪液自泪窍渗出。舌尖红，苔薄白，脉浮数。

【证机概要】风热伏于泪窍，窍道阻塞。

【治法】疏风清热。

【方药】白薇丸加减。若黏浊泪液多而稠者，可加金银花、连翘、蒲公英，以助清热解毒之功。

15. 漏睛疮（风热）

漏睛疮是指内眦睛明穴下方突发赤肿疼痛，继之溃破出脓的眼病。相当于西医学的急性泪囊炎。

【临床表现】患眼热泪频流，内眦部红肿疼痛，其下方隆起，可扪及肿核，疼痛拒按；头痛，或见恶寒发热。舌红，苔薄黄，脉浮数。

【证机概要】风热相搏，客于泪窍，邪壅脉络。

【治法】疏风清热，消肿散结。

【方药】驱风散热饮子加减。

可于方中加白芷、浙贝母、天花粉以加强消肿散结之功。

16. 瞳神紧小（肝经风热）

瞳神紧小是黄仁受邪，以瞳神持续缩小、展缩不灵为主要临床症状的眼病。瞳神紧小失治、误治，致瞳神与其后晶珠黏

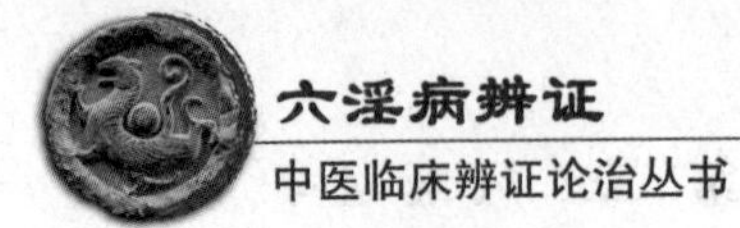

着，边缘参差不齐，失去正圆为临床特征的眼病称瞳神干缺，又名瞳神缺陷。瞳神紧小、瞳神干缺相当于西医学的前葡萄膜炎。瞳神紧小相当于急性前葡萄膜炎，瞳神干缺相当于慢性前葡萄膜炎。

【临床表现】突感轻微的眼珠疼痛，畏光、流泪，视物稍模糊；轻度抱轮红赤，黑睛后壁可见少许粉尘状物附着，神水轻度混浊，瞳神稍有缩小，展缩欠灵。舌红苔薄黄，脉浮数。

【证机概要】风热上扰黄仁，病邪初犯，病症较轻。

【治法】疏风清热。

【方药】新制柴连汤加减。若红赤较甚者加生地、丹皮、决明子、密蒙花等退赤止痛；神水混浊较明显者，可加泽泻、猪苓以利水泄热。

17. 突起睛高（风热）

突起睛高是指以眼珠突高胀起、转动受限、白睛红赤臃肿等为临床特征的眼病。突起睛高相当于西医学之急性炎症性突眼，多为急性眶内炎症，如眼眶蜂窝组织炎、眶骨膜炎、眼球筋膜炎、全眼球炎等引发。病原体多为溶血性链球菌及金黄色葡萄球菌等。

【临床表现】眼珠微突，眼睑肿胀，白睛红肿；头目疼痛，发热恶寒。舌红，苔薄黄，脉浮数。

【证机概要】风热毒邪上攻双目，表热明显，病在初期。

【治法】疏风清热，解毒散邪。

【方药】散热消毒饮子加减。可于方中加野菊花、蒲公英、大青叶增强清热解毒之力；红肿疼痛较重者加赤芍、丹皮、夏枯草以消肿散结止痛。

18. 眉棱骨痛（风热上扰）

眉棱骨痛是指眉棱骨部或眼眶骨疼痛的眼病。本病相当于西医学之眶上神经痛。

【临床表现】眉骨疼痛突然发生，压之痛甚，且疼痛走窜；可兼发热恶风，鼻塞流涕。舌红苔黄，脉浮数。

【证机概要】风热外袭，上乘眼目。

【治法】疏风清热，散邪止痛。

【方药】祛风上清散加减。

可加蔓荆子、葛根、薄荷清利头目而止痛；鼻塞流涕明显者加辛夷、青蒿以散邪开窍。

19. 眼眶假瘤（风热）

眼眶假瘤是一种非特异性慢性增殖性炎症的眼病，因具有真性眶肿瘤的症状而得名。

【临床表现】眼珠突出，转动不灵，胞睑及白睛轻度红赤水肿，复视，流泪；伴头痛。舌红苔薄黄，脉浮数。

【证机概要】风热毒邪上攻目窠清窍。

【治法】清热散风，解毒散结。

【方药】疏风清肝汤加减。

可加大青叶、蒲公英、夏枯草以增强清热解毒散结之力；头痛重者加僵蚕、蔓荆子以祛风止痛。

小　　结

1. 风热蕴结眼目的病证与类型

风热蕴结眼目的病证与类型有风赤疮痍（脾经风热、风火上攻）、睑内结石（脾经风热）、睑弦赤烂（风热）、椒疮（风热客睑、热毒壅盛）、针眼（风热客睑）、眼丹（风毒）、胬肉攀睛（心肺风热）、暴风客热（风重于热、热重于风、风热并重）、时复目痒（风热）、天行赤眼（初感疠气）、暴翳（风热）、聚星障（风热）、凝脂翳（风热壅盛）、漏睛（风热）、漏睛疮（风热）、瞳神紧小（肝经风热）、突起睛高（风热）、眉棱骨痛（风热上扰）和眼眶假瘤（风热）。

2. 临床表现

病在眼睑者表现为眼睑红赤、局部肿胀、痒痛、灼热，甚至起水泡、溃烂，有的有结石；睑内、睑弦疾病则涩痛，流泪，羞明，灼痛，局部红赤，有不同程度的眼眵等。椒疮则有粟样颗粒，胬肉攀睛见胬肉攀向黑睛；白睛病痒涩刺痛，羞明流泪，眵多黏稠，白睛红赤，或点片状溢血；黑睛病变：患眼涩痛，羞明流泪，抱轮红赤，亦有黑睛混浊、生翳；漏睛、漏睛疮、瞳神紧小、突起睛高、眉棱骨痛、眼眶假瘤等表现为流清涕，全身多伴发热恶寒、头痛恶风、鼻塞流清涕、口渴思饮、便秘溲赤等风热表现。

3. 舌象与脉象

舌象：舌质（或舌尖）红，个别淡红。舌苔有薄、薄白、薄黄、黄，个别为黄燥。脉象：多浮数，或数。

4. 代表方

（1）银翘散：为解表剂中的辛凉解表方。

（2）普济消毒饮：为清热剂中的清热解毒方。

（3）除风清脾饮与普济消毒饮：治疗风赤疮痍。前者具有除风清脾作用，用于脾经风热之风赤疮痍与热毒壅盛之椒疮。后者具有清热解毒、疏风散邪作用，用于风火上攻之风赤疮痍。

（4）驱风散热饮子：具有其疏风清热、解毒散邪作用，用于治疗风热之天行赤眼、突起睛高与漏睛疮。

（5）内疏黄连汤：有清泻脾经风热作用，用于治疗脾经风热之睑内结石。

（6）栀子胜奇散：用于祛风清热，治心肺风热之胬肉攀睛。

（7）泻肺饮：具清热疏风作用，用于治热重于风之外感风热证。风热并重则用疏风清热、表里双解的防风通圣散。

（8）消风散是治风剂中的疏散外风方。在此用其祛风止痒作用，治疗风热之时复目痒证。

（9）新制柴连汤：具有祛风清热作用，用于风热壅盛之凝脂翳与肝经风热之瞳神紧小。白薇丸也有疏风清热作用，用于治疗风热之漏睛。

（10）菊花决明散：具有疏风清热、退翳明目作用，用于治疗风热之暴翳。

（11）散热消毒饮子：有疏风清热、解毒散邪作用，用于治疗风热之突起睛高。

（12）疏风清肝汤：具有清热散风、解毒散结作用，用于治疗眼眶假瘤。

（13）祛风上清散：有疏风清热、散邪止痛作用，用于治疗风热上扰之眉棱骨痛。

这些方剂皆有疏风清热作用，根据病情，有的加解毒、散结、止痛、消肿、退翳明目等药物。

七、风热蕴结肌肤

1. 丹毒（风热毒蕴）

丹毒是患部皮肤突然发红成片、色如涂丹的急性感染性疾病。本病西医也称丹毒。

【临床表现】发于头面部，皮肤嫩红灼热，肿胀疼痛，甚则发生水疱，眼胞肿胀难睁；伴恶寒，发热，头痛。舌质红，苔薄黄，脉浮数。

【证机概要】风热毒邪，蕴结头面。

【治法】疏风清热解毒。

【方药】普济消毒饮加减。

大便干结者加生大黄、芒硝；咽痛者加生地、玄参。

2. 扁瘊（风热蕴结）

扁瘊为发于颜面、手背、前臂等处之疣。疣是一种发生于皮肤浅表的良性赘生物。扁瘊属西医疣的一部分。

【临床表现】皮疹淡红，数目较多，或微痒，或不痒，病程短；伴口干不欲饮。舌红，苔薄白或薄黄，脉浮数或弦。

【证机概要】风热毒邪，蕴结肌肤。

【治法】疏风清热，解毒散结。

【方药】马齿苋合剂，酌加木贼草、郁金、浙贝母、板蓝根。

3. 紫癜（风热伤络）

紫癜是常见的出血性疾病之一，以血液溢于皮肤、黏膜之下，出现瘀点瘀斑、压之不退色为其临床特征。

本病包括西医学的过敏性紫癜和血小板减少性紫癜。

【临床表现】起病较急，全身皮肤紫癜散发，尤以下肢及臀部居多，呈对称分布，色泽鲜红，大小不一，或伴痒感，可有发热、腹痛、关节肿痛、尿血等。舌质红，苔薄黄，脉浮数。

【证机概要】外感风热，内窜血络。

【治法】疏风散邪。

【方药】连翘败毒散加减。方中薄荷、防风、牛蒡子疏风散邪；连翘、栀子、黄芩、升麻清热解毒；玄参、当归养血祛风；赤芍、紫草清热凉血。

皮肤瘙痒加浮萍、蝉蜕、地肤子祛风止痒；腹痛加延胡索、甘草缓急和中；关节肿痛加桑枝、苍耳子、牛膝祛风通络；尿血加小蓟、白茅根、藕节炭凉血止血。

4. 妊娠身痒（风热）

妊娠期间，孕妇出现与妊娠有关的皮肤瘙痒症状称“妊娠身痒”。西医学的妊娠合并荨麻疹、妊娠肝内胆汁淤积症等引起的全身瘙痒，可参阅本节论治。

【临床表现】妊娠期全身皮肤瘙痒，出现大小不等的风团，上半身尤甚，疹块色红有灼热感，剧痒，遇热加剧，伴咽喉肿痛，头痛。舌红，苔黄，脉浮滑数。若因鱼腥虾蟹等过敏，可伴腹胀、纳呆、泄泻等。

【证机概要】孕后阴血养胎，风热乘虚侵入肌肤。

【治法】疏风清热，养血安胎。

【方药】消风散去木通、滑石，加桑叶、龙骨、牡蛎。

方中荆芥、防风、蝉蜕、牛蒡子疏风透表，以祛在表之风邪，配苍术疏风除湿；苦参清热燥湿；知母泻火；当归、生地、胡麻仁养血活血，滋阴润燥，寓有“治风先治血，血行风自灭”之意；生甘草清热解毒，调和诸药。木通淡渗利下、滑石大寒恐有碍胎之嫌，故弃而不用；加桑叶疏风清热；龙骨、牡蛎收敛，治疮疡痒疹。

若风热甚加金银花、连翘疏风清热解毒；血分热甚去当归，加赤芍、丹皮清热凉血；若由食物过敏所致可加紫苏、莱菔子、茵陈。

5. 猫眼疮（风热蕴肤）

猫眼疮是以红斑为主，兼有丘疹、水疱等多形性皮损的急性炎症性皮肤病。古时又称“雁疮”、“寒疮”，相当于西医学的多形性红斑。

【临床表现】以红斑、丘疹、小风团样损害为主，颜色鲜红，自觉瘙痒；可伴发热，咽干咽痛，关节酸痛，便干溲黄。舌红，苔薄黄，脉浮数。

【证机概要】风热毒邪涉血，蕴郁肌肤。

【治法】疏风清热，凉血解毒。

【方药】消风散加减。

方中当归、生地、牛蒡子养血清热疏风；荆芥、防风、蝉蜕疏风止痒；苦参、苍术燥湿清热解毒；胡麻仁养血润燥；知母、石膏清热泻火；木通、甘草清火利尿，导热由小便下行。

红斑鲜红伴灼热者加牡丹皮、紫草、生石膏；水肿、水泡明显者加车前草、白茅根；关节疼痛甚者加秦艽、桑枝、鸡血藤；咽干、咽痛者加板蓝根、玄参等。

6. 经行风疹（风热）

每值临经时或行经期间，周身皮肤突起红疹，或起风团，瘙痒异常，经净渐退者，称经行风疹块或称经行瘾疹。

【临床表现】经行身发红色风团、疹块，瘙痒不堪，感风遇热其痒尤甚，月经多提前、量多色红；口干喜饮，尿黄便结。舌红，苔黄，脉浮数。

【证机概要】风热相搏，邪郁肌腠。

【治法】疏风清热。

【方药】消风散。原方主治风湿浸淫血脉，致生疥疮，瘙痒不绝，及大人、小儿风热瘾疹，遍身云片斑点，乍有乍无并效。

7. 接触性皮炎（风热蕴肤）

接触性皮炎是指因皮肤或黏膜接触某些外界致病物质所引起的皮肤急性或慢性炎症反应。

【临床表现】起病较急，好发于头面部，皮损色红，肿胀轻，其上为红斑或丘疹，自觉瘙痒，灼热；心烦，口干，小便微黄。舌红，苔薄白或薄黄，脉浮数。

【证机概要】风热蕴肤。

【治法】疏风清热止痒。

【方药】消风散加紫荆皮（花）、僵蚕。

8. 风瘙痒（风热血热）

风瘙痒是一种无明显原发性皮肤损害而以瘙痒为主要症状的皮肤感觉异常的皮肤病，亦称痒风，相当于西医的皮肤瘙痒症。

【临床表现】皮肤瘙痒剧烈，遇热更甚，皮肤搔破后有血痂；伴心烦，口渴，小便色黄，大便干燥。舌质红，苔薄黄，脉浮数。

【证机概要】血热生风，伤及皮肤。

【治法】疏风清热，凉血止痒。

【方药】消风散合四物汤加减。

血热盛者加牡丹皮、浮萍；风盛者加全蝎、防风；夜间痒甚者加蝉衣、牡蛎、珍珠母。

9. 耳带状疱疹（邪毒外袭）

耳带状疱疹是指发生在外耳及耳周皮肤的带状疱疹。

【临床表现】耳甲腔、外耳道或耳后完骨皮肤灼热、刺痛感，局部出现针头大小疱疹，密集成簇状，疱疹周围皮肤潮红；可伴发热、恶寒。舌质红，苔薄白，脉浮数。

【证机概要】风热邪毒外侵，上犯耳窍。

【治法】疏风散邪，清热解毒。

【方药】银翘散加减。方中金银花、连翘辛凉透邪，清热解毒；淡竹叶清上焦热；芦根清热生津；荆芥、淡豆豉、牛蒡子、薄荷疏风散邪。应用时可加龙胆草、黄芩、板蓝根、栀子以清热解毒；口眼㖞斜者，选加僵蚕、全蝎、蜈蚣、蝉蜕、桃仁、红花、地龙等，以祛风活血通络。

10. 粉刺（肺经风热）

粉刺是一种以颜面、胸、背等处生丘疹如刺，可挤出白色碎米样粉汁为主要临床表现的皮肤病。此乃毛囊、皮脂腺的慢性炎症，相当于西医的痤疮。

【临床表现】丘疹色红，或有痒痛，或有脓疱；伴口渴喜饮，大便秘结，小便短赤。舌质红，苔薄黄，脉弦滑。

【证机概要】肺经风热，蕴结肌肤。

【治法】疏风清肺。

【方药】枇杷清肺饮加减。

伴口渴喜饮者加生石膏、天花粉；大便秘结者加生大黄；脓疱多者加紫花地丁、白花蛇舌草；经前加重者加香附、益母草、当归。

小　结

1. 风热蕴结肌肤的病证与类型

风热蕴结肌肤的病证与类型有丹毒（风热毒蕴）、扁瘊（风热蕴结）、紫癜（风热伤络）、妊娠身痒（风热）、猫眼疮

（风热蕴肤）、经行风疹（风热）、接触性皮炎（风热蕴肤）、风瘙痒（风热血热）、耳带状疱疹（邪毒外袭）和粉刺（肺经风热）。

2. 临床表现

一般在疾病部位皮肤有红、热、肿、痛等表现。根据疾病，有的发生水泡、皮肤紫癜、风团、红斑、丘疹、皮肤瘙痒等。全身可伴恶寒、发热、头痛、口渴喜饮或口干不欲饮、咽喉肿痛、尿黄、便结等风热的表现。

3. 舌象与脉象

舌象：舌质红，舌苔薄白、薄黄或黄。脉象：绝大多数为浮数，妊娠可有滑象，肺经风热的粉刺为弦滑。

4. 代表方

代表方为疏风清热的消风散。

消风散为治风剂中的疏散外风的方剂。其功用是疏风除湿，清热养血。主治：风疹、湿疹，皮肤瘙痒，疹出色红，或全身云片斑点，搔破后渗出津水。现代用于急性荨麻疹、湿疹、过敏性皮炎、药物性皮炎、神经性皮炎等属于风热或风湿所致者。根据病情可加养血安胎、凉血解毒、止痒等药物。风热血热的风瘙痒合四物汤。

其他风热毒蕴的丹毒，选用具有疏风清热解毒的普济消毒饮；风热蕴结的扁瘊，选用有疏风清热、解毒散结作用的马齿苋合剂；风热伤络的紫癜，选用有疏风散邪作用的连翘败毒散；肺经风热的粉刺，选用有疏风清肺作用的枇杷清肺饮。这些方剂均有疏风、清热等作用，根据病情可加用解毒散结、止痒、清肺等药物。

第二节　风寒证

风邪与寒邪同时存在多在疾病的初期，同时感受风寒，可有风寒与痰、饮并病。风寒证的主要病证有以下诸种：

1. 感冒（风寒束表）

感冒是感受触冒风邪，邪犯卫表而导致的常见外感疾病。

凡普通感冒（伤风）、流行性感冒（时行感冒）及其他上呼吸道感染而表现感冒特征者，皆可参照本节内容进行辨证论治。

【临床表现】恶寒重，发热轻，无汗，头痛，肢节酸疼，鼻塞声重，或鼻痒喷嚏，时流清涕，咽痒咳嗽，痰吐稀薄色白，口不渴或渴喜热饮。舌苔薄白而润，脉浮或浮紧。

【证机概要】风寒外束，卫阳被郁，腠理闭塞，肺气不宣。

【治法】辛温解表。

【方药】荆防达表汤或荆防败毒散加减。

两方均为辛温解表剂，前方疏风散寒，用于风寒感冒轻症；后方辛温发汗，疏风祛湿，用于时行感冒，风寒夹湿证。方中荆芥、防风、苏叶、豆豉、葱白、生姜等解表散寒；杏仁、前胡、桔梗、甘草、橘红宣通肺气。

若表寒重，头痛身痛，憎寒发热，无汗者，配麻黄、桂枝以增强发表散寒之功用；表湿较重，肢体酸痛，头重头胀，身热不扬者加羌活、独活祛风除湿，或用羌活胜湿汤加减；湿邪蕴中，脘痞食少，或有便溏，苔白腻者加苍术、厚朴、半夏化湿和中；头痛甚，配白芷、川芎散寒止痛；身热较著者加柴胡、薄荷疏肌解表。

2. 气虚感冒（风寒承袭）

气虚感冒属感冒的一种。

【临床表现】恶寒较甚，发热，无汗，头痛身楚，咳嗽，痰白，咳痰无力，平素神疲体弱，气短懒言，反复易感。舌淡苔白，脉浮而无力。

【证机概要】表虚卫弱，风寒乘袭，气虚无力驱邪。

【治法】益气解表。

【方药】参苏饮加减。本方益气解表，化痰止咳。方中党参、甘草、茯苓补气扶正以祛邪；苏叶、葛根、前胡疏风解表；半夏、陈皮、枳壳、桔梗宣肺化痰止咳。

若表虚自汗，易伤风邪者，可服玉屏风散益气固表，以防感冒。若见恶寒重，发热轻，四肢欠温，语音低微，舌质淡胖，脉沉细无力，为阳虚外感，当助阳解表，用再造散加减，方中党参、黄芪、桂枝、附子、炙甘草温阳益气；细辛、防风、羌活解表散寒。

3. 小儿感冒（风寒）

小儿因感受风寒外邪引起的感冒。

【临床表现】发热，恶寒，无汗，头痛，鼻流清涕，喷嚏，咳嗽，咽部不红肿。舌淡红，苔薄白，脉浮紧或指纹浮红。

【证机概要】风寒束表。

【治法】辛温解表。

【方药】荆防败毒散加减。方中荆芥、防风、羌活、苏叶解表散寒；前胡宣肺化痰；桔梗宣肺利咽；甘草调和诸药。

头痛明显加葛根、白芷散寒止痛；恶寒、无汗重加桂枝、麻黄解表散寒；咳声重浊加白前、紫菀宣肺止咳；痰多加半夏、陈皮燥湿化痰；呕吐加半夏、生姜、竹茹降逆止呕；纳呆、舌苔白腻去甘草，加厚朴和胃消胀；外寒里热证加黄芩、石膏、板蓝根等清热泻火之品。

（1）夹痰：感冒兼见咳嗽较剧，痰多，喉间痰鸣。痰白清稀，恶寒，无汗，或发热，头痛，舌淡红，苔薄白，脉浮紧或指纹浮红。治法：在疏风解表的基础上，加用三拗汤、二陈汤，方中麻黄、杏仁、半夏、陈皮等宣肺化痰。

（2）夹滞：感冒兼见脘腹胀满，不思饮食，呕吐酸腐，口气秽浊，大便酸臭，或腹痛泄泻，或大便秘结，小便短黄，舌苔厚腻，脉滑。治法：解表兼以消食导滞。在疏风解表的基础上，加用保和丸加减。常加用山楂、神曲、鸡内金消食化积；莱菔子、枳壳导滞消积；若大便秘结，小便短黄，壮热口渴，加大黄、枳实通腑泄热，表里双解。

（3）夹惊：感冒兼见惊惕哭闹，睡卧不宁，甚至骤然抽风，舌质红，脉浮弦。治法：解表兼以清热镇惊。在疏风解表的基础上，镇惊丸加减。常加用钩藤、僵蚕、蝉蜕清热镇惊。另服小儿回春丹或小儿金丹片。

4. 产后发热（外感风寒）

产褥期内，出现发热持续不退，或突然高热寒战，并伴有其他症状者，称“产后发热”。本病感染邪毒型发热相当于西医学的产褥感染。外感发热包含西医学的“产褥中暑”，病重亦可危及生命，应予高度重视。

【临床表现】产后恶寒发热，鼻流清涕，头痛，肢体酸痛，无汗。舌苔薄白，脉浮紧。

【证机概要】产后阴虚，复感风寒。

【治法】养血祛风，疏解表邪。

【方药】荆穗四物汤加防风、苏叶或参苏饮。

荆穗四物汤中四物汤养血扶正，荆芥、防风、苏叶疏风散寒解表。

若症见发热，微恶风寒，头痛身痛，咳嗽痰黄，口干咽痛，微汗或无汗，舌红，苔薄黄，脉浮数，此为外感风热之邪。治宜辛凉解表，疏风清热。方用银翘散。方中金银花、连翘清热解毒，轻宣透表为君；牛蒡子、薄荷疏风散热，解毒利咽；荆芥穗、淡豆豉辛散表邪，透热外出为臣；竹叶、芦根、桔梗清热生津，止咳化痰为佐；甘草调和诸药为使。

若邪入少阳，症见寒热往来、口干、咽干、目眩、默默不欲食，脉弦。治宜和解少阳。方选小柴胡汤加味。

若产时正值炎热酷暑季节，症见身热多汗，口渴心烦，体倦少气，舌红少津，脉虚数，为外感暑热，气津两伤，首先改善暑热环境，降温通风。治宜清暑益气，养阴生津。方用王氏清暑益气汤。方中西瓜翠衣、洋参清热解暑，益气生津为君；荷梗、石斛、麦冬清热养阴为臣；黄连、知母、竹叶清热解毒除烦为佐；甘草、粳米益胃和中为使。

若暑入心营，神昏谵语，灼热烦躁，甚或昏迷不醒，或突然昏倒，不省人事，身热肢厥，气喘不语，牙关紧闭，舌绛脉数者，治宜凉营泄热，清心开窍。治法：清营汤送服安宫牛黄丸，或紫雪丹，或至宝丹。如失治、误治均可致阳气暴脱，阴液衰竭，而出现昏迷、汗出、肢厥、脉微欲绝等危候，治宜益气养阴，回阳固脱，用生脉散合参附汤。

5. 小儿咳嗽（外感风寒）

咳嗽是小儿常见的一种肺系病证。本病相当于西医学所称之气管炎、支气管炎。一年四季均可发生，以冬春两季发病率高。

【临床表现】咳嗽频作、声重，咽痒，痰白清稀，鼻塞流涕，恶寒无汗，发热头痛，全身酸痛。舌苔薄白，脉浮紧或指纹浮红。

【证机概要】风寒外袭，肺气不宣。

【治法】疏风散寒，宣肺止咳。

【方药】金沸草散加减。方中金沸草祛风化痰止咳；前胡、荆芥解散风寒；细辛温经发散；生姜、半夏散寒燥湿化痰。

寒邪较重加炙麻黄辛温宣肺；咳重加杏仁、桔梗、枇杷叶宣肺止咳；痰多加陈皮、茯苓化痰理气；风寒夹热证，方用杏苏散加大青叶、黄芩清肺热。

6. 咳嗽（风寒袭肺）

咳嗽是指肺失肃降，肺气上逆作声，咳出痰液而言，为肺系疾病的主要证候之一。咳嗽既是独立性的病证，又是肺系多种疾病的一个症状。现代医学中急慢性支气管炎、部分支气管扩张症、慢性咽炎等可参考本节辨证论治。

【临床表现】咳嗽声重，气急，咽痒，咳痰稀薄色白，常伴鼻塞，流清涕，头痛，肢体酸楚，或见恶寒发热，无汗等表证。舌苔薄白，脉浮或浮紧。

【证机概要】风寒袭肺，肺气失宣。

【治法】疏风散寒，宣肺止咳。

【方药】三拗汤合止嗽散加减。两方均能宣肺止咳化痰，但前方以宣肺散寒为主，用于风寒闭肺；后方以疏风润肺为主，用于咳嗽迁延不愈或愈而复发者。方中麻黄宣肺散寒；杏仁、桔梗、前胡、甘草、橘皮、金沸草等宣肺利气，化痰止咳。

胸闷、气急等肺气闭实之象不著，而外有表证者，可去麻黄之辛散，加荆芥、苏叶、生姜以疏风解表；若夹痰湿，咳而痰黏，胸闷，苔腻，加半夏、川朴、茯苓以燥湿化痰；咳嗽迁延不已，加紫菀、百部温润降逆，避免过于温燥辛散伤肺；表寒未解，咳嗽音哑，气急似喘，痰黏稠，口渴，心烦，或有身热，加生石膏、桑皮、黄芩以解表清里。

7. 伤风鼻塞（风寒犯鼻）

伤风鼻塞是指因感受风邪所致的以鼻塞、流涕、喷嚏为主要症状的鼻病，俗称“伤风”或“感冒”。西医学的急性鼻炎可参考本病进行辨证施治。

【临床表现】鼻塞声重，喷嚏频作，流涕清稀，头痛，恶寒发热，舌淡红，苔薄白，脉浮紧。检查见鼻黏膜淡红肿胀，鼻内积有清稀涕液。

【证机概要】风寒外袭，鼻窍被阻。

【治法】辛温解表，散寒通窍。

【方药】通窍汤加减。方中麻黄、防风、羌活、藁本疏风散寒解表；川芎、白芷、细辛疏散风寒通窍；升麻、葛根辛甘发散，解表升阳；苍术发汗行湿；甘草调和诸药；川椒大热，不利表散，可去而不用。亦可用荆防败毒散、葱豉汤加减。

8. 头痛（外感风寒）

头痛是临床常见的自觉症状，可单独出现，亦见于多种疾病的过程中。

【临床表现】头痛连及项背，常有拘急收紧感，或伴恶风畏寒，遇风尤剧，口不渴。苔薄白，脉浮紧。

【证机概要】风寒外袭，上犯颠顶，凝滞经脉。

【治法】疏散风寒止痛。

【方药】川芎茶调散加减。方中川芎活血通窍，祛风止痛；白芷、藁本、羌活、细辛、荆芥、防风疏风解表，散寒止痛。

若头痛，恶寒明显者，酌加麻黄、桂枝、制川乌等温经散寒；若寒邪侵于厥阴经脉，症见颠顶头痛，干呕，吐涎沫，四肢厥冷，苔白，脉弦者，方用吴茱萸汤去人参，加藁本、川芎、细辛、法半夏，以温散寒邪，降逆止痛。若寒邪客于少阴经脉，症见头痛、足寒、气逆、背冷、脉沉细，方用麻黄附子细辛汤加白芷、川芎，温经散寒止痛。

9. 喘证（风寒壅肺）

喘即气喘、喘息，临床表现以呼吸困难，甚至张口抬肩，鼻翼翕动，不能平卧为特征者谓之喘证。

喘证虽是一个独立的病证，但可见于多种急慢性疾病过程中。临床上如肺炎、喘息性支气管炎、肺气肿、肺源性心脏病、心源性哮喘、肺结核、矽肺以及癔症等发生呼吸困难时，均可参照本节辨证施治。

【临床表现】喘息咳逆，呼吸急促，胸部胀闷，痰多稀薄而带泡沫，色白质黏，常有头痛恶寒，或有发热，口不渴，无汗。苔薄白而滑，脉浮紧。

【证机概要】风寒上受，内舍于肺，邪实气壅，肺气不宣。

【治法】宣肺散寒。

【方药】麻黄汤合华盖散加减。麻黄汤宣肺平喘，散寒解表，用于咳喘，寒热身痛者；华盖散功能宣肺化痰，用于喘咳胸闷，痰气不利者。两方比较，前者解表散寒力强，后方降气化痰功著。方中麻黄、紫苏温肺散寒；半夏、橘红、杏仁、苏子、紫菀、白前化痰利气。

若表证明显，寒热无汗，头身疼痛，加桂枝配麻黄解表散寒；寒痰较重，痰白清稀，量多起沫，加细辛、生姜温肺化痰；若咳喘重，胸满气逆者加射干、前胡、厚朴、紫菀宣肺降气化痰。若寒饮伏肺，复感寒而引发者，可用小青龙汤发表温里。

10. 喉痹（风寒侵袭）

喉痹是指以咽痛或异物感不适，咽部红肿，或喉底有颗粒状突起为主要特征的咽部疾病。西医学的咽炎及某些全身性疾病在咽部的表现可参考本病进行辨证施治。

【临床表现】咽部疼痛，吞咽不利。偏于风热者，咽痛较重，吞咽时痛增，发热，恶风，头痛，咳痰黄稠，舌苔薄黄，脉浮数；检查可见咽部黏膜鲜红、肿胀，或颌下有臖核。偏于风寒者，咽痛较轻，伴恶寒发热，身痛，咳嗽痰稀，舌质淡红，脉浮紧；检查见咽部黏膜淡红。

【证机概要】风寒外袭，肺气不宣，咽喉不利。

【治法】疏风散邪，宣肺利咽。

【方药】六味汤加味。方中荆芥、防风、薄荷疏散风邪；桔梗、甘草宣肺利咽；僵蚕祛风痰，利咽喉。若咳嗽痰多者，可加苏叶、杏仁、前胡；若鼻塞、流涕者，可加苍耳子、辛夷花、白芷。

11. 喉喑（风寒袭肺）

喉喑是指以声音嘶哑为主要特征的喉部疾病。西医学中喉的急慢性炎症性疾病、喉肌无力、声带麻痹等可参考本病进行辨证施治。

【临床表现】猝然声音不扬，甚则嘶哑，喉微痛微痒，咳嗽声重，发热，恶寒，头身痛，无汗，鼻塞，流清涕，口不渴。舌苔薄白，脉浮紧。检查见喉黏膜微红肿，声门闭合不全。

【证机概要】风寒外袭，肺喉壅阻。

【治法】疏风散寒，宣肺开音。

【方药】三拗汤加减。方中麻黄疏散风寒；杏仁宣降肺气，助麻黄宣肺散寒；甘草利喉止痛，调和诸药。可酌加半夏、僵蚕、生姜散寒祛痰；石菖蒲消肿通窍开音。

12. 急喉风（风寒痰浊）

急喉风是指以吸气性呼吸困难为主要特征的急性咽喉疾病，因其发病急、变化快、病情重而定名。西医学的急性喉阻塞可参考本病进行辨证施治。

【临床表现】猝然咽喉憋闷，声音不扬，吞咽不利，呼吸困难，或兼有咽喉微痛。全身可见恶寒、发热、头痛、无汗、口不渴等症。舌苔白，脉浮。检查见喉关无红肿，会厌可明显肿胀甚至如球状，声门处黏膜苍白水肿，声门开合不利。

【证机概要】风寒外袭，成痰阻喉。

【治法】祛风散寒，化痰消肿。

【方药】六味汤加减。方中荆芥、防风、薄荷祛风解表，辛散风寒；桔梗、甘草、僵蚕宣肺化痰利咽。偏风寒加苏叶、桂枝以助疏散风寒；偏痰加半夏、天南星、白附子等以燥湿祛风化痰；音哑加蝉衣祛风开音；湿盛加茯苓、泽泻健脾祛湿消肿。

13. 耳胀、耳闭（风寒外袭）

耳胀、耳闭是指以耳内胀闷堵塞感及听力下降为主要特征的中耳疾病。耳胀多为病之初起，以耳内胀闷为主，或兼有疼痛；耳闭多为病之久者，耳内如物阻隔，清窍闭塞，听力明显下降，多为耳胀反复发作，邪毒滞留耳窍，迁延日久转化而致，西医学的分泌性中耳炎、气压损伤性中耳炎等疾病可参考本病进行辨证施治。

【临床表现】耳内作胀不适或微痛，耳鸣如闻风声，自听增强，听力减退，患者常以手指轻按耳门，以求减轻耳部之不适。可伴有鼻塞、流涕、头痛、发热恶寒等症。舌质淡红，苔白，脉浮。检查见鼓膜微红、内陷或有液平面，鼓膜穿刺可抽出清稀积液，鼻黏膜红肿。

【证机概要】风寒外袭，耳窍闭阻。

【治法】疏风散邪，宣肺通窍。

【方药】风寒偏重者，宜疏风散寒，宣肺通窍，方用荆防败毒散加减。

方中荆芥、防风、生姜、川芎辛温发散；前胡、柴胡宣肺解热；桔梗、枳壳、茯苓理气化痰利水；羌活、独活祛风寒，除湿邪。方中人参对体虚者有扶正祛邪之意，体实者可减去。

14. 小儿泄泻（风寒泻）

泄泻是以大便次数增多，粪质稀薄或如水样为特征的一种小儿常见病。

【临床表现】大便清稀，夹有泡沫，臭气不甚，肠鸣腹痛，或伴恶寒发热，鼻流清涕，咳嗽。舌质淡，苔薄白，脉浮紧，指纹淡红。

【证机概要】风寒外袭，湿邪内生。

【治法】疏风散寒，化湿和中。

【方药】藿香正气散加减。方中藿香、苏叶、白芷、生姜疏风散寒，理气化湿；半夏、陈皮、苍术温燥寒湿，调理气机；茯苓、甘草、大枣健脾和胃。

大便质稀色淡，泡沫多，加防风炭以祛风止泻；腹痛甚，里寒重，加干姜、砂仁、木香以温中散寒理气；腹胀苔腻，加大腹皮、厚朴顺气消胀；夹有食滞者，去甘草、大枣，加焦山楂、鸡内金消食导滞；小便短少加泽泻、车前子渗湿利尿；恶寒鼻塞声重加荆芥、防风以加强解表散寒之力。

15. 溢饮（表寒里饮）

多因外感风寒，玄府闭塞，以致肺脾输布失职，水饮流溢四肢肌肉，寒水相杂为患。如素有寒饮，复加外寒客表而致者，多属表里俱寒；若饮邪化热，可见饮溢体表而热郁于里之候。

【临床表现】身体沉重而疼痛，甚则肢体浮肿，恶寒，无汗，或有咳喘，痰多白沫，胸闷，干呕，口不渴。苔白，脉弦紧。

【证机概要】肺脾失调，寒水内留，泛流肢体。

【治法】发表化饮。

【方药】小青龙汤加减。方中麻黄、桂枝解表散寒；半夏、干姜、细辛温化寒饮；五味子温敛肺气；白芍、炙甘草甘缓和中，缓和麻、桂辛散太过。

表寒外束，内有郁热，伴有发热，烦躁，苔白而兼黄，加石膏以清泄内热；若表寒之象已不著者，改用大青龙汤以发表清里；水饮内聚而见肢体浮肿明显，尿少者，可配茯苓、猪苓、泽泻；饮邪犯肺，喘息痰鸣不得卧者加杏仁、射干、葶劳子。

16. 百日咳（邪犯肺卫）

百日咳是小儿时期感受百日咳时邪（百日咳杆菌）引起的肺系传染病。

【临床表现】本病初起，一般均有咳嗽，喷嚏，鼻塞流涕，或有发热，2～3天后咳嗽日渐加剧，日轻夜重，痰稀白、量不多，或痰稠不易咳出，咳声不畅，但尚未出现典型痉咳。舌苔薄白或薄黄，脉浮。

【证机概要】风时毒邪，侵犯肺卫。

【治法】疏风祛邪，宣肺止咳。

【方药】三拗汤加味。方中麻黄辛温宣肺；甘草佐麻黄辛甘发散肺卫之邪；杏仁、瓜蒌皮、浙贝母化痰止咳；桑叶、炙紫菀、枇杷叶宣肺止咳。

偏风寒者加苏叶、百部、陈皮辛温宣肺化痰；痰多色白者加半夏、茯苓、枳壳燥湿化痰止咳；偏风热者加菊花、连翘、黄芩祛风清热宣肺；痰黄而黏稠者加胆南星、鲜竹沥、黛蛤散清化痰热。

小　　结

1. 风寒证的病证与类型

风寒证的病证与类型有感冒（风寒束表）、气虚感冒（风寒承袭）、小儿感冒（风寒）、产后发热（外感风寒）、小儿咳嗽（外感风寒）、咳嗽（风寒袭肺）、伤风鼻塞（风寒犯鼻）、头痛（外感风寒）、喘证（风寒壅肺）、喉痹（风寒侵袭）、喉暗（风寒袭肺）、急喉风（风寒痰浊）、耳胀与耳闭（风寒外袭）、小儿泄泻（风寒泻）、溢饮（表寒里饮）和百日咳

（邪犯肺卫）。

2. 临床表现

主要症状为有恶寒重，发热轻，无汗，头痛，肢节酸疼，鼻塞声重，或鼻痒喷嚏，时流清涕，咽痒咳嗽，痰吐稀薄色白等表现。体虚者则乏力。喘证则呼吸急促，胸部胀闷。咽喉部疾病则咽部疼痛，吞咽不利，咽部有不同程度的红肿。耳病则有耳内作胀不适或微痛，听力障碍。百日咳则有特殊的咳声，可无痉咳。全身症状可有口不渴或渴喜热饮。

3. 舌象与脉象

舌象：舌质淡或淡红，舌苔薄、薄白、薄白而润、薄白而滑，个别也有薄黄（百日咳开始化热时）。脉象：浮或浮紧，体虚则浮而无力。指纹为浮红或淡红。

4. 代表方

虽名称不同，皆为辛温解表剂。如止嗽散（附方金沸草散）、小青龙汤、三拗汤、华盖散等都是麻黄汤附方。

（1）止嗽散：功用：宣利肺气，疏风止咳。主治：风邪犯肺证。现代常用于上呼吸道感染、支气管炎、百日咳等属表邪未尽，肺气失宣者。本节与三拗汤合用，用于风寒袭肺的咳嗽。

附方金沸草散：功用：发散风寒，降气化痰。主治：伤风咳嗽。本节用于外感风寒之小儿咳嗽。以上两方均治疗风邪犯肺。止嗽散治外邪将尽，肺气不利的咳嗽。金沸草散治疗风邪犯肺初起，咳嗽痰多者。

（2）小青龙汤：功用：解表散寒，温肺化痰。主治：外寒里饮证。现代用于支气管炎、支气管哮喘、肺炎、百日咳、肺心病、过敏性鼻炎、卡他性眼炎、卡他性中耳炎等属外寒里饮证者。本节用于表寒里饮之溢饮证。

（3）三拗汤：功用：宣肺解表。主治：外感风寒，肺气不宣证。本节用于邪犯肺卫之百日咳，并合止嗽散治疗风寒袭肺之咳嗽。

（4）华盖散：功用：宣肺解表，祛痰止咳。用于素体痰多，肺感风寒者。本节合麻黄汤，用于风寒壅肺之喘证。其与三拗汤的区别在于：三拗汤用于风寒袭肺的咳喘轻症；华盖散主治素体痰多，而风寒袭表证。

（5）荆防败毒饮：为解表剂，是扶正解表剂中败毒散的附方。功用：发汗解表，消疮止痛。主治：疮肿初起。本节用于风寒外袭之耳胀、耳闭及小儿感冒。

（6）参苏饮：也是扶正解表方。功用：益气解表，理气化痰。主治：气虚外感风寒，内有痰湿证。本节用于外感风寒之产后发热及体虚感冒。产后发热也可用荆穗四物汤（四物汤加荆芥）加防风、苏叶以养血祛风解表。

（7）川芎茶调散：是治风剂的疏散外风方，功用：疏风止痛。主治：外感风邪头痛。现代常用于感冒头痛、偏头痛、血管性头痛、慢性鼻炎头痛等属风邪所致者。

（8）藿香正气散：是祛湿剂的燥湿和胃方。功用：解表化湿，理气和中。主治：外感风寒，内伤湿滞证。现代用于急性胃肠炎或四时感冒属湿滞脾胃，外感风寒者。本节用于风寒泻。

（9）通窍汤：具有辛温解表、散寒通窍作用，用于风寒犯鼻之伤风鼻塞。

（10）其他：辛温解表的荆防达表汤治疗风寒束表的感冒；六味汤加味（偏风寒可加苏叶、桂枝；偏痰加半夏、天南星、白附子；音喑加蝉衣；湿盛加茯苓、泽泻）祛风散寒，化痰消肿，治疗风寒痰浊的急喉风。风寒侵袭的喉痹用六味汤加味（若咳嗽痰多者，可加苏叶、杏仁、前胡；若鼻塞、流涕者，可加苍耳子、辛夷花、白芷）。这些药物都是在辛温解表剂的基础上，根据病情加用有关药物。

第三节　风湿证

1. 牛皮癣（风湿蕴肤）

牛皮癣是一种皮肤状如牛领之皮，厚而且坚的慢性瘙痒性皮肤病，相当于西医的神经性皮炎。

【临床表现】皮损呈淡褐色片状，粗糙肥厚，剧痒时作，夜间尤甚。舌淡红，苔薄白或白腻，脉濡缓。

【证机概要】风湿毒邪，蕴结肌肤。

【治法】祛风利湿，清热止痒。

【方药】消风散加减。

病久不愈者加丹参、三棱、莪术；剧痒难忍者加全蝎、蜈蚣。

2. 头痛（风湿头痛）

头痛是临床常见的自觉症状，可单独出现，亦见于多种疾病的过程中。外感头痛之病性多属表属实，病因是以风邪为主的六淫邪气。

【临床表现】头痛如裹，肢体困重，胸闷纳呆，大便或溏。苔白腻，脉濡。

【证机概要】风湿之邪，上蒙头窍，困遏清阳。

【治法】祛风胜湿通窍。

【方药】羌活胜湿汤加减。方中羌活、独活、藁本、白芷、防风、细辛、蔓荆子祛风除湿散寒而止头痛；川芎辛温通窍，活血止痛。

若胸闷脘痞、腹胀便溏显著者，可加苍术、厚朴、陈皮、藿梗以燥湿宽中，理气消胀；恶心、呕吐者，可加半夏、生姜以降逆止呕；纳呆食少者加麦芽、神曲健胃助运。

3. 癣（风湿毒聚）

癣是发生在表皮、毛发、指（趾）甲的浅部真菌性皮肤病。

【临床表现】肥疮、鹅掌风、脚湿气，症见皮损泛发，蔓延浸淫，或大部分头皮毛发受累，黄痂堆积，毛发脱而头秃；或手如鹅掌，皮肤粗糙，或皮下水疱；或趾丫糜烂、浸渍剧痒。苔薄白，脉濡。

【证机概要】风湿毒邪，聚结体表。

【治法】祛风除湿，杀虫止痒。

【方药】消风散加地肤子、白鲜皮、威灵仙，或苦参汤加白鲜皮、威灵仙。

4. 痉证

痉证是指由于筋脉失养所引起的以项背强急，四肢抽搐，甚至角弓反张为主要特征的内科常见病。西医学中的以项背强急，四肢抽搐，甚至角弓反张为主要表现的疾病，均可参照本病进行辨证论治。

①风邪湿毒

【临床表现】轻症：头晕乏力，烦躁不安，咀嚼无力，项强拘急，苦笑面容，四肢活动不利，反射亢进，苔腻，脉弦紧。重症：全身肌肉强直性痉挛，牙关紧闭，苦笑面容，头项强直，角弓反张，面色青紫，呼吸急迫，大汗淋漓，苔白腻脉弦紧。

【证机概要】诸种皮肉受损，创口未合，风邪湿毒侵入致痉。

【治法】祛风化痰定痉，或祛风解毒镇痉。

【方药】轻症：玉真散加减。药用天麻、钩藤、白芷、胆南星、防风、白附子、半夏。

中成药：清开灵注射液。

重症：五虎追风散合茱萸散加减。药用蝉蜕、全蝎、蜈蚣、僵蚕、白芷、胆南星、半夏、木瓜、吴茱萸、天麻、朱砂。

加减：若热痰壅盛加天竺黄、羚羊角粉；便秘加生大黄、玄明粉。

中成药：安宫牛黄丸、清开灵注射液、醒脑静。

②邪壅经络

【临床表现】头痛，项背强直，恶寒发热，无汗或有汗，肢体酸重，甚者口噤不语，四肢抽搐。舌苔白，脉浮紧。

【证机概要】风寒湿外邪侵袭，阻滞经络致痉。

【治法】祛风散寒，和营燥湿。

【方药】羌活胜湿汤加减。药如羌活、独活、防风、藁本、川芎、蔓荆子、炙甘草。

小　　结

1. 风湿证的病证与类型

风湿证的病证与类型有牛皮癣（风湿蕴肤）、头痛（风湿头痛）、癣（风湿毒聚）和痉证（风邪湿毒、邪壅经络）。

2. 临床表现

主症根据病变部位不同，可有不同表现，如牛皮癣与癣表现在皮肤，或皮肤粗糙、剧痒，或局部蔓延浸淫，或头部黄痂堆积，或皮下水疱、趾丫糜烂；风湿头痛则头痛如裹；痉证轻则颈项拘急、活动不利，重则全身肌肉强直性痉挛、头项强直，角弓反张、四肢抽搐等。全身症状有的可无表现，风湿头痛可有胸闷纳呆、大便或溏；痉证重者可有面色青紫、呼吸急迫、大汗淋漓等。

3. 舌象与脉象

舌质淡红，舌苔白、薄白或白腻。脉象：濡或濡缓，痉证则弦紧。

4. 代表方

皮肤病（风湿蕴肤的牛皮癣及风湿毒聚的癣病）用消风散；风湿头痛用祛风胜湿通窍的羌活胜湿汤；痉证：轻症用玉真散，重症：根据病情选用五虎追风散合茱萸散或羌活胜湿汤。

消风散与玉真散都是治风剂的疏散外风方。

消风散：功用：疏风除湿，清热养血。主治：风疹、湿疹。

玉真散：功用：祛风化痰，定搐止痉。主治：破伤风。

羌活胜湿汤：功用：祛风胜湿止痛。主治：风湿在表之痹症。现代用于风湿性关节炎、类风湿性关节炎、骨质增生症、强直性脊柱炎等属风湿在表者。本节用于风寒湿壅经络之痉证与风湿头痛；风湿痉证之重症用祛风解毒镇痉的五虎追风散合茱萸散。

第四节　风寒湿证

1. 产后身痛（风寒湿）

产妇在产褥期内出现肢体或关节酸楚、疼痛、麻木、重着者，称为“产后身痛”。西医学产褥期中因风湿、类风湿引起的关节痛、产后坐骨神经痛、多发性肌炎、产后血栓性静脉炎出现类似症状者，可与本病互参。

【临床表现】产后肢体关节疼痛，屈伸不利，或痛无定处，或冷痛剧烈，宛如针刺，得热则舒，或关节肿胀，麻木，重着，伴恶寒怕风。舌苔薄白腻，脉濡细。

【证机概要】产后阴虚，复感风寒湿邪。

【治法】养血祛风，散寒除湿。

【方药】独活寄生汤或趁痛散、防风汤。

独活寄生汤：原方治腰背痛、肾气虚弱感风寒湿所致腰痛、脚痹。方中独活祛风散寒，除湿止痛为君；秦艽、防风祛风胜湿，细辛、桂心温经透络散寒为臣；桑寄生、杜仲、牛膝补肝肾，当归、芍药、川芎、地黄养血和血，人参、茯苓、甘草补气健脾，功在扶正，共为佐使。全方祛风散寒除湿以祛邪，补气血，益肝肾以扶正。

2. 痹证（风寒湿）

痹证是由于风、寒、湿、热等邪气闭阻经络，影响气血运行，导致肢体筋骨、关节、肌肉等处发生疼痛、重着、酸楚、麻木，或关节屈伸不利、僵硬、肿大、变形等症状的一种疾病。轻者病在四肢关节、肌肉，重者可内舍于脏腑。

本病的临床表现多与西医学的结缔组织病、骨与关节等疾病相关，常见疾病如风湿性关节炎、类风湿性关节炎、反应性关节炎、肌纤维炎、强直性脊柱炎、痛风等，他如增生性骨关节炎等出现痹证的临床表现时，均可参考本节内容辨证论治。

①行痹

【临床表现】肢体关节、肌肉疼痛酸楚，屈伸不利，可涉及肢体多个关节，疼痛呈游走性，初起可见有恶风、发热等表证。舌苔薄白，脉浮或浮缓。

【证治概要】风邪兼夹寒湿，留滞经脉，闭阻气血。

【治法】祛风通络，散寒除湿。

【方药】防风汤加减。方中防风、麻黄、桂枝、葛根祛风散寒，解肌通络止痛；当归养血活血通络；茯苓、生姜、大枣、甘草健脾渗湿，调和营卫。

腰背酸痛为主者加杜仲、桑寄生、淫羊藿、巴戟天、续断等补肾壮骨；若见关节肿大，苔薄黄，邪有化热之象者，桂枝芍药知母汤加减。

②痛痹

【临床表现】肢体关节疼痛，痛势较剧，部位固定，遇寒则痛甚，得热则痛缓，关节屈伸不利，局部皮肤或有寒冷感。舌质淡，舌苔薄白，脉弦紧。

【证机概要】寒邪兼夹风湿，留滞经络，闭阻气血。

【治法】散寒通络，祛风除湿。

【方药】乌头汤加减。方中制川乌、麻黄温经散寒，通络镇痛；芍药、甘草、蜂蜜缓急止痛；黄芪益气固表，利血通痹。

若寒湿甚者，制川乌可改用生川乌或生草乌；关节发凉，疼痛剧烈，遇冷更甚，加附子、细辛、桂枝、干姜、全当归，温经散寒，通脉止痛。

③着痹

【临床表现】肢体关节、肌肉酸楚、重着、疼痛，肿胀散漫，关节活动不利，肌肤麻木不仁。舌质淡，舌苔白腻，脉濡缓。

【证机概要】湿邪兼夹风寒，留滞经脉，闭阻气血。

【治法】除湿通络，祛风散寒。

【方药】薏苡仁汤加减。方中薏苡仁、苍术、甘草益气健脾除湿；羌活、独活、防风祛风除湿；麻黄、桂枝、制川乌温经散寒，祛湿止痛；当归、川芎养血活血通脉。

若关节肿胀甚者加萆薢、木通以利水通络；若肌肤麻木不仁，加海桐皮、豨莶草以祛风通络；若小便不利，浮肿，加茯苓、泽泻、车前子以利水祛湿；若痰湿盛者加半夏、南星。

久痹风、寒、湿偏盛不明显者，可选用蠲痹汤作为治疗风寒湿痹基本方剂，临证可根据感受外邪偏盛情况随证加减。

3. 痉证（邪蕴经络）

痉证是以项背强直，四肢抽搐，甚至口噤、角弓反张为主要临床表现的一种病证，古亦称为“痓”。西医学中各种原因引起的热性惊厥以及某些中枢神经系统病变，如流行性脑脊髓膜炎、流行性乙型脑炎、中毒性脑病、脑脓肿、脑寄生虫病、脑血管疾病等出现痉证表现，符合本病临床特征者均可参照本节辨证论治。

【临床表现】头痛，项背强直，恶寒发热，无汗或汗出，肢体酸重，甚至口噤不能语，四肢抽搐。舌苔薄白或白腻，脉浮紧。

【证机概要】风寒湿邪侵于肌表，壅滞经络。

【治法】祛风散寒，燥湿和营。

【方药】羌活胜湿汤加减。方中羌活、独活、防风、藁本、川芎、蔓荆子祛风胜湿；葛根、白芍、甘草解肌和营，缓急止痉。

若寒邪较甚，项背强急，肢痛拘挛，以葛根汤为主方，葛根、麻黄、桂枝、生姜温经散寒，解肌止痉；芍药、甘草、大枣酸甘缓急，调和营卫。

若风邪偏盛，项背强急，发热不恶寒，汗出，头痛者，以瓜蒌桂枝汤为主方，方用桂枝汤调和营卫，解表散邪；瓜蒌根清热生津，和络柔筋。

若湿热偏盛，筋脉拘急，胸脘痞闷，身热，渴不欲饮，溲短赤，苔黄腻，脉滑数，用三仁汤加地龙、丝瓜络、威灵仙清热化湿，通经和络。

小　结

1. 风寒湿证的病证与类型

风寒湿证的病证与类型有产后身痛（风寒湿）、风寒湿痹证（行痹、痛痹、着痹）、痉证（邪蕴经络）。

2. 临床表现

根据风、寒、湿淫的轻重，可表现为肢体关节疼痛，肌肉疼痛酸楚，可涉及肢体多个关节，屈伸不利；或痛无定处，或部位固定；或冷痛剧烈，宛如针刺，得热则舒；或关节肿胀，麻木，重着。痉证：头痛，项背强直，恶寒发热，无汗或汗出，肢体酸重，甚至口噤不能语，四肢抽搐。

3. 舌象与脉象

舌象：舌质淡，舌苔薄白或白腻。脉象：脉浮或浮缓、浮紧、弦紧、濡缓等。

4. 代表方

羌活胜湿汤与独活寄生汤，皆为祛湿剂中的祛风胜湿剂。

（1）羌活胜湿汤：功用：祛风胜湿止痛。主治：风湿在表之痹证。现代用于风湿性关节炎、类风湿性关节炎、骨质增生症、强直性脊柱炎等属风湿在表者，本节用于风寒湿邪蕴经络之痉证。

（2）独活寄生汤：功用：祛风湿，止痹痛，益肝肾，补气血。主治：痹证日久，肝肾两虚，气血不足证。现代用于慢性关节炎、类风湿性关节炎、风湿性坐骨神经痛、腰肌劳损、骨质增生症、小儿麻痹等属风寒湿痹日久，正气不足者。本节用于风寒湿引起的产后身痛。产后身痛也可用有养血祛风、散寒除湿的趁痛散。

（3）防风汤：同名而方异。有养血祛风、散寒除湿作用的，用于产后身痛；有祛风通络、散寒除湿作用的，用于行痹。其他有散寒通络、祛风除湿作用的乌头汤用于痛痹；除湿通络、祛风散寒的薏苡仁汤用于着痹。

第五节　风湿热证

1. 痹证（风湿热）

【临床表现】游走性关节疼痛，可涉及一个或多个关节，活动不便，局部灼热红肿，痛不可触、得冷则舒，可有皮下结节或红斑，常伴有发热、恶风、汗出、口渴、烦躁不安等全身症状。舌质红，舌苔黄或黄腻，脉滑数或浮数。

【证机概要】风湿热邪壅滞经脉，气血闭阻不通。

【治法】清热通络，祛风除湿。

【方药】白虎加桂枝汤合宣痹汤加减。前方以清热宣痹为主，适用于风湿热痹，热象明显者；后方重在清热利湿，宣痹通络，适用于风湿热痹，关节疼痛明显者。方中生石膏、知母、黄柏、连翘清热养阴；桂枝疏风解肌通络；防己、杏仁、薏苡仁、滑石、赤小豆、蚕沙清利湿热，通络宣痹。

若皮肤有红斑者加丹皮、赤芍、生地、紫草以清热凉血，活血化瘀；若发热、恶风、咽痛者加荆芥、薄荷、牛蒡子、桔梗疏风清热，解毒利咽；若热盛伤阴，症见口渴心烦者加元参、麦冬、生地以清热滋阴生津。如热毒炽盛，化火伤津，深入骨节，而见关节红肿，触之灼热，疼痛剧烈如刀割，筋脉拘急抽挛，入夜尤甚，壮热烦渴，舌红少津，脉弦数，宜清热解毒，凉血止痛，可选用五味消毒饮合犀黄丸。

2. 瘾疹（胃肠湿热夹风）

【临床表现】风团片大、色红、瘙痒剧烈；发疹的同时伴脘腹疼痛，恶心呕吐，神疲纳呆，大便秘结或泄泻。舌质红，苔黄腻，脉弦滑数。

【证机概要】胃肠湿热，合并风邪，蕴积肌肤。

【治法】疏风解表，通腑泄热。

【方药】防风通圣散加减。

大便稀去大黄，加薏苡仁；恶心呕吐者加半夏、茯苓、竹茹；有肠道寄生虫者加乌梅、使君子、槟榔。

3. 火疳（风湿夹热）

火疳是指邪毒上攻白睛，无从宣泄，致白睛里层呈紫红色改变，多伴有局限性结节样隆起，且疼痛拒按的眼病。本病相当于西医学之巩膜外层炎及前巩膜炎。

【临床表现】发病较急，眼珠胀闷而疼，且有压痛感，羞明流泪，视物不清；白睛有紫红色结节样隆起，周围有赤丝牵绊；常伴有骨节酸痛，肢节肿胀，身重酸楚，胸闷纳减，病程缠绵难愈。舌苔白腻，脉滑或濡。

【证机概要】风湿之邪客于肌肉筋骨脉络，阻碍气机，郁久化热，上攻白睛。

【治法】祛风化湿，清热散结。

【方药】散风除湿活血汤加减。

火疮红赤甚者，可去方中部分辛温祛风之品，选加丹皮、丹参以凉血活血消瘀，加桑白皮、地骨皮以清泻肺热；若骨节酸痛，肢节肿胀者，可加豨莶草、秦艽、络石藤、海桐皮等以祛风湿，通经络。

4. 耳疮（风热湿邪）

耳疮是指以外耳道弥漫性红肿疼痛为主要特征的疾病，相当于西医学的“弥漫性外耳道炎”。

【临床表现】耳痛、耳痒、耳道灼热感，伴头痛、发热、恶寒。舌质红，苔薄黄，脉浮数。检查见耳屏压痛，耳廓牵拉痛，外耳道弥漫性红肿，或耳道潮湿，有少量渗液。

【证机概要】风热湿邪，上犯耳窍。

【治法】疏风清热，解毒祛湿。

【方药】银花解毒汤加减。方中金银花、连翘疏风清热；紫花地丁、黄连、夏枯草清热解毒消肿；丹皮、犀角（可用水牛角代）清热凉血；赤茯苓利水祛湿。

5. 风赤疮痍（风湿热毒）

风赤疮痍是指胞睑皮肤红赤如朱，灼热疼痛，起水疱或脓疱，甚至溃烂的眼病。风赤疮痍相当于西医学的病毒性睑皮炎，常见的有单纯疱疹病毒性睑皮炎和带状疱疹病毒性睑皮炎。

【临床表现】胞睑红赤疼痛，水疱、脓疱簇生，极痒，甚或破溃流水，糜烂；或伴胸闷纳呆，口中黏腻，饮不解渴等症。舌质红，苔腻，脉滑数。

【证机概要】风湿热邪壅盛，蒸灼睑肤。

【治法】祛风除湿，泻火解毒。

【方药】除湿汤加减。

常于方中加土茯苓、薏苡仁、金银花、蒲公英等以助除湿清热解毒之功。若胞睑皮肤水疱、脓疱破溃糜烂、极痒者，可加地肤子、白鲜皮以清利湿热止痒。

6. 时复目痒（湿热夹风）

时复目痒是指发病时目痒难忍，白睛红赤，至期而发，呈周期性反复发作的眼病。该病相当于西医学的春季结膜炎，属变态反应性结膜炎。

【临床表现】患眼奇痒难忍，风吹日晒、揉拭眼部后加剧，泪多眵稠呈黏丝状，睑内面遍生颗粒，状如小卵石排列，白睛污黄，黑白睛交界处呈胶样结节隆起。舌质红，苔黄腻，脉数。

【证机概要】湿热郁遏，气血郁阻，兼受风邪。

【治法】清热除湿，祛风止痒。

【方药】除湿汤加减。常于方中加白鲜皮、地肤子、茵陈以增强除湿止痒之力；睑内面遍生状如小卵石样颗粒及有胶样结节隆起者，可加郁金、川芎以消瘀滞。

7. 粟疮（湿热夹风）

粟疮是指胞睑内面红赤，颗粒丛生，色黄而软，状如粟米为临床特征的眼病，相当于西医学的滤泡性结膜炎。当其无白睛红赤等症时，又相当于西医学的结膜滤泡症。

【临床表现】眼痒涩难睁，灼热磨痛，羞明流泪，眼眵黏稠，胞睑轻度肿胀，白睛及睑内红赤较甚，睑内黄白色颗粒累累。舌红，苔薄黄，脉数。

【证机概要】风湿热邪搏于睑内，湿热上壅其中，风邪独盛于内。

【治法】祛风清热除湿。

【方药】除风清脾饮加减。

痒涩难睁为甚者加蝉蜕、白蒺藜、地肤子等以祛风燥湿止痒；若白睛红赤甚者加丹皮、赤芍以清热凉血。

8. 瞳神紧小（风湿夹热）

瞳神紧小是黄仁受邪，以瞳神持续缩小，展缩不灵为主要临床症状的眼病。瞳神紧小失治、误治，致瞳神与其后晶珠黏着，边缘参差不齐，失去正圆为临床特征的眼病称瞳神干缺，又名瞳神缺陷。瞳神紧小、瞳神干缺相当于西医学的前葡萄膜炎。瞳神紧小相当于急性前葡萄膜炎，瞳神干缺相当于慢性前葡萄膜炎。瞳神紧小及瞳神干缺两病在病因病机和临床表现等方面大致相似，故一并阐述。

【临床表现】发病较缓，病情缠绵，反复发作。眼珠坠胀疼痛，眉棱骨胀痛，畏光、流泪，视力缓降，抱轮红赤或白睛混赤，黑睛后壁有点状或羊脂状物沉着，神水混浊，黄仁肿胀，纹理不清；瞳神缩小，展缩失灵，或瞳神干缺，或瞳神区有灰白膜样物覆盖，或可见瞳神区内有细尘状、絮状混浊；常伴肢节肿胀，酸楚疼痛。舌红苔黄腻，脉濡数或弦数。

【证机概要】风湿与热邪相搏，熏蒸肝胆，黄仁受损。

【治法】祛风清热除湿。

【方药】抑阳酒连散加减。

无肢节肿胀、酸楚疼痛者去独活、羌活；若神水混浊甚者，可加车前子、薏苡仁、泽泻以健脾渗湿；脘痞、苔腻者系湿邪为盛，去知母、寒水石，加白蔻、薏苡仁等。

9. 旋耳疮（风热夹湿）

旋耳疮是指旋绕耳廓或耳周而发的湿疮。西医学的外耳湿疹可参考本病进行辨证施治。

【临床表现】耳部皮肤瘙痒、灼热感，数日后出现小水疱，溃破渗出黄色脂水，皮肤糜烂，甚则波及整个耳廓及其周围皮肤。舌质红，苔黄腻，脉弦数。

【证机概要】风热夹湿邪上犯，蒸灼耳窍。

【治法】清热祛湿，疏风止痒。

【方药】消风散加减。方中重用荆芥、防风、牛蒡子、蝉衣疏风止痒；苍术、苦参、木通祛湿；石膏、知母清热泻火；生地、当归凉血散血。

湿重者可选用萆薢渗湿汤加减；若湿热壅盛者，可用龙胆泻肝汤加减，以清热解毒祛湿。

小　　结

1. 风湿热证的病证与类型

风湿热证的病证与类型有痹证（风湿热）、瘾疹（胃肠湿热夹风）、火疳（风湿夹热）、耳疮（风热湿邪）、风赤疮痍（风湿热毒）、时复目痒（湿热夹风）、粟疮（湿热夹风）、瞳神紧小（风湿夹热）和旋耳疮（风热夹湿）。

2. 临床表现

在肢体及体表，可有局部灼热红肿，痛不可触、得冷则舒，根据病证部位：局部可有皮下结节或红斑、皮肤出现风团。眼病可见眼珠胀闷而疼，且有压痛感，羞明流泪，视物不清；或患眼奇痒难忍，或睑内面遍生颗粒，状如小卵石排列；或眼痒涩难睁，灼热磨痛，羞明流泪，眼眵黏稠，胞睑轻度肿胀，白睛及睑内红赤较甚，睑内黄白色颗粒累累；或畏光、流泪，视力缓降，或瞳神缩小，展缩失灵；或瞳神干缺等。其共同特点是眼部红、肿、胀、痛、痒、羞明、流泪、眼眵等。其他或有水泡，或有糜烂，或有黑睛、瞳神变化。

耳部可有皮肤瘙痒、灼热感，数日后出现小水泡，溃破渗出黄色脂水，皮肤糜烂，甚则波及整个耳廓及其周围皮肤。耳痛、耳痒、耳道灼热感。外耳道弥漫性红肿，或耳道潮湿，有少量渗液等。

全身症状可有发热、恶风、汗出、口渴、烦躁不安等表现。肢体、体表疾病，常伴有发疹，时伴脘腹疼痛，恶心呕吐，神疲纳呆，大便秘结或泄泻；眼病或伴有骨节酸痛，肢节肿胀，身重酸楚，胸闷纳减；或伴胸闷纳呆，口中黏腻，饮不解渴。

3. 舌象与脉象

舌象：舌质红，舌苔白腻、薄黄、黄或黄腻。脉象：数、滑数、浮数、弦滑数或濡。

4. 代表方

（1）白虎加桂枝汤：为白虎汤附方。功用：清热通络合营卫。主治：温疟以及风湿热痹。

（2）宣痹汤：除湿剂中清热除湿剂之当归拈痛汤的附方。功用：清热祛湿，通络止痛。主治：湿热痹证。

（3）消风散：治风剂中的疏散外风方。功用：疏风除湿，清热养血。主治：风疹、湿疹。现代用于急性荨麻疹、湿疹、过敏性皮炎、药物性皮炎、神经性皮炎等属于风热或风湿所致者。

（4）其他：祛风化湿、清热散结之散风除湿活血汤治疗风湿热证的火疳；疏风清热、解毒祛湿的银花解毒汤治疗风热湿邪之耳疮；除湿汤加减治疗风湿热毒的风赤疮痍和湿热夹风的时复目痒；祛风清热除湿的除风清脾饮和抑阳酒连散分别治疗粟疮和瞳神紧小。

第六节　风痰证

1. 中风（风痰）

中风是以猝然昏仆、不省人事、半身不遂、口眼㖞斜、语言不利为主症的病证。病轻者可无昏仆而仅见半身不遂及口眼㖞斜等症状。

西医学中的急性脑血管疾病与之相近，包括缺血性中风和出血性中风，其他如短暂性脑缺血发作、局限性脑梗死、原发性脑出血和蛛网膜下腔出血等，均可参照本节进行辨证论治。

①中经络，风痰入络

【临床表现】肌肤不仁，手足麻木，突然发生口眼㖞斜，语言不利，口角流涎，舌强语謇，甚则半身不遂，或兼见手足拘挛，关节酸痛等症。舌苔薄白，脉浮数。

【证机概要】脉络空虚，风痰乘虚入中，气血闭阻。

【治法】祛风化痰通络。

【方药】真方白丸子加减。方中半夏、南星、白附子祛风化痰；天麻、全蝎息风通络；当归、白芍、鸡血藤、豨莶草养血祛风。

语言不清者，再加菖蒲、远志祛痰宣窍；痰瘀交阻，舌紫有瘀斑，脉细涩者，可酌加丹参、桃仁、红花、赤芍等活血化瘀。

②恢复期，风痰瘀阻

【临床表现】口眼㖞斜，舌强语謇或失语，半身不遂，肢体麻木。苔滑腻，舌暗紫，脉弦滑。

【证机概要】风痰阻络，气血运行不利。

【治法】搜风化痰，行瘀通络。

【方药】解语丹加减。方中天麻、胆星、天竺黄、半夏、陈皮息风化痰；地龙、僵蚕、全蝎搜风通络；远志、菖蒲化痰宣窍；豨莶草、桑枝、鸡血藤、丹参、红花祛风活血通络。

痰热偏盛者加全瓜蒌、竹茹、川贝母清化痰热；兼有肝阳上亢，头晕头痛，面赤，苔黄舌红，脉弦劲有力，加钩藤、石决明、夏枯草平肝息风潜阳；咽干口燥，加天花粉、天冬养阴润燥。

2. 瘿痈（风热痰凝）

瘿痈是瘿病中一种急性或亚急性炎症性疾患，相当于西医的急性或亚急性甲状腺炎。

【临床表现】局部结块，疼痛明显；伴恶寒发热、头痛、口渴、咽干。苔薄黄，脉浮数或滑数。

【证机概要】风热化痰，凝结颈部。

【治法】疏风清热化痰。

【方药】牛蒡解肌汤加减。

3. 哮病

哮病是一种发作性的痰鸣气喘疾患。西医学的支气管哮喘、喘息性支气管炎、嗜酸性粒细胞增多症（或其他急性肺部过敏性疾患）引起的哮喘可参考治疗。

①风痰哮证

【临床表现】发作期，喉中痰涎壅盛，声如曳锯，或鸣声如吹哨笛，喘急胸满，但坐不得卧，咳痰黏腻难出，或为白色泡沫痰液，无明显寒热倾向，面色青黯，起病多急，常倏忽来去，发前自觉鼻、咽、眼、耳发痒，喷嚏，鼻塞，流涕，胸部憋塞，随之迅即发作。舌苔厚浊，脉滑实。

【证机概要】痰浊伏肺，风邪引触，肺气郁闭，升降失司。

【治法】祛风涤痰，降气平喘。

【方药】三子养亲汤加味。方中白芥子温肺利气涤痰；苏子降气化痰，止咳平喘；莱菔子行气祛痰；麻黄宣肺平喘；杏仁、僵蚕祛风化痰；厚朴、半夏、陈皮降气化痰；茯苓健脾化痰。

痰壅喘急，不能平卧，加用葶苈子、猪牙皂泻肺涤痰，必要时可暂予控涎丹泻肺祛痰；若感受风邪而发作者加苏叶、防风、苍耳草、蝉衣、地龙等祛风化痰。

②寒包热哮

【临床表现】发作期，喉中哮鸣有声，胸膈烦闷，呼吸急促，喘咳气逆，咳痰不爽，痰黏色黄，或黄白相间，烦躁，发热，恶寒，无汗，身痛，口干欲饮，大便偏干。舌苔白腻罩黄，舌尖边红，脉弦紧。

【证机概要】痰热壅肺，复感风寒，客寒包火，肺失宣降。

【治法】解表散寒，清化痰热。

【方药】小青龙加石膏汤或厚朴麻黄汤加减。前方用于外感风寒，饮邪内郁化热，而以表寒为主，喘咳烦躁者；后方用于饮邪迫肺，夹有郁热，咳逆喘满，烦躁而表寒不显者。方中麻黄散寒解表，宣肺平喘，石膏清泄肺热，二药相合，辛凉配伍，外散风寒，内清里热；厚朴、杏仁平喘止咳；生姜、半夏化痰降逆；甘草、大枣调和诸药。

表寒重者加桂枝、细辛；喘哮，痰鸣气逆，加射干、葶苈子、苏子祛痰降气平喘；痰吐稠黄胶黏加黄芩、前胡、瓜蒌皮等清化痰热。

4. 痫证（风痰闭阻）

痫证是一种反复发作性神志异常的病证。西医的癫痫，无论原发性或继发性均可参照本病辨证论治。

【临床表现】发病前常有眩晕，头昏，胸闷，乏力，痰多，心情不悦。发作呈多样性，或见突然跌倒，神志不清，抽搐吐涎，或伴尖叫与二便失禁，或短暂神志不清，双目发呆，茫然所失，谈话中断，持物落地，或精神恍惚而无抽搐。舌质红，苔白腻，脉多弦滑有力。

【证机概要】痰浊素盛，肝阳化风，痰随风动，风痰闭阻，上扰清窍。

【治法】涤痰息风，开窍定痫。

【方药】定痫丸加减。方中天麻、全蝎、僵蚕平肝息风镇痉；川贝母、胆南星、姜半夏、竹沥、菖蒲涤痰开窍而降逆；琥珀、茯神、远志、朱砂镇心安神定痫；茯苓、陈皮健脾益气化痰；丹参理血化瘀通络。

眩晕、目斜视者加生龙骨、生牡蛎、磁石、珍珠母重镇安神。

5. 上胞下垂（风痰阻络）

上胞下垂是指上胞肌乏力不能开，以致睑裂变窄，掩盖部分或全部瞳神而影响视瞻的眼病。相当于西医学的上睑下垂。

【临床表现】上胞下垂骤然发生，眼珠转动不灵，目偏视，视一为二；头晕，恶心，泛吐痰涎。舌苔厚腻，脉弦滑。

【证机概要】脾蓄痰湿，复感风邪，因风痰阻滞脉络，眼带失养，弛缓不用。

【治法】祛风化痰，疏经通络。

【方药】正容汤加减。

若眼珠转动不灵，目偏视者，宜加川芎、当归、丹参、海风藤以增强活络养血通络之功；若头晕，泛吐痰涎者加全蝎、竹沥以助祛风化痰。

6. 颤证（痰热风动）

颤证是以头部或肢体摇动颤抖，不能自制为主要临床表现的一种病证。

西医学中的震颤麻痹、肝豆状核变性、小脑病变的姿位性震颤、特发性震颤、甲状腺功能亢进等，凡具有颤证临床特征的锥体外系疾病和某些代谢性疾病，均可参照本节辨证论治。

【临床表现】头摇不止，肢麻震颤，重则手不能持物，头晕目眩，胸脘痞闷，口苦口黏，甚则口吐痰涎。舌体胖大，有齿痕，舌质红，舌苔黄腻，脉弦滑数。

【证机概要】痰热内蕴，热极生风，筋脉失约。

【治法】清热化痰，平肝息风。

【方药】导痰汤合羚角钩藤汤加减。前方祛痰行气，后方清热平肝息风。方中半夏、胆南星、竹茹、川贝母、黄芩清热化痰；羚羊角、桑叶、钩藤、菊花平肝息风止颤；生地、生白芍、甘草育阴清热，缓急止颤；橘红、茯苓、枳实健脾理气。

若痰湿内聚，症见胸闷恶心，咳吐痰涎，苔厚腻，脉滑者加煨皂角、白芥子以燥湿豁痰；震颤较重，加珍珠母、生石决明、全蝎；心烦易怒者加天竺黄、牡丹皮、郁金；胸闷脘痞，加瓜蒌皮、厚朴、苍术；肌肤麻木不仁，加地龙、丝瓜络、竹沥；神识呆滞加石菖蒲、远志。

7. 眉棱骨痛（风痰上犯）

眉棱骨痛是指眉棱骨部或眼眶骨疼痛的眼病。本病相当于西医学之眶上神经痛。

【临床表现】眉骨疼痛，眼珠发胀，目不愿睁；可兼头晕目眩，胸闷呕恶。舌苔白，脉弦滑。

【证机概要】风邪化痰，上扰眉棱。

【治法】燥湿化痰，祛风止痛。

【方药】防风羌活汤加减。

可加天麻、僵蚕祛风化痰；眩晕较甚者加白蒺藜、钩藤以息风定晕；目眩呕逆者加牡蛎、珍珠母、代赭石等以平肝降逆止呕。

8. 风牵偏视（风痰阻络）

风牵偏视是以眼珠突然偏斜，转动受限，视一为二为临床特征的眼病。相当于西医学之麻痹性斜视。

【临床表现】发病急骤，可见目偏斜，眼珠转动失灵，倾头瞻视，视物昏花，视一为二；兼见胸闷呕恶，食欲不振，泛吐痰涎。舌苔白腻，脉弦滑。

【证机概要】脾虚痰聚，复感风邪，风痰阻络。

【治法】祛风除湿，化痰通络。

【方药】正容汤加减。可酌加赤芍、当归以活血通络；恶心呕吐甚者，可加竹茹以涤痰止呕；痰湿偏重者，酌加薏苡仁、石菖蒲、佩兰以芳香化浊，除湿祛痰。

小　结

1. 风痰证的病证与类型

风痰证的病证与类型有中风（风痰入络，风痰瘀阻）、瘿痈（风热痰凝）、哮病（风痰、寒包热）、痫证（风痰闭阻）、上胞下垂（风痰阻络）、颤证（痰热风动）、眉棱骨痛（风痰上犯）和风牵偏视（风痰阻络）。

2. 临床表现

风痰证的主症表现比较复杂，根据不同疾病，可有各种表现。如中风：风痰阻络则肌肤不仁，手足麻木，突然发生口眼㖞斜，语言不利，口角流涎，舌强语謇，甚则半身不遂。风痰瘀阻（恢复期）则口眼㖞斜，舌强语謇或失语，半身不遂，肢体麻木。

风热痰凝的瘿痈：局部结块，疼痛明显。

哮病：风痰的发作期，喉中痰涎壅盛，声如曳锯，或鸣声如吹哨笛，喘急胸满，但坐不得卧，咳痰黏腻难出，或为白色泡沫痰液；寒包热的发作期，喉中哮鸣有声，胸膈烦闷，呼吸急促，喘咳气逆，咳痰不爽，痰黏色黄，或黄白相间。

痫证：发病前常有眩晕，头昏，胸闷，乏力，痰多，心情不悦。发作呈多样性，或见突然跌倒，神志不清，抽搐吐涎；或伴尖叫与二便失禁；或短暂神志不清，双目发呆，茫然所失，谈话中断，持物落地；或精神恍惚而无抽搐。

上胞下垂：上胞下垂骤然发生，眼珠转动不灵，目偏视，视一为二。

颤证：头摇不止，肢麻震颤，重则手不能持物。眉棱骨痛：眼珠发胀，可兼头晕目眩，胸闷呕恶。

风牵偏视：发病急骤，可见目偏斜，眼珠转动失灵，倾头瞻视，视物昏花，视一为二。

其共同表现：由于风邪“善行而数变”，其表现多为“突然”、“善动”。痰有有形与无形之分。在肺则为有形之痰，在体表则有痰块。阻塞经脉则局部活动障碍。

全身症状：全身症状有时不明显。有痰兼见胸闷呕恶，食欲不振，泛吐痰涎；风热则鼻塞、流涕、胸部憋闷，或发热、恶寒、无汗、身痛、口干欲饮、大便偏干等。

3. 舌象与脉象

舌象：舌苔薄白、薄黄、白腻（或罩黄）、滑腻。有热则舌质红或舌尖边红，有瘀则暗紫。脉象：脉浮数或滑数，或滑实，或弦紧，或弦滑有力。

4. 代表方

（1）定痫丸：化痰息风方。功用：涤痰息风，开窍醒神。主治：风痰蕴热之痫病。现代用于癫痫病发作期属风痰蕴热者。本节用于风痰闭阻之痫证。

（2）三子养亲汤：温化寒痰方。功用：温肺化痰，降气消食。主治：痰壅气逆食滞。现代用于顽固性咳嗽、慢性支气管炎、支气管哮喘、肺心病等痰壅气逆食滞者。本节用于风痰之哮病。

（3）导痰汤：燥湿化痰二陈汤的附方（加天南星和枳实）。功用：燥湿化痰，行气开郁。主治：痰厥证。本节合羚角钩藤汤治疗痰热风动的颤证。

（4）小青龙汤：是解表剂的辛温解表方。功用：解表散寒，温肺化饮。主治：外寒里饮证。现代用于支气管炎、支气管哮喘、肺炎、百日咳、肺心病、过敏性鼻炎、卡他性咽炎、卡他性中耳炎等属外寒里饮证。本节用于寒包热之哮病。

（5）其他：中风属风痰入络用祛风化痰通络之真方白丸子；风痰瘀阻恢复期用搜风化痰、行瘀通络之解语丹。风痰阻络的上胞下垂用祛风化痰、疏经通络之正容汤。风痰阻络引起风牵偏视所用的验方，也有祛风除湿、化痰通络的作用。它们都以祛痰剂二陈汤和治风剂的牵正散为基础方。风热痰凝的瘿痈，用疏风清热化痰的牛蒡解肌汤。

第七节 风水证

1. 水肿（风水相搏）

水肿是体内水液潴留，泛滥肌肤，表现以头面、眼睑、四肢、腹背，甚至全身浮肿为特征的一类病证。

水肿在西医学中是多种疾病的一个症状。本节论及主要以肾性水肿为主，包括急慢性肾小球肾炎、肾病综合征、继发性肾小球疾病等。

【临床表现】眼睑浮肿，继则四肢及全身皆肿，来势迅速，多有恶寒，发热，肢节酸楚，小便不利等症。偏于风热者，伴咽喉红肿疼痛，舌质红，脉浮滑数。偏于风寒者，兼恶寒，咳喘，舌苔薄白，脉浮滑或浮紧。

【证机概要】风邪袭表，肺气闭塞，风遏水阻。

【治法】疏风清热，宣肺行水。

【方药】越婢加术汤加减。方中麻黄、杏仁、防风、浮萍疏风宣肺；白术、茯苓、泽泻、车前子淡渗利水；石膏、桑白皮、黄芩清热宣肺。

风寒偏盛，去石膏，加苏叶、桂枝、防风祛风散寒；若风热偏盛，可加连翘、桔梗、板蓝根、鲜芦根，以清热利咽，解毒散结；若咳喘较甚，可加杏仁、前胡，以降气定喘；如见汗出恶风，卫阳已虚，则用防己黄芪汤加减，以益气行水；若表证渐解，身重而水肿不退者，可按水湿浸渍证论治。

2. 肾病综合征（外感风邪）

肾病综合征（简称肾病）是一组由多种病因引起的临床证候群，以大量蛋白尿、低蛋白血症、高脂血症及不同程度的水肿为主要特征。

【临床表现】发热，恶风，无汗或有汗，头身疼痛，流涕，咳嗽，或喘咳气急，或咽痛乳蛾肿痛。舌苔薄，脉浮。

【证机概要】气虚卫表不固，卫外功能低下，感受风邪，肺气失宣，或有风水相搏，或有热郁咽喉。

【治法】外感风寒辛温宣肺祛风；外感风热辛凉宣肺祛风。

【方药】外感风寒麻黄汤加减。方中麻黄、桂枝、杏仁发汗祛风，宣肺利水；连翘、牛蒡子、蝉蜕、僵蚕、桔梗、荆芥清热解毒，疏风宣肺。

外感风热银翘散加减。方中金银花、连翘、牛蒡子辛凉透表，清热解毒；薄荷、荆芥、蝉蜕、僵蚕、柴胡、桔梗疏风透表，宣肺泄热。

无论风寒、风热，如同时伴有水肿者，均可加五苓散以宣肺利水；若有乳蛾肿痛者，可加板蓝根、山豆根、冬凌草清热利咽。若出现风邪闭肺者，属风寒闭肺用小青龙汤或射干麻黄汤加减以散寒宣肺；属风热闭肺用麻杏石甘汤加减以清热宣肺。

3. 急性肾小球肾炎（风水相搏）

急性肾小球肾炎简称急性肾炎，是儿科常见的免疫反应性肾小球疾病。

【临床表现】水肿自眼睑开始迅速波及全身，以头面部肿势为著，皮色光亮，按之凹陷随手而起，尿少色赤，微恶风寒或伴发热，咽红咽痛，骨节酸痛，鼻塞咳嗽。舌质淡，苔薄白或薄黄，脉浮。

【证机概要】病程早期外感风邪，肺气不宣，风水相搏，壅于肌肤。

【治法】疏风宣肺，利水消肿。

【方药】麻黄连翘赤小豆汤合五苓散加减。方中麻黄、桂枝发散风寒，宣肺利水；连翘清热解毒；杏仁、茯苓、猪苓、泽泻、车前草宣肺降气，利水消肿；甘草调和诸药。

咳嗽气喘，加葶苈子、苏子、射干、桑白皮等泻肺平喘；偏风寒症见骨节酸楚疼痛，加羌活、防己疏风散寒；偏风热症见发热，汗出，口干或渴，苔薄黄者加金银花、黄芩疏风清热；血压升高明显，去麻黄，加浮萍、钩藤、牛膝、夏枯草利水平肝泻火；血尿严重加大蓟、小蓟、茜草、仙鹤草以凉血止血；风热蕴结于咽喉者，可用银翘散合五苓散加减以疏风清热，利咽解毒，利水消肿。

小　结

1. 风水证的病证与类型

风水证的病证有水肿（风水相搏）、肾病综合征（外感风邪）、急性肾小球肾炎（风水相搏）。

2. 临床表现

主要症状：风水证表现为风邪与水邪同时存在。水邪表现为水肿，从眼睑开始迅速波及全身；偏于风热者，伴咽喉红肿疼痛。偏于风寒者，兼恶寒、咳喘。

全身症状：风水相搏的阳水多伴有恶寒、发热、肢节酸楚、小便不利等症；急性肾小球肾炎可伴微恶风寒或伴发热，咽红咽痛，骨节酸痛，鼻塞咳嗽；外感风邪的肾病综合征或喘咳气急，或咽痛、乳蛾肿痛。

3. 舌象与脉象

舌象：舌质淡或红；舌苔薄白或薄黄。脉象：脉浮、浮滑数、浮滑或浮紧。

4. 代表方

风水相搏的阳水选用疏风清热、宣肺行水的越婢加术汤；急性肾小球肾炎选用疏风宣肺、利水消肿的麻黄连翘赤小豆汤合五苓散；肾病综合征根据外感风邪的性质，在辛温解表的麻黄汤和辛凉解表的银翘散的基础上，加用宣肺利尿药。

第八节　内风证

1. 风痫（风热伤阴动风）

风痫初期由急惊风引起，之后每于发热容易反复发作。

【临床表现】发作常由外感发热引起。发作时突然仆倒，神志不清，颈项及全身强直，继而四肢抽搐，两目上视或斜视，牙关紧闭，口吐白沫，口唇及面部色青。舌苔白，脉弦滑。

【证机概要】外感风热，热极生风，日久伤阴，可致虚风内动。

【治法】息风止痉。

【方药】定痫丸加减。方中羚羊角粉、天麻、钩藤、全蝎、蜈蚣息风止痉；石菖蒲、胆星、半夏豁痰开窍；远志、茯苓、朱砂镇惊安神；川芎、枳壳活血行气。

伴高热者加生石膏、连翘、黄芩清热息风；大便秘结加大黄、风化硝、芦荟泻火通便；烦躁不安者加黄连、竹叶清热安神；久治不愈，出现肝肾阴虚、虚风内动之象，加白芍、龟板、当归、生地滋阴柔肝止痉。

2. 子痫（肝风内动）

妊娠晚期或临产前及新产后突然发生眩晕倒仆，昏不知人，两目上视，牙关紧闭，四肢抽搐，全身强直，须臾醒，醒复发，甚至昏迷不醒者。本病属西医的重度妊娠高血压综合征(妊高征)。

【临床表现】妊娠晚期或临产前及新产后，头痛，眩晕，突然发生四肢抽搐，昏不知人，牙关紧闭，角弓反张，时作时止，伴颜面潮红，口干咽燥。舌红或绛，苔无或花剥，脉弦细而数。

【证机概要】素体肝肾阴虚，孕后阴血愈虚，肝阳上亢，虚风内动。

【治法】滋阴潜阳，平肝息风。

【方药】羚角钩藤汤或止抽散。

羚角钩藤汤：原方治肝风上扰，甚则瘈疭，狂乱痉厥，热极动风，子痫，产后惊风。若喉中痰鸣，酌加竹沥、天竺黄、石菖蒲清热涤痰。

3. 慢惊风（阴虚风动）

惊风是小儿时期常见的急重病证，临床以抽搐、昏迷为主要症状。

惊风分为急惊风、慢惊风两大类。凡起病急暴属阳属实者，称为急惊风；凡病久中虚属阴属虚者，称为慢惊风。西医学称惊风为小儿惊厥。

【临床表现】精神疲惫，形容憔悴，面色萎黄或时有潮红，虚烦低热，手足心热，易出汗，大便干结，肢体拘挛或强直，抽搐时轻时重。舌绛少津，苔少或无苔，脉细数。

【证机概要】惊风日久，痰热炼灼阴津。

【治法】育阴潜阳，滋肾养肝。

【方药】大定风珠加减。方中生白芍、生地、麻仁、五味子、当归滋阴养血；龟板、鳖甲、生龙骨、生牡蛎潜阳息风。

日晡潮热者加地骨皮、银柴胡、青蒿清热除蒸；抽搐不止者加天麻、乌梢蛇息风止痉；汗出较多者加黄芪、浮小麦固表止汗；肢体麻木，活动障碍者加赤芍、川芎、地龙活血通络；筋脉拘急，屈伸不利者加黄芪、党参、鸡血藤、桑枝益气养血通络。

《中医急诊学》有急惊风虚证，认为是暴受惊恐，气机逆乱，神明受扰，肝风内动，治以镇惊安神，益气健脾。药用远志丸加减。

4. 急惊风

惊风一般分为急惊风、慢惊风两大类。凡起病急暴属阳属实者，称为急惊风；凡病久中虚属阴属虚者，称为慢惊风；慢惊风中若出现纯阴无阳的危重证候，称为慢脾风。西医学称惊风为小儿惊厥。

急惊风：痰、热、惊、风四症俱备，临床以高热、抽风、昏迷为主要表现，多由外感时邪、内蕴湿热和暴受惊恐而引发。

①风热动风

【临床表现】起病急骤，发热，头痛，鼻塞，流涕，咳嗽，咽痛，随即出现烦躁、神昏、惊风。舌苔薄白或薄黄，脉浮数。

【证机概要】外感风热，热极生风。

【治法】疏风清热，息风定惊。

【方药】银翘散加减。方中金银花、连翘、薄荷、荆芥穗、防风、牛蒡子疏风清热；钩藤、僵蚕、蝉蜕祛风定惊。

高热不退者加生石膏、羚羊角粉清热息风；喉间痰鸣者加天竺黄、瓜蒌皮清化痰热；咽喉肿痛，大便秘结者加生大黄、黄芩清热泻火；神昏抽搐较重者加服小儿回春丹清热定惊。

②气营两燔

【临床表现】多见于盛夏之季，起病较急，壮热多汗，头痛项强，恶心呕吐，烦躁嗜睡，抽搐，口渴便秘，舌红苔黄，脉弦数。病情严重者高热不退，反复抽搐，神志不清，舌红苔黄腻，脉滑数。

【证机概要】盛夏伤暑，暑热化风。

【治法】清气凉营，息风开窍。

【方药】清瘟败毒饮加减。方中生石膏、知母、连翘、黄连、栀子、黄芩清气解热；赤芍、玄参、生地、水牛角、丹皮清营保津；羚羊角粉、钩藤、僵蚕息风止惊。

昏迷较深者，可选用牛黄清心丸或紫雪丹息风开窍；大便秘结加大黄、玄明粉通腑泄热；呕吐加半夏、玉枢丹降逆

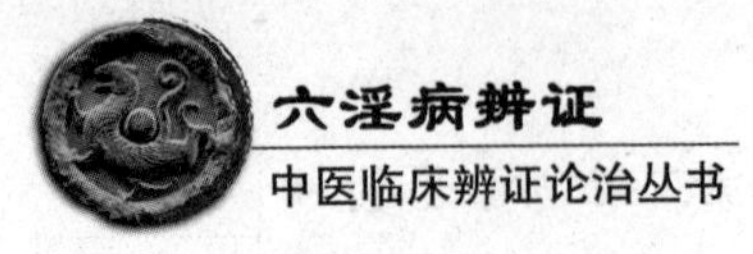

止呕。

③邪陷心肝

【临床表现】起病急骤，高热不退，烦躁口渴，谵语，神志不清，反复抽搐，两目上视。舌质红，苔黄腻，脉数。

【证机概要】疫邪病毒邪陷心肝，化风闭窍。

【治法】清心开窍，平肝息风。

【方药】羚角钩藤汤加减。方中羚羊角粉、钩藤、僵蚕、菊花平肝息风；石菖蒲、川贝母、广郁金、龙骨、胆南星豁痰清心；栀子、黄芩清热解毒。

神昏抽搐较甚者加服安宫牛黄丸清心开窍；便秘者加大黄、芦荟通腑泄热；头痛剧烈加石决明、龙胆草平肝降火。

5. 黄耳伤寒（热盛动风）

黄耳伤寒是指由于脓耳邪毒壅盛，深入营血，内陷心包，引动肝风而致的疾病。西医学的耳源性颅内并发症可参考本病进行辨证论治。

【临床表现】耳内流脓臭秽，耳痛、头痛剧烈，高热，手足躁动，甚则神志不清，筋脉拘急，四肢抽搐，颈项强直，或肢软偏瘫。舌质红绛而干，脉弦数。

【证机概要】热毒内陷，热扰心神，肝急风动。

【治法】清热解毒，凉肝息风。

【方药】羚角钩藤汤加减。方中羚羊角、钩藤凉肝息风解痉；桑叶、菊花轻清宣透；生地、白芍、甘草滋阴柔肝缓急；贝母、竹茹清热化痰；茯神平肝宁心安神。

热盛可加生石膏、知母；便秘加大黄、芒硝；口干、舌红绛加水牛角、丹皮、紫草、板蓝根凉血解毒；如有抽搐可选加全蝎、地龙、蜈蚣以息风止痉；痰涎壅盛者加竹沥、生姜汁，也可加服安宫牛黄丸。

6. 痉证（热甚发痉）

痉证是指由于筋脉失养所引起的以项背强急，四肢抽搐，甚至角弓反张为主要特征的内科常见病。西医学中的以项背强急，四肢抽搐，甚至角弓反张为主要表现的疾病均可参照本病进行辨证救治。

【临床表现】发热胸闷，心烦急躁，项背强直，甚至角弓反张，手足挛急，神昏谵语，腹胀，便秘。舌红，苔黄腻，脉弦数。

【证机概要】火热炽盛，外损经络，内灼伤脏器，脉络失养。

【治法】泄热存津，息风止痉。

【方药】羚角钩藤汤加减。

中成药：安宫牛黄丸。

7. 胎黄（动风）

胎黄是以婴儿出生后皮肤面目出现黄疸为特征的病证，因与胎禀因素有关，故称“胎黄”或“胎疸”。西医学称胎黄为新生儿黄疸。

【临床表现】黄疸迅速加重，嗜睡，神昏，抽搐。舌质红，苔黄腻。

【证机概要】湿热内蕴，肝风内动。

【治法】平肝息风，利湿退黄。

【方药】羚角钩藤汤加减。方中羚羊角粉、钩藤、天麻平肝息风；茵陈蒿、生大黄、车前子利湿退黄；石决明、川牛膝、僵蚕、栀子、黄芩清热镇惊。

8. 中风

中风是以猝然昏仆，不省人事，半身不遂，口眼㖞斜，语言不利为主症的病证。病轻者可无昏仆而仅见半身不遂及口眼㖞斜等症状。

西医学中的急性脑血管疾病与之相近，包括缺血性中风和出血性中风，其他如短暂性脑缺血发作、局限性脑梗死、原发性脑出血和蛛网膜下腔出血等，均可参照本节进行辨证论治。

①中经络，风阳上扰

【临床表现】平素头晕头痛，耳鸣目眩，突然发生口眼㖞斜，舌强语謇，或手足重滞，甚则半身不遂等症。舌质红苔黄，脉弦。

【证机概要】肝火偏旺，阳亢化风，横窜络脉。

【治法】平肝潜阳，活血通络。

【方药】天麻钩藤饮加减。方中天麻、钩藤平肝息风；珍珠母、石决明镇肝潜阳；桑叶、菊花清肝泄热；黄芩、山栀清肝泻火；牛膝活血化瘀，引气血下行。

夹有痰浊，胸闷，恶心，苔腻加陈胆星、郁金；头痛较重，加羚羊角、夏枯草以清肝息风；腿足重滞，加杜仲、桑寄生补益肝肾。

②阴虚风动

【临床表现】平素头晕耳鸣，腰酸，突然发生口眼㖞斜，言语不利，甚或半身不遂。舌质红，苔腻，脉弦细数。

【证机概要】肝肾阴虚，风阳内动，风痰瘀阻经络。

【治法】滋阴潜阳，息风通络。

【方药】镇肝息风汤加减。方中白芍、天冬、玄参、枸杞子滋阴柔肝息风；龙骨、牡蛎、龟板、代赭石镇肝潜阳；牛膝、当归活血化瘀，且引血下行；天麻、钩藤平肝息风。

痰热较重，苔黄腻，泛恶，加胆星、竹沥、川贝母清热化痰；阴虚阳亢，肝火偏旺，心中烦热，加栀子、黄芩清热除烦。

③中脏腑，痰火瘀闭

【临床表现】突然昏仆，不省人事，牙关紧闭，口噤不开，两手握固，大小便闭，肢体强痉，伴有面赤身热，气粗口臭，躁扰不宁。苔黄腻，脉弦滑而数。

【证机概要】肝阳暴张，阳亢风动，痰火壅盛，气血上逆，神窍闭阻。

【治法】息风清火，豁痰开窍。

【方药】羚角钩藤汤加减。另可服至宝丹或安宫牛黄丸，亦可用醒脑静或清开灵注射液静脉滴注。方中羚羊角（或山羊角）、钩藤、珍珠母、石决明平肝息风；胆星、竹沥、半夏、天竺黄、黄连清热化痰；菖蒲、郁金化痰开窍。

若痰热阻于气道，喉间痰鸣辘辘，服竹沥水、猴枣散以豁痰镇惊；肝火旺盛，面红目赤，脉弦劲有力，宜酌加龙胆草、山栀、夏枯草、代赭石、磁石等清肝震慑之品；腑实热结，腹胀便秘，苔黄厚，宜加生大黄、元明粉、枳实；痰热伤津，舌质干红，苔黄糙者，宜加沙参、麦冬、石斛、生地。

9. 破伤风（风毒）

破伤风是指皮肉破伤，风毒之邪乘虚侵入而引起发痉的一种急性疾病。西医亦称本病为破伤风。

①风毒在表

【临床表现】轻度吞咽困难和牙关紧闭，全身肌肉痉挛，或只限于破伤部位局部肌肉痉挛，抽搐较轻，间歇期较长。舌苔薄白，脉弦数。

【证机概要】风毒随伤口而入，邪毒尚轻。

【治法】祛风镇痉。

【方药】玉真散合五虎追风散加减。抽搐严重加蜈蚣、地龙、葛根、钩藤；新生儿破伤风内服撮风散。

②风毒入里

【临床表现】发作频繁而间歇期短，全身肌肉痉挛，抽搐，牙关紧闭，角弓反张，高热大汗淋漓，面色青紫，呼吸急促，痰涎壅盛；或伴胸闷腹胀，大便秘结，小便短赤或尿闭。舌红或红绛，苔黄或黄糙，脉弦数。

【证机概要】风毒随伤口入内。

【治法】祛风止痉，清热解毒。

【方药】木萸散加减。

临床酌减桂枝、藁本、刺蒺藜，加白芍、地龙、蜈蚣、钩藤；高热加黄芩、黄连、金银花、生石膏；伤津烦渴加沙参、生地、知母、麦冬、天花粉；大便秘结加生大黄、枳实、芒硝；小便短赤加淡竹叶、车前子、白茅根；产后或外伤失血过多者加黄芪、当归、熟地、白芍。

10. 毒蛇咬伤

毒蛇咬伤是一种对人体危害较大的灾害性、外伤性病证。

①风毒证

【临床表现】局部伤口无红、肿、痛，仅有皮肤麻木感；全身症状有头昏、眼花、嗜睡、气急，严重者呼吸困难，四肢麻痹，张口困难，眼睑下垂，神志模糊甚至昏迷。舌质红，苔薄白，脉弦数。

【证机概要】蛇毒入血。

【治法】活血通络，祛风解毒。

【方药】活血祛风解毒汤（经验方）。药物有当归、川芎、红花、威灵仙、白芷、防风、僵蚕、七叶一枝花、半边莲、地丁等。

早期加车前草、泽泻、木通等利尿排毒；大便不畅，加生大黄、厚朴通便泄毒；咬伤在下肢加独活，咬伤在上肢加羌活，作为引经之药；视物模糊，瞳孔散大，加青木香、菊花；动风抽搐，加蜈蚣、蝉衣、全蝎等以搜风镇惊。

②风火毒证

【临床表现】局部红肿较重，一般多有创口剧痛，或有水疱、血疱、瘀斑、瘀点或伤处溃烂；全身症状有头晕头痛，眼花，寒战发热，胸闷心悸，恶心呕吐，大便秘结，小便短赤，严重者烦躁抽搐，甚至神志昏聩。舌质红，苔白黄相兼，后期苔黄，脉弦数。

【证机概要】风火蛇毒，入血致病。

【治法】清热解毒，凉血息风。

【方药】黄连解毒汤合五虎追风散加减。

吞咽困难，加玄参、山豆根、射干以清热利咽；烦躁不安或抽搐，加羚羊角、钩藤、珍珠母以镇静安神息风；瞳孔缩小，视物模糊，加青木香、菊花；神志昏聩加服安宫牛黄丸。

11. 颤证（风阳内动）

颤证是以头部或肢体摇动颤抖，不能自制为主要临床表现的一种病证。

根据本病的临床表现，西医学中震颤麻痹、肝豆状核变性、小脑病变的姿位性震颤、特发性震颤、甲状腺功能亢进等，凡具有颤证临床特征的锥体外系疾病和某些代谢性疾病，均可参照本节辨证论治。

【临床表现】肢体颤动粗大，程度较重，不能自制，眩晕耳鸣，面赤烦躁，易激动，心情紧张时颤动加重，伴有肢体麻木，口苦而干，语言迟缓不清，流涎，尿赤，大便干。舌质红，苔黄，脉弦。

【证机概要】郁怒伤肝，肝郁化火生风，风阳侵扰筋脉。

【治法】镇肝息风，舒筋止颤。

【方药】天麻钩藤饮合镇肝息风汤加减。方中天麻、钩藤、石决明、代赭石、生龙骨、生牡蛎镇肝息风止颤；生地黄、白芍、玄参、龟板、天门冬育阴清热，潜阳息风；怀牛膝、杜仲、桑寄生滋补肝肾；黄芩、山栀清热泻火；夜交藤、茯神宁心安神。

肝火偏盛，焦虑心烦，加龙胆草、夏枯草；痰多者加竹沥、天竺黄以清热化痰；肾阴不足，虚火上扰，眩晕耳鸣者加知母、黄柏、牡丹皮；心烦失眠，加炒枣仁、柏子仁、丹参养血补心安神；颤动不止，加僵蚕、全蝎，增强息风活络止颤之力。

12. 多发性抽搐症（风动）

多发性抽搐症又称抽动－秽语综合征。其临床特征为慢性、波动性、多发性运动肌快速抽搐，并伴有不自主发声和语言障碍。

①气郁化火

【临床表现】面红耳赤，烦躁易怒，皱眉眨眼，张口㖞嘴，摇头耸肩，发作频繁，抽动有力，口出异声秽语，大便秘结。小便短赤，舌红苔黄，脉弦数。

【证机概要】肝郁气滞，郁久化热生风。

【治法】清肝泻火，息风镇惊。

【方药】清肝达郁汤加减。方中栀子、菊花、丹皮清肝泻火；柴胡、薄荷、青橘叶疏肝解郁；钩藤、白芍、蝉蜕平肝息风；琥珀、茯苓宁心安神；甘草调和诸药。

肝火旺者加龙胆草清泻肝火；大便秘结者加槟榔、瓜蒌仁顺气导滞；喜怒不定，喉中有痰者加浙贝母、竹茹清化痰热。

②脾虚痰聚

【临床表现】面黄体瘦，精神不振，胸闷作咳，喉中声响，皱眉眨眼，嘴角抽动，肢体动摇，发作无常，脾气乖戾，夜睡不安，纳少厌食，舌质淡，苔白或腻，脉沉滑或沉缓。

【证机概要】脾虚生湿，化痰生风。

【治法】健脾化痰，平肝息风。

【方药】十味温胆汤加减。方中党参、茯苓健脾助运；陈皮、半夏燥湿化痰；枳实顺气消痰；远志、枣仁化痰宁心；钩藤、白芍、石决明平肝息风；甘草调和诸药。

痰热甚者，去半夏，加黄连、瓜蒌皮清化痰热；纳少厌食者加神曲、麦芽调脾开胃。

③阴虚风动

【临床表现】形体消瘦，两颧潮红，五心烦热，性情急躁，口出秽语，挤眉眨眼，耸肩摇头，肢体震颤，睡眠不宁，大便干结。舌质红绛，舌苔光剥，脉细数。

【证机概要】肝肾阴虚阳亢，虚风内动。

【治法】滋阴潜阳，柔肝息风。

【方药】大定风珠加减。方中龟板、鳖甲、生牡蛎滋阴潜阳；生地、阿胶、鸡子黄、麦冬、麻仁、白芍柔肝息风；甘草调和诸药。

心神不定，惊悸不安者加茯神、钩藤、炒枣仁养心安神；血虚失养者加何首乌、玉竹、沙苑子、天麻养血柔肝。

13. 胞轮振跳（血虚生风）

胞轮振跳是指眼睑不由自主地牵拉跳动的眼病。胞轮振跳相当于西医学眼轮匝肌及面神经痉挛引起的眼睑痉挛。

【临床表现】胞睑振跳不休，或牵拽颜面及口角抽动；头昏目眩，面色少华。舌质淡红，苔薄，脉细弦。

【证机概要】肝脾气血亏虚生风，虚风上扰头面。

【治法】养血息风。

【方药】当归活血饮加减。常去方中羌活、薄荷。若胞睑振跳等症持续不休者，酌加僵蚕、天麻、钩藤、穞豆衣等以养血平肝息风。

14. 时复目痒（血虚生风）

时复目痒是指发病时目痒难忍，白睛红赤，至期而发，呈周期性反复发作的眼病。该病相当于西医学的春季结膜炎，属变态反应性结膜炎。

【临床表现】眼痒势轻，时作时止，白睛微显污红；面色少华或萎黄。舌淡脉细。

【证机概要】肝虚血少，虚风内动，上扰于目。

【治法】养血息风。

【方药】四物汤加减。方中宜加白蒺藜、防风以增祛风止痒之功；加炒白术、茯苓、泡参以健脾益气，使气血生化有源。

小　结

1. 内风证的病证与类型

内风证并非由外感六淫之风邪引起，而是机体的异常变化引起的具有风邪特点的一些病证，有热极生风、肝风内动和虚风内动等的不同。

具体有风热伤阴动风的风痫，肝风内动的子痫，阴虚风动的慢惊风，风热动风、气营两燔、邪陷心肝的急惊风证，热盛动风的黄耳伤寒，热甚发痉的痉证，动风的胎黄，风阳上扰、阴虚风动、痰火瘀闭的中风，风毒在表、风毒入里的破伤风，风火毒证的毒蛇咬伤，风阳内动的颤证，气郁化火、脾虚痰聚、阴虚风动的多发性抽搐症，血虚生风的胞轮振跳和时复目痒。

2. 临床表现

主症：风性善动、善行而数变，其主要症状，根据疾病程度可表现为：

①快：发病及变化迅速：如风痫、子痫、急惊风、中风等多为突然发病。

②动：轻者只有局部或间断抽动。如胞睑振跳、部分多发性抽搐症、颤证等；重则反复抽搐、全身抽动、全身强直、角弓反张，甚则牙关紧闭，口吐白沫，两目上视，神昏谵语。如风痫、子痫、黄耳伤寒、痉证、胎黄、中风、破伤风、毒蛇咬伤等。

③痒：多为外风的表现，内风也可以表现为痒。如时复目痒。

兼症：

①热盛者：可有颜面潮红，口干咽燥，壮热多汗，口渴咽干，气粗口臭，躁扰不宁，大便秘结，小便短赤。有外感者可有发热，头痛，鼻塞，流涕，咳嗽，咽痛等。

②阴虚者：可有精神疲惫，面色憔悴，虚烦低热，手足心

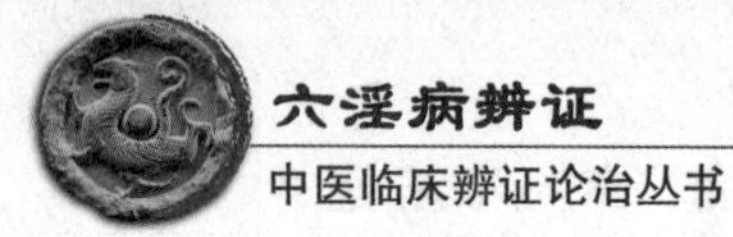

热，易出汗，失眠健忘，耳鸣目眩，虚烦不宁，面色少华或时有潮红等。

③肝风者：平素头晕头痛，耳鸣目眩、腰酸等。

3. 舌象与脉象

舌象：舌质多数为红，也有的绛、红绛而干。舌苔：多数为腻、黄腻，也有苔少、无、光剥、白、薄白、薄黄、苔黄、黄糙等。脉象：脉多数为弦滑，也有弦、弦细、细数、浮数、弦数、滑数、数、细等。

4. 代表方

羚角钩藤汤、天麻钩藤饮、镇肝息风汤、大定风珠皆属治风剂中的平息内风方。

（1）羚角钩藤汤：功用：凉肝息风，增液舒筋。主治：热盛动风证。现代用于流脑、乙脑以及妊娠子痫、高血压所致的头痛、眩晕、抽搐等属肝经热盛，热极动风，或阳亢风动者。本节用于邪陷心肝之急惊风、热盛动风之黄耳伤寒、热甚发痉之痉证、胎黄动风、痰火瘀闭之中风（中脏腑）、肝风内动之子痫等。

（2）天麻钩藤饮：功用：平肝息风，清热活血，补益肝肾。主治：肝阳偏亢，肝风上扰证。现代用于高血压病、急性脑血管病、内耳性眩晕等属于肝阳上亢，肝风内扰者。本节用于风阳上扰之中风（中经络），合镇肝息风汤治疗风阳内动之颤证，合黄连解毒汤治疗风毒上扰之脑瘤等。

（3）镇肝息风汤：功用：镇肝息风，滋阴潜阳。主治：类中风。现代用于高血压、脑血栓形成、脑出血、血管神经性头痛等属于肝肾阴虚、肝风内动者。本节用于阴虚风动之中风，合天麻钩藤饮治疗风阳内动之颤证。

（4）大定风珠：功用：滋阴息风。主治：阴虚风动证。本节用于阴虚风动之慢惊风、脑瘤、多发性抽搐症。

（5）其他：风热动风证之急惊风用疏风清热、息风定惊之银翘散；气营两燔之急惊风用清气凉营、息风开窍之清瘟败毒饮；风热伤阴动风之风痫用息风止痉的定痫丸；破伤风之风毒在表用祛风镇痉之玉真散和五虎追风散，若风毒入里用祛风止痉、清热解毒之木萸散；多发性抽搐症属气郁化火生风，用清肝泻火、息风镇惊之清肝达郁汤；若为脾虚痰聚生风用健脾化痰、平肝息风之十味温胆汤；毒蛇咬伤属风毒证者用活血通络、祛风解毒之活血祛风解毒汤，属风火毒证用清热解毒、凉血息风之黄连解毒汤合五虎追风散；血虚生风的胞睑振跳与时复目痒用养血息风的当归活血饮、四物汤。这些都是基础方，根据不同病证加用相应的息风、开窍、定惊、止痉、化痰、养血、滋阴、通络等药物。

第九节 风邪阻络与肝虚受风证

1. 耳面瘫（风邪阻络）

耳面瘫是指因耳部脉络痹阻所致的以口眼㖞斜为主要特征的疾病。西医学的周围性面瘫可参考本病进行辨证论治。

【临床表现】突然发生单侧口眼㖞斜，面部麻木，或伴完骨部疼痛，头痛拘紧。舌质淡红，苔薄白，脉浮。检查可见外耳及鼓膜正常，完骨部可有轻度压痛。

【证机概要】风邪夹寒或夹热、夹痰，犯及耳窍，痹阻耳部脉络。

【治法】祛风通络。

【方药】牵正散加减。方中白附子辛散去头面之风；僵蚕解络中风痰；全蝎善行，独入肝经，为祛风通络之药。

若偏于风热者，症见发热恶风、咽痛、咳嗽、舌质红、苔薄黄、脉浮数加桑叶、菊花、金银花、连翘，也可与银翘散加减使用。若有肝经风热，加天麻、钩藤、菊花、牛膝、地龙。若风寒夹痰者，症见头面麻木重胀感，舌淡红，苔腻，脉濡缓，可用正容汤加减。

2. 风牵偏视（风邪中络）

风牵偏视是以眼珠突然偏斜，转动受限，视一为二为临床特征的眼病。风牵偏视相当于西医学之麻痹性斜视。

【临床表现】发病急骤，可见目偏斜，眼珠转动失灵，倾头瞻视，视物昏花，视一为二；兼见头晕目眩，步态不稳。舌淡，脉浮数。

【证机概要】气血不足，腠理不固，风邪乘虚侵入，致筋脉弛缓。

【治法】祛风散邪，活血通络。

【方药】羌活胜风汤合牵正散加减。

兼肝虚血少者，可加当归、白芍、熟地以补血养血；头晕目眩者，酌加当归、白芍、天麻、菊花以养血祛风通络。

3. 流泪症（肝虚受风）

流泪症是指泪液不循常道而溢出睑弦的眼病，相当于西医学的溢泪，多因泪道阻塞、狭窄等引起。

【临床表现】患眼无红赤肿痛，流泪，迎风更甚，或隐涩不适；兼头晕目眩，面色少华。舌淡苔薄，脉细。

【证机概要】肝血不足，泪窍失养，复感风邪。

【治法】补养肝血，祛风散邪。

【方药】止泪补肝散加减。

若流泪迎风更甚者，加白薇、菊花、石榴皮等以祛风止泪。

小　　结

1. 风邪阻络与肝虚受风证的病证与类型

风邪阻络与肝虚受风证的病证与类型有耳面瘫（风邪阻络）、风牵偏视（风邪中络）和流泪症（肝虚受风）。

2. 临床表现

耳面瘫以口眼㖞斜为主要特征。风牵偏视以眼珠突然偏斜、转动受限、视一为二为临床特征。流泪症以泪液不循常道而溢出睑弦为特征。

3. 舌象与脉象

舌象：舌质淡红或淡，苔腻或薄白，或薄。脉象：浮或浮数，或细。

4. 代表方

（1）牵正散：功用：祛风化痰，通络止痉。主治：风中头面经络。现代用于面神经麻痹、三叉神经痛、偏头痛等属于风痰阻络者。

（2）羌活胜风汤：功用：祛风散邪。本节合牵正散用于风邪中络之风牵偏视。

（3）止泪补肝散：功用：补养肝血，祛风散邪。本节用于肝虚受风之流泪症。

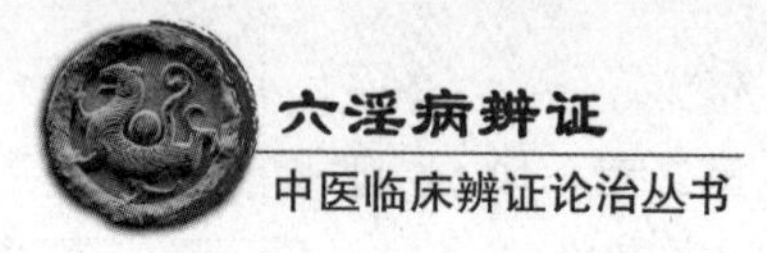

第三章　火（热）淫证

1. 火热之邪的基本概念

凡致病具有炎热升腾等特性的外邪，称为火热之邪。由火（热）邪引起的病证称为火（热）淫证。

火热旺于夏季，但并不像暑病那样具有明显的季节性，也不受季节气候的限制，故火热之气太过，变为火热之邪伤人致病，一年四季均可发生。火热之邪侵入所致的病证，称为外感火热病证或外火证。

火与热异名同类，本质皆为阳盛，都是外感六淫邪气，致病也基本相同。火邪与热邪的主要区别是：热邪致病多表现为全身弥漫性发热征象；火邪致病多表现为某些局部症状，如肌肤局部红、肿、热、痛，或口舌生疮，或目赤肿痛等。如《素问·五运行大论》说："其在天为热，在地为火……其性为暑。"火热皆为暑性，二者相较，热属阳，火属阴，故热性弥散，火性结聚。

另外，与火热之邪同类的尚有温邪。温邪是温热病的致病因素，一般只在温病学范畴中应用。

2. 火热之邪的性质与致病特征

（1）火热为阳邪，其性趋上：火热之性燔灼、升腾，故为阳邪。阳邪侵入，人体之阴气与之相搏，邪气亢盛则致人体阳气病理性偏亢，"阳胜则热"，故发为实热性病证，临床多见高热、恶热、烦渴、汗出、脉洪数等症。火性趋上，火热之邪易侵害人体上部，故火热病证多发生在人体上部，尤以头面部为多见。如目赤肿痛、咽喉肿痛、口舌生疮糜烂、牙龈肿痛、耳内肿痛或流脓等。

（2）火热易扰心神：火热与心相通应，故火热之邪入于营血，尤易影响心神，轻者心神不宁而心烦、失眠；重者可扰乱心神，出现狂躁不安，或神昏、谵语等症。故《素问·至真要大论》说："诸热瞀瘈，皆属于火。""诸躁狂越，皆属于火。"

（3）火热易伤津耗气：火热之邪侵入，热淫于内，一方面迫津外泄，因气随津泄而致津亏气耗；另一方面则直接消灼煎熬津液，耗伤人体的阴气，即所谓热盛伤阴。故火热之邪致病，临床表现除热象显著外，往往伴有口渴喜冷饮、咽干舌燥、小便短赤、大便秘结等津伤阴亏的征象。阳热太盛，大量伤津耗气，临床可兼见体倦乏力、少气懒言等气虚症状，重则可致全身津气脱失的气脱证。

（4）火热易生风动血：生风是指火热之邪侵犯人体，燔灼肝经，耗劫津液，筋脉失养失润，易引起肝风内动的病证。由于此肝风为热甚引起，故又称热极生风。临床表现为高热神昏、四肢抽搐、两目上视、角弓反张等。动血，指火热入于血脉，易迫血妄行。火热之邪侵犯血脉，轻则加速血行，甚则可灼伤脉络，迫血妄行，引起各种出血证，如吐血、衄血、便血、尿血、皮肤发斑、妇女月经过多、崩漏等。

（5）火邪易致疮痈：火邪入于血分，可聚于局部，腐蚀血肉，发为痈肿疮疡。《灵枢·痈疽》说："大热不止，热胜则肉腐，肉腐则为脓，故名曰痈。"由火毒壅聚所致之痈疡，其临床表现以疮疡局部红肿热痛为特征。

3. 火（热）淫证的临床表现与病因病机

火（热）淫证乃外感火热邪毒，阳热内盛，以发热、口渴、胸腹灼热、面红、便秘尿黄、舌红苔黄而干、脉数或洪等为主要证候。

【临床表现】发热恶热，烦躁，口渴喜饮，汗多，大便秘结，小便短黄，面色赤。甚者或见神昏、谵语，惊厥、抽搐，吐血、衄血，痈肿疮疡等。

【病因病机】火、热、温邪的性质同类，仅有轻重缓急等程度之别，故在程度上有“温为热之渐，火为热之极”之说，在病机上有“热自外感，火由内生”之谓，但从辨证学的角度看，火证与热证均是指具有温热性质的证候，概念基本相同。

形成火热证的原因，可有外界阳热之邪侵袭，如高温劳作、感受温热、火热烧灼，过食辛辣燥热之品，寒湿等邪气郁久化热，情志过极而化火，脏腑气机过旺等。火为阳邪，具有炎上、耗气伤津、生风动血、易致肿疡等特性。

阳热之气过盛，火热燔灼急迫，气血涌上，则见发热恶寒，颜面色赤，舌红或绛，脉数有力；热扰心神，则见烦躁不安；邪热迫津外泄，则汗多；阳热之邪耗伤津液，则见口渴喜饮、大便秘结、小便短黄等。

由火热所导致的病理变化最常见者为伤津耗液，甚至亡阴；火热迫血妄行可见各种出血；火热使局部气血壅聚，灼血腐肉而形成痈肿脓疡；火热炽盛可致肝风内动，则见抽搐、惊厥；火热闭扰心神，则见神昏谵语等，其中不少为危急重症。

火热证的临床证候可因病变发生脏腑、组织等部位的不同，所处阶段的不同，以及轻重程度的不同而表现出各自的特点。常见证有风热犯表证、肺热炽盛证、心火亢盛证、胃热炽盛证、热扰胸膈证、肠热腑实证、肝火上炎证、肝火犯肺证、热闭心包（神）证、火毒入脉证、热入营血证、热（火）毒壅聚肌肤证等。

第一节 肺热证

1. 百日咳（痰火阻肺）

百日咳是小儿时期感受百日咳时邪（百日咳杆菌）引起的肺系传染病。

【临床表现】咳嗽连作，持续难止，日轻夜重，咳剧时咳后伴有深吸气样鸡鸣声，吐出痰涎及食物后，痉咳才能暂时缓解，但不久又发作。轻则昼夜痉咳5~6次，重症多达40~50次。每次痉咳多出于自发，有些外因，如进食、用力活动、闻到刺激性气味、情绪激动时常易引起发作。一般痉咳3周后，可伴有目睛红赤，两胁作痛，舌系带溃疡。舌质红，苔薄黄，脉数。

年幼及体弱的婴幼儿此期可发生变证，如咳嗽气急、痰鸣鼻煽、憋气窒息、面唇青紫的痰热闭肺证；或神识昏糊、四肢抽搐、口吐涎沫的邪陷心肝证。

【证机概要】时邪郁而化热化火，熏肺炼液为痰，痰火交结，肺失宣肃，阻滞气机。

【治法】泻肺清热，涤痰镇咳。

【方药】桑白皮汤合葶苈大枣泻肺汤加减。方中桑白皮、黄芩、鱼腥草、浙贝母清泄肺热，化痰止咳；葶苈子、苏子、胆南星降逆化痰；前胡、杏仁、百部肃肺止咳；黄连、栀子泻火泄热。

痉咳频作者加僵蚕、蜈蚣解痉镇咳；呕吐频频，影响进食者加代赭石、枇杷叶、紫石英镇逆降气；两目红赤者加龙胆草清泄肝火；胁痛者加柴胡、郁金、桃仁疏肝活血；咯血、衄血者加白茅根、侧柏叶、参三七凉血止血；咳痰清稀，加半夏、莱菔子燥湿涤痰；呛咳少痰，舌红少苔者加沙参、麦冬润肺止咳。

邪盛正虚，发生变证时，应随证论治。痰热闭肺证，治宜开肺清热、涤痰定喘，选用麻杏石甘汤加味，窒息紫绀时紧急予以吸痰、吸氧。邪陷心肝证，治宜泻火涤痰，息风开窍，选用羚角钩藤汤、牛黄清心丸等方，待神清抽止再继续治疗百日咳。

2. 咳嗽（痰热郁肺）

咳嗽是指肺失肃降，肺气上逆作声，咳出痰液而言，为肺系疾病的主要证候之一。

咳嗽既是独立性的病证，又是肺系多种疾病的一个症状。本节所论重点是以咳嗽为主要表现的一类疾病，现代医学中急慢性支气管炎、部分支气管扩张症、慢性咽炎等可参考本节辨证论治。

【临床表现】咳嗽，气息粗促，或喉中有痰声，痰多质黏厚或稠黄，咳吐不爽，或有热腥味，或咳血痰，胸胁胀满，咳时引痛，面赤，或有身热，口干而黏，欲饮水。舌质红，舌苔薄黄腻，脉滑数。

【证机概要】痰热壅肺，肺失肃降。

【治法】清热肃肺，豁痰止咳。

【方药】清金化痰汤加减。本方功在清热化痰，用于咳嗽气急、胸满、痰稠色黄者。方中黄芩、山栀、知母、桑白皮清泄肺热；杏仁、贝母、瓜蒌、海蛤壳、竹沥、半夏、射干清化痰涎。

痰热郁蒸，痰黄如脓或有热腥味，加鱼腥草、金荞麦根、象贝母、冬瓜子、苡仁等清热化痰；痰热壅盛，腑气不通，胸满咳逆，痰涌，便秘，配葶苈子、大黄、风化硝泻肺通腑逐痰；痰热伤津，口干，舌红少津，配北沙参、天冬、花粉养阴生津。

3. 喘证

喘即气喘、喘息，临床表现以呼吸困难，甚至张口抬肩，鼻翼翕动，不能平卧为特征。现代医学中的肺炎、喘息性支气管炎、肺气肿、肺源性心脏病、心源性哮喘、肺结核、矽肺以及癔症等发生呼吸困难时，均可参照本节辨证施治。

①表寒肺热

【临床表现】喘逆上气，胸胀或痛，息粗，鼻煽，咳而不爽，吐痰稠黏，伴形寒，身热，烦闷，身痛，有汗或无汗，口渴。苔薄白或罩黄，舌边红，脉浮数或滑。

【证机概要】寒邪束表，热郁于肺，肺气上逆。

【治法】解表清里，化痰平喘。

【代表方】麻杏石甘汤加减。方中麻黄宣肺解表；黄芩、桑白皮、石膏清泄里热；苏子、杏仁、半夏、款冬花降气化痰。

表寒重加桂枝解表散寒；痰热重，痰黄黏稠量多，加瓜蒌、贝母清化痰热；痰鸣息涌加葶苈子、射干泻肺消痰。

②痰热郁肺

【临床表现】喘咳气涌，胸部胀痛，痰多质黏色黄，或夹有血色，伴胸中烦闷，身热，有汗，口渴而喜冷饮，面赤，咽干，小便赤涩，大便或秘。舌质红，舌苔薄黄或腻，脉滑数。

【证机概要】邪热蕴肺，蒸液成痰，痰热塞滞，肺失清肃。

【治法】清热化痰，宣肺平喘。

【方药】桑白皮汤加减。方中桑白皮、黄芩清泄肺热；知母、贝母、射干、瓜蒌皮、前胡、地龙清化痰热定喘。

如身热重，可加石膏辛寒清气；如喘甚痰多，黏稠色黄，可加葶苈子、海蛤壳、鱼腥草、冬瓜仁、苡仁清热泻肺，化痰泄浊；腑气不通，痰涌便秘，加瓜蒌仁、大黄或风化硝，通腑清肺泻壅。

4. 哮病（痰热蕴肺）

哮病是一种发作性的痰鸣气喘疾患。发时喉中有哮鸣声，呼吸气促困难，甚则喘息不能平卧。

本节所论哮病为一种发作性疾病，属于痰饮病的“伏饮”证，包括西医学的支气管哮喘、喘息性支气管炎、嗜酸性粒细胞增多症（或其他急性肺部过敏性疾患）引起的哮喘。若因肺系或其他多种疾病引起的痰鸣气喘症状属于喘证、肺胀等病证范围，但亦可参考本病辨证论治。

【临床表现】喉中痰鸣如吼，喘而气粗息涌，胸高胁胀，咳呛阵作，咳痰色黄或白，黏浊稠厚，排吐不利，口苦，口渴喜饮，汗出，面赤，或有身热，甚至有好发于夏季者。舌苔黄腻，质红，脉滑数或弦滑。

【证机概要】痰热蕴肺，壅阻气道，肺失清肃。

【治法】清热宣肺，化痰定喘。

【方药】定喘汤或越婢加半夏汤加减。前者长于清化痰热，用于痰热郁肺，表证不著者；后者偏于宣肺泄热，用于肺热内郁，外有表证者。方中麻黄宣肺平喘；黄芩、桑白皮清热肃肺；杏仁、半夏、款冬花、苏子化痰降逆；白果敛肺，并防麻黄过于耗散；甘草调和诸药。

若表寒外束，肺热内郁，加石膏，配麻黄解表清里；肺气壅实，痰鸣息涌，不得平卧，加葶苈子、广地龙泻肺平喘；肺热壅盛，痰吐稠黄，加海蛤壳、射干、知母、鱼腥草以清热化痰；兼有大便秘结者，可用大黄、芒硝、全瓜蒌、枳实通腑以利肺；病久热盛伤阴，气急难续，痰少质黏，口咽干燥，舌红少苔，脉细数者，当养阴清热化痰，加沙参、知母、天花粉。

5. 小儿哮喘（肺热）

哮喘是小儿时期的常见肺系疾病，是一种反复发作的痰鸣气喘疾病。本病包括了西医学所称的喘息性支气管炎、支气管哮喘。本病有明显的遗传倾向。

【临床表现】咳嗽喘息，声高息涌，喉间哮吼痰鸣，咳痰稠黄，胸膈满闷，身热，面赤，口干，咽红，尿黄，便秘。舌质红，苔黄，脉滑数。

【证机概要】外感风热，引动伏痰，痰热相结，阻于气道。

【治法】清肺涤痰，止咳平喘。

【方药】麻杏石甘汤合苏葶丸加减。方中麻黄、生石膏、黄芩宣肺清热；杏仁、前胡宣肺止咳；葶苈子、苏子、桑白皮泻肺平喘；射干、瓜蒌皮、枳壳降气化痰。

喘急者加地龙清热解痉，涤痰平喘；痰多者加胆南星、竹沥豁痰降气；咳甚者加炙百部、炙款冬花宣肺止咳；热重者选加栀子、虎杖、鱼腥草清热解毒；咽喉红肿者选加蚤休、山豆根、板蓝根解毒利咽；便秘者加瓜蒌仁、枳实、大黄降逆通腑。若表证不著，喘息咳嗽，痰鸣，痰色微黄，可选用定喘汤加减，方中银杏与麻黄相伍有很好的敛肺平喘作用，是为主药。

6. 肺痈

肺痈是肺叶生疮，形成脓疡的一种病证，属内痈之一。临床以咳嗽、胸痛、发热、咳吐腥臭浊痰，甚则脓血相兼为主要特征。肺痈的临床表现与西医学的肺脓肿基本相同。他如化脓性肺炎、肺坏疽及支气管扩张、支气管囊肿、肺结核空洞等伴化脓感染而表现肺痈证候者亦可参考本节辨证施治。

①热毒蕴肺（成脓期）

【临床表现】身热转甚，时时振寒，继则壮热，汗出烦躁，咳嗽气急，胸满作痛，转侧不利，咳吐浊痰，呈黄绿色，自觉喉间有腥味，口干咽燥。舌苔黄腻，脉滑数。

【证机概要】热毒蕴肺，蒸液成痰，热壅血瘀，蕴酿成痈。

【治法】清肺解毒，化瘀消痈。

【方药】千金苇茎汤合如金解毒散加减。前方重在化痰泄热，通瘀散结消痈；后方以降火解毒，清肺消痈为长。方中苡仁、冬瓜仁、桃仁、桔梗化浊行瘀散结，黄芩、金银花、鱼腥草、红藤、蒲公英、紫花地丁、甘草、芦根清肺解毒消痈。

肺热壅盛，壮热，心烦，口渴，汗多，尿赤，脉洪数有力，苔黄腻，配石膏、知母、黄连、山栀子清火泄热；热壅络瘀，胸痛，加乳香、没药、郁金、赤芍以通瘀和络；痰热郁肺，咳痰黄稠，配桑白皮、瓜蒌、射干、海蛤壳以清化痰热；

痰浊阻肺，咳而喘满，咳痰脓浊量多，不得平卧，配葶苈子、大黄泻肺通腑泄浊；热毒痰结，咳脓浊痰，有腥臭味，可合用犀黄丸，以解毒化痰。

②热壅血瘀（溃脓期）

【临床表现】咳吐大量脓痰，或如米粥，或痰血相兼，腥臭异常，有时咯血，胸中烦满而痛，甚则气喘不能卧，身热面赤，烦渴喜饮。舌苔黄腻，舌质红，脉滑数或数实。

【证机概要】热壅血瘀，血败肉腐，痈肿内溃，脓液外泄。

【治法】排脓解毒。

【方药】加味桔梗汤加减。方中桔梗、薏苡仁、冬瓜子排脓散结化浊；鱼腥草、金荞麦根、败酱草清热解毒排脓；金银花、黄芩、芦根以清肺热。

络伤血溢，咯血加丹皮、山栀子、藕节、白茅根，另服三七、白及粉以凉血止血；痰热内盛，烦渴，痰黄稠，加石膏、知母、天花粉清热化痰；津伤明显，口干，舌质红，加沙参、麦冬养阴生津；气虚不能托脓，气短，自汗，脓出不爽，加生黄芪益气托毒排脓。

若形证俱实，咳吐腥臭脓痰，胸部满胀，喘不能卧，大便秘结，脉滑数有力，可予桔梗白散峻驱其脓。因本方药性猛烈，峻下逐脓的作用甚强，一般不宜轻用，体弱者禁用。如下不止，饮冷开水一杯。

7. 肺胀（痰热郁肺）

肺胀是多种慢性肺系疾患反复发作，迁延不愈，导致肺气胀满，不能敛降的一种病证。与西医学中慢性支气管炎合并肺气肿、肺源性心脏病相类似，肺性脑病常见于肺胀的危重变证。

【临床表现】咳逆，喘息气粗，胸满，烦躁，目胀睛突，痰黄或白，黏稠难咳，或伴身热，微恶寒，有汗不多，口渴欲饮，溲赤，便干。舌边尖红，苔黄或黄腻，脉数或滑数。

【证机概要】痰浊内蕴，郁而化热，痰热壅肺，清肃失司。

【治法】清肺化痰，降逆平喘。

【方药】越婢加半夏汤或桑白皮汤加减。前方长于宣肺泄热，后方长于清肺化痰。方中麻黄宣肺平喘；黄芩、石膏、桑白皮清泄肺中郁热；杏仁、半夏、苏子化痰降气平喘。

痰热内盛，胸满气逆，痰质黏稠不易咳吐者加鱼腥草、金荞麦、瓜蒌皮、海蛤粉、大贝母、风化硝清热滑痰利肺；痰鸣喘息，不得平卧，加射干、葶苈子泻肺平喘；痰热伤津，口干舌燥，加天花粉、知母、芦根以生津润燥；痰热壅肺，腑气不通，胸满喘逆；大便秘结者加大黄、芒硝通腑泄热以降肺平喘；阴伤而痰量已少者，酌减苦寒之味，加沙参、麦冬等养阴。

8. 鼻衄

鼻腔出血，称为鼻衄，是血证中最常见的一种。鼻衄可因鼻腔局部疾病及全身疾病而引起。内科范围的鼻衄主要见于某些传染病、发热性疾病、血液病、风湿热、高血压、维生素缺乏症、化学药品及药物中毒等引起的鼻出血。

①热邪犯肺

【临床表现】鼻燥衄血，口干咽燥，或兼有身热、恶风、头痛、咳嗽、痰少等症。舌质红，苔薄，脉数。

【证机概要】燥热伤肺，血热妄行，上溢清窍。

【治法】清泄肺热，凉血止血。

【方药】桑菊饮加减。方中桑叶、菊花、薄荷、连翘辛凉轻透，宣散风热；桔梗、杏仁、甘草利咽止咳；芦根清热生津；丹皮、茅根、旱莲草、侧柏叶凉血止血。

肺热盛而无表证者，去薄荷、桔梗，加黄芩、栀子清泄肺热；阴伤较甚，口、鼻、咽干燥显著者加玄参、麦冬、生地养阴润肺。

②肺经伏热

【临床表现】鼻痒，喷嚏频作，流清涕，鼻塞，常在闷热天气发作。全身或见咳嗽，咽痒，口干烦热。舌质红，苔白或黄，脉数。检查见鼻黏膜色红或暗红，鼻甲肿胀。

【证机概要】肺经郁热，肃降失职，上犯鼻窍。

【治法】清宣肺气，通利鼻窍。

【方药】辛夷清肺饮加减。方中黄芩、栀子、石膏、知母、桑白皮清肺热；辛夷花、枇杷叶、升麻清宣肺气，通利鼻窍；百合、麦冬养阴润肺。

9. 鼻窒（肺经蕴热）

鼻窒是指以经常性鼻塞为主要特征的慢性鼻病。西医学的慢性鼻炎等疾病可参考本病进行辨证论治。

【临床表现】鼻塞时轻时重，或交替性鼻塞，鼻涕色黄量少，鼻气灼热，常有口干，咳嗽痰黄。舌尖红，苔薄黄，脉数。检查见鼻黏膜充血，下鼻甲肿胀，表面光滑、柔软有弹性。

【证机概要】肺经蕴热，熏灼鼻窍。

【治法】清热散邪，宣肺通窍。

【方药】黄芩汤加减。方中黄芩、栀子、桑白皮、甘草清泻肺热而解毒；连翘、薄荷、荆芥穗疏风清热通鼻窍；赤芍清热凉血；麦冬清热养阴；桔梗清肺热载诸药直达病所。

10. 酒齄鼻（肺胃热盛）

酒齄鼻是一种主要发生于面部中央的以红斑和毛细血管扩张为特点的慢性皮肤病。因鼻色紫红如酒渣，故名酒齄鼻，西医亦称酒齄鼻。

【临床表现】多见于红斑型。红斑多发于鼻尖或两翼，压之褪色；口干，便秘。舌红，苔薄黄，脉弦滑。

【证机概要】肺胃积热，上侵鼻头。

【治法】清泄肺胃积热。

【方药】枇杷清肺饮加减。

11. 火疳（肺经郁火）

火疳是指邪毒上攻白睛，无从宣泄，致白睛里层呈紫红色改变，多伴有局限性结节样隆起，且疼痛拒按的眼病。本病相当于西医学之巩膜外层炎及前巩膜炎。

【临床表现】发病稍缓，患眼疼痛，羞明欲闭，白睛局部紫红色结节隆起，触之痛甚；可伴口干咽痛，咳嗽便秘。舌质红，苔薄黄，脉数。

【证机概要】肺经郁火，气机不利，气血滞留，损及白睛。

【治法】清泻肺热，活血化瘀。

【方药】泻白散加减。

可酌加葶苈子、杏仁以增强泻肺之力；加牛蒡子、连翘、浙贝以清热散结；加红花、郁金以活血化瘀，散结消滞。

12. 白涩症（热恋肺脾）

白涩症是指白睛不赤不肿而自觉眼内干涩不舒的眼病。本病相当于西医之慢性结膜炎、浅层点状角膜炎。

【临床表现】常见于暴风客热或天行赤眼治疗不彻底，微感畏光流泪，少许眼眵，干涩不爽，白睛遗留少许赤丝细脉，迟迟不退，睑内亦轻度红赤。舌质红，苔薄黄，脉数。

【证机概要】热邪伤阴，余邪未尽，隐伏于肺脾两经。

【治法】清热利肺。

【方药】桑白皮汤加减。若阴伤而无湿者，可去方中之茯苓、泽泻。

13. 白睛溢血（热客肺经）

白睛溢血是指白睛表层下出现片状出血斑，甚至遍及整个白睛的眼病。相当于西医学之结膜下出血。

【临床表现】白睛表层血斑鲜红；或见咳嗽气逆，痰稠色黄，咽痛口渴，便秘尿黄。舌质红，苔黄少津，脉数。

【证机概要】热客肺经，肺失清肃，上犯白睛。

【治法】清肺凉血散血。

【方药】退赤散加减。可选加丹参、赤芍、红花、郁金以活血化瘀。

14. 喉痹（肺胃热盛）

喉痹是指以咽痛或异物感不适，咽部红肿，或喉底有颗粒状突起为主要特征的咽部疾病。西医学的咽炎及某些全身性疾病在咽部的表现可参考本病进行辨证论治。

【临床表现】咽部疼痛较剧，吞咽困难，发热，口渴喜饮，口气臭秽，大便燥结，小便短赤。舌质红，舌苔黄，脉洪数。检查见咽部红赤肿胀明显，喉底颗粒红肿，颌下有臖核。

【证机概要】肺胃热盛，火热烙灼咽喉。

【治法】清热解毒，消肿利咽。

【方药】清咽利膈汤加减。方中荆芥、防风、薄荷疏风散邪；金银花、连翘、黄芩、黄连泻火解毒；桔梗、甘草、牛蒡子、玄参利咽消肿止痛；生大黄、玄明粉通便泄热。

若咳嗽痰黄、颌下臖核痛甚，可加射干、瓜蒌仁、夏枯草；高热者，可加水牛角、大青叶；如有白腐或伪膜，可加蒲公英、马勃等。

15. 咽喉瘤（肺胃蕴热）

咽喉瘤是指发生于咽部或喉部的良性肿瘤。

【临床表现】咽喉不适，喉中哽哽不利，或声音不扬，声音嘶哑，甚则气喘痰鸣。可伴有咽干舌燥、便结尿黄。舌质红苔黄，脉弦或弦滑数。检查咽部或喉部肿物色红。

【证机概要】肺胃蕴热，上攻咽喉，痰热久滞，积结成肿块。

【治法】清泻肺胃，化痰散结。

【方药】清咽双和饮合二陈汤加减。清咽双和饮中金银花、桔梗清热解毒，利咽喉；荆芥、前胡、葛根清肺热，疏利肺气；玄参、贝母化痰利咽散结聚；归尾、赤芍、丹皮、生地凉血活血散瘀；二陈汤化痰散结；甘草调和诸药。可加瓜蒌仁、山慈姑等以加强化痰散结之力。

16. 咽喉菌（肺热郁蒸）

咽喉菌是指发生于咽喉部的恶性肿瘤。

【临床表现】咽喉堵塞感及微痛不适，或声嘶，咳嗽痰多，或痰中带血丝。舌质红，苔白或黄腻，脉滑略数。检查见咽部或喉部肿块色淡红，有分泌物附着，颈部或有臖核。

【证机概要】素有痰热，复受外邪，内外邪热搏结于肺，痰热上攻咽喉。

【治法】清肺泄热，化痰散结。

【方药】清气化痰丸加减。方中半夏、胆南星、瓜蒌仁、杏仁、陈皮、枳实行气化滞祛痰浊；黄芩泻火解毒；茯苓健脾利湿。

若痰多，颈部肿块巨大，宜加山慈姑、猫爪草、夏枯草、浙贝以散结聚。

17. 乳蛾（肺胃热盛）

乳蛾是指以咽痛或异物感不适，喉核红肿，表面或有黄白脓点为主要特征的咽部疾病。西医学的扁桃体炎可参考本病进行辨证论治。

【临床表现】咽部疼痛剧烈，连及耳根，吞咽困难，痰涎较多。全身症见高热，口渴引饮，咳嗽痰黄稠，口臭，腹胀，便秘溲黄，舌质红，苔黄厚，脉洪大而数。检查见喉核红肿，有黄白色脓点，甚者喉核表面腐脓成片，并有咽峡红肿，颌下有臖核。

【证机概要】肺胃热盛，火毒上攻咽喉。

【治法】泄热解毒，利咽消肿。

【方药】清咽利膈汤加减。

若咳嗽痰黄稠，颌下有臖核，可加射干、瓜蒌、贝母以清化热痰而散结；持续高热，加石膏、天竺黄以清热泻火，除痰利咽；若喉核腐脓成片，加入马勃、蒲公英等以祛腐解毒。肿痛甚者可含服六神丸，以清热解毒、消肿止痛。

18. 热疮（肺胃热盛）

热疮是发热后或高热过程中在皮肤黏膜交界处所发生的急性疱疹性皮肤病，相当于西医的单纯疱疹。

【临床表现】群集小疮，灼热刺痒；轻度周身不适，心烦

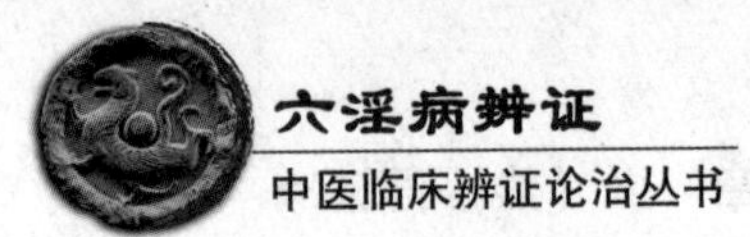

郁闷，大便干，小便黄。舌红，苔黄，脉弦数。

【证机概要】肺胃风热，侵及局部。

【治法】疏风清热。

【方药】辛夷清肺饮合竹叶石膏汤加减。

19. 癃闭（肺热蕴盛）

癃闭是以小便量少，排尿困难，甚则小便闭塞不通为主症的一种病证。相当于西医学中各种原因引起的尿潴留及无尿症。

【临床表现】小便不畅或点滴不通，咽干，烦渴欲饮，呼吸急促，或有咳嗽。舌红，苔薄黄，脉数。

【证机概要】肺热壅盛，失于肃降，不能通调水道，无以下输膀胱。

【治法】清泄肺热，通利水道。

【代表方】清肺饮加减。方中黄芩、桑白皮、鱼腥草清泄肺热；麦冬、芦根、天花粉、地骨皮清肺生津养阴；车前子、茯苓、泽泻、猪苓通利小便。

有鼻塞、头痛、脉浮等表证者加薄荷、桔梗宣肺解表；肺阴不足者加沙参、黄精、石斛；大便不通者加大黄、杏仁以通腑泄热；心烦、舌尖红者加黄连、竹叶清心火；兼尿赤灼热、小腹胀满者，合八正散上下并治。

20. 痿证（肺热津伤）

痿证是指肢体筋脉弛缓，软弱无力，不能随意运动，或伴有肌肉萎缩的一种病证。西医学中的多发性神经炎、运动神经元疾病、脊髓病变、重症肌无力、周期性瘫痪等表现为肢体痿软无力，不能随意运动者均可参照辨证论治。

【临床表现】发病急，病起发热，或热后突然出现肢体软弱无力，可较快发生肌肉瘦削，皮肤干燥，心烦口渴，咳呛少痰，咽干不利，小便黄赤或热痛，大便干燥。舌质红，苔黄，脉细数。

【证机概要】肺燥伤津，五脏失润，筋脉失养。

【治法】清热润燥，养阴生津。

【方药】清燥救肺汤加减。方中北沙参、西洋参、麦冬、生甘草甘润生津养阴；阿胶、胡麻仁养阴血以润燥；生石膏、霜桑叶、苦杏仁、炙枇杷叶清热宣肺。

若身热未退，高热，口渴有汗，可重用生石膏，加金银花、连翘、知母以清气分之热，解毒祛邪；咳嗽痰多，加瓜蒌、桑白皮、川贝母宣肺清热化痰；咳呛少痰，咽喉干燥，加桑白皮、天花粉、芦根以润肺清热。

若身热已退，兼见食欲减退、口干咽干较甚，此胃阴亦伤，宜用益胃汤加石斛、薏苡仁、山药、麦芽。

21. 消渴（肺热津伤）

消渴是以多饮、多食、多尿、乏力、消瘦，或尿有甜味为主要临床表现的一种疾病。西医学称糖尿病。其他如尿崩症，多尿、烦渴等可参考辨证论治。

【临床表现】口渴多饮，口舌干燥，尿频量多，烦热多汗，舌边尖红。苔薄黄，脉洪数。

【证机概要】肺脏燥热，津液失布。

【治法】清热润肺，生津止渴。

【方药】消渴方加减。方中天花粉、葛根、麦冬、生地、藕汁生津清热，养阴增液；黄连、黄芩、知母清热降火。

若烦渴不止，小便频数，而脉数乏力者，可选用玉泉丸或二冬汤。玉泉丸中人参、黄芪、茯苓益气；天花粉、葛根、麦冬、乌梅、甘草等清热生津止渴。二冬汤重用人参益气生津；天冬、麦冬、天花粉、黄芩、知母清热生津止渴。前者益气作用较强，后者清热作用较强。

小　结

1. 肺热证的病证与类型

肺热证的病证与类型有百日咳（痰火阻肺）、咳嗽（痰热郁肺）、喘证（表寒肺热、痰热郁肺）、哮病（痰热蕴肺）、小儿哮喘（肺热）、肺痈（成脓热毒蕴肺、溃脓热壅血瘀）、肺胀（痰热郁肺）、鼻衄（热邪犯肺、肺经伏热）、鼻窒（肺经壅热）、酒齄鼻（肺胃热盛）、火疳（肺经郁火）、白涩症（热恋肺脾）、白睛溢血（热客肺经）、喉痹（肺胃热盛）、咽喉瘤（肺胃蕴热）、咽喉菌（肺热郁蒸）、乳蛾（肺胃热盛）、热疮（肺胃热盛）、癃闭（肺热蕴盛）、痿证（肺热津伤）和消渴（肺热津伤）。

2. 临床表现

主症表现在肺的症状以咳、喘为主，同时痰多质黏厚或稠黄，或有血，或有脓。表现在五官，除特有的症状外，局部多红、肿、热、痛。多伴形寒身热，烦闷，身痛，有汗或无汗，口渴喜冷饮，面赤咽红，溲赤便秘等。

3. 舌象与脉象

舌质或边尖红。苔薄黄、薄黄腻、黄、黄厚或有白苔。脉象：多为数、浮数、滑、滑数、弦，也有洪数、细数脉。

4. 代表方

泻白散：为清热剂中清脏腑热的方剂。功用：清泻肺热，止咳平喘。主治：肺热喘咳证。现代用于小儿麻疹初起、肺炎或支气管炎属肺中伏火郁热者。

附方葶苈大枣泻肺汤。功用：泻肺行水，下气平喘。主治：痰水壅实之咳喘胸满。与泻白散的区别为：前者泻肺中伏火，后者泻肺中痰水。

苇茎汤：也是清热剂中清脏腑热的方剂，有清肺化痰、逐瘀排脓的功效。主治：肺痈之热毒壅盛、痰瘀互结证。现代用于肺脓肿、大叶性肺炎、支气管炎、百日咳等属肺热痰瘀互结者。本节用千金苇茎汤合如金解毒散治疗热毒壅肺的肺痈。

麻杏石甘汤：为解表剂的辛凉解表剂。功用：辛凉解表，清肺平喘。主治：外感风热，邪热壅肺证。本节用于有表证的喘证。

桑菊饮：也是辛凉解表剂。功用：疏风清热，宣肺止咳。主治：风热初起，表热轻症。本节用于鼻衄的热邪犯肺的轻症。

定喘汤：是理气剂的降气剂。功用：宣降肺气，清热化痰。主治：风寒外束、痰热内蕴证，此节用于痰热蕴肺的哮证。

桑白皮汤：虽有多处选用，但并非相同。热邪伤阴，邪恋肺脾的白涩症选用的是《审视瑶函》方，除清热利肺外，因其为热邪伤阴所致，故加有滋阴药。治疗痰热郁肺之喘证的桑白皮汤有清热宣肺、化痰平喘的作用，在《中医内科学》中用的是《景岳全书》的方剂，但其药物的选用多数不同。主要选用的是降逆平喘化痰的药物。

其他方剂虽各有不同，多数为在清肺热的基础上，加用治疗所在部位的病证的药物。如肺胃热盛的喉痹、乳蛾选用清热解毒、利咽消肿的清咽利膈汤；由肺热引起的鼻衄、鼻窒选用清宣肺热、通窍的辛夷清肺散、黄芩汤。热客肺经的白睛溢血选用清肺凉血散血的退赤散，肺肝风热的花翳白陷选用疏风清热的加味修肝散等。

《方剂学》中的黄芩汤是清热剂中的清脏腑热方，为芍药汤的附方。功用：清热止痢，和中止痛。主治：热泄、热痢，为《伤寒论》方，本节用的是《医宗金鉴》方。

第二节　肝（胆）火热证

1. 鼻衄（肝火上逆）

鼻衄即鼻出血，是多种疾病的常见症状之一。本节重点讨论因脏腑功能失调引起的鼻衄。

【临床表现】鼻衄暴发，量多，血色深红，鼻黏膜色深红。常伴有头痛头晕、耳鸣，口苦咽干，胸胁苦满，面红目赤，烦躁易怒。舌质红，苔黄，脉弦数。

【证机概要】肝火上逆，迫血妄行，溢于清道。

【治法】清肝泻火，凉血止血。

【方药】龙胆泻肝汤加减。龙胆泻肝汤清肝泻火；加白茅根、仙鹤草、茜草根等加强凉血止血之功；加石膏、黄连、竹茹、青蒿等以清泻上炎之火。

若便秘、口干甚者加麦冬、玄参、知母、葛根等以清热养阴生津。若暴怒伤肝，或肝火灼阴，致肝阳上亢而见头晕目眩、面红目赤、鼻衄、舌质干红少苔者，可用豢龙汤加减。

附　血证之鼻衄（肝火上炎）

鼻腔出血称为鼻衄。鼻衄可因鼻腔局部疾病及全身疾病而引起。内科范围的鼻衄主要见于某些传染病、发热性疾病、血液病、风湿热、高血压、维生素缺乏症、化学药品及药物中毒等引起的鼻出血。

【临床表现】鼻衄，头痛，目眩，耳鸣，烦躁易怒，两目红赤，口苦。舌红，脉弦数。

【证机概要】火热上炎，迫血妄行，上溢清窍。

【治法】清肝泻火，凉血止血。

【方药】龙胆泻肝汤加减。方中龙胆草、柴胡、栀子、黄芩清肝泻火；木通、泽泻、车前子清利湿热；生地、当归、甘草滋阴养血；白茅根、蒲黄、大蓟、小蓟、藕节凉血止血。

若阴液亏耗，口鼻干燥，舌红少津，脉细数者，可去车前子、泽泻、当归，酌加玄参、麦冬、女贞子、旱莲草滋阴凉血止血；阴虚内热，手足心热，加玄参、龟板、地骨皮、知母滋阴清热。

2. 鼻渊（胆腑郁热）

鼻渊是指以鼻流浊涕、量多不止为主要特征的鼻病。西医学的鼻窦炎症性疾病可参考本病进行辨证论治。

【临床表现】鼻涕浓浊，量多，色黄或黄绿，或有腥臭味，鼻塞，嗅觉减退，头痛剧烈。可兼有烦躁易怒、口苦、咽干、耳鸣耳聋、寐少梦多、小便黄赤等全身症状。舌质红，舌苔黄或腻，脉弦数。检查见鼻黏膜充血肿胀，中鼻道、嗅沟或鼻底可见有黏性或脓性分泌物潴留，头额、眉棱骨或颌面部可有叩痛或压痛。

【证机概要】胆腑郁热，循经上犯鼻窍。

【治法】清泻胆热，利湿通窍。

【方药】龙胆泻肝汤加减。

若鼻塞甚者，可酌加苍耳子、辛夷、薄荷等；若头痛甚者，可酌加菊花、蔓荆子。

3. 鼻菌（肝胆热盛）

鼻菌是指发生于鼻腔、鼻窦的恶性肿瘤。

【临床表现】鼻塞，鼻流污浊血涕，鼻内恶臭，时有鼻衄，头痛，或见面颊肿胀，突眼或视力减退，张口困难，耳鸣耳聋。全身或有口苦咽干、渴而喜饮、心烦失眠、便秘尿赤等症。舌质红，苔黄或黄燥，脉弦滑或弦数。检查见鼻腔肿物色红或暗红，溃烂，触之易出血。

【证机概要】肝胆热盛，火毒内攻，与气血搏结鼻窍而生成肿块。

【治法】清肝泻胆，解毒散结。

【方药】龙胆泻肝汤加减。本方重在清泻肝胆，可选加三棱、昆布、海藻、生牡蛎、穿山甲等以攻坚散结。或选加水蛭、虻虫、土鳖、桃仁、红花、泽兰等破血逐瘀散结聚。热盛者加山豆根、青黛、黄连、水蛭、夏枯草等以清热解毒；大便秘结，加大黄、玄明粉等以泄热通便。

若痰多，颈部臖核较大宜加天南星、生半夏以攻坚逐瘀，祛痰散结，或可加山慈姑、海浮石、瓜蒌仁、皂角刺、白芥子、马勃等以消痰散结。头痛，面颧部疼痛剧烈者，可选加露蜂房、田七、五灵脂、蜈蚣、全蝎等以活血通络，并可配合内服云南白药。涕中带血或鼻衄者，可选加旱莲草、仙鹤草、藕节、马勃、白茅根等。

本病后期，肾元亏损，其病日深，可出现正虚邪实之证，应根据病情变化，配合补虚扶正，以达扶正祛邪的目的。

4. 脓耳（肝胆火盛）

脓耳是指以鼓膜穿孔、耳内流脓、听力下降为主要特征的耳病。西医学的急、慢性化脓性中耳炎及乳突炎可参考本病进行辨证施治。

【临床表现】耳痛甚剧，痛引腮脑，耳鸣耳聋，耳脓多而黄稠或带红色。全身可见发热，口苦咽干，小便黄赤，大便干结。舌质红，苔黄，脉弦数有力。小儿症状较成人为重，可有高热、烦躁不安、惊厥等症。检查可见患耳鼓膜红赤饱满，或鼓膜紧张部穿孔，耳道有黄稠或带红色脓液，量较多。听力检查为传导性耳聋。

【证机概要】肝经内外邪热，困结耳窍，热毒炽盛，化腐成脓。

【治法】清肝泻火，解毒排脓。

【方药】龙胆泻肝汤加减。方中龙胆草、黄芩、栀子清泻肝胆三焦之火；柴胡入肝胆以解郁舒肝；当归、生地清热活血祛瘀；车前子、木通、泽泻渗湿泄热。若火热炽盛，流脓不畅者，重在清热解毒，消肿排脓，可选用仙方活命饮加减。

5. 脓耳眩晕（肝胆热盛）

脓耳眩晕是指因脓耳失治，邪毒流窜内耳引起的眩晕，可反复发作，病情轻重不等。西医学的化脓性中耳炎及乳突炎并发迷路炎可参考本病进行辨证施治。

【临床表现】眩晕剧烈，恶心呕吐，动则尤甚，耳痛，耳内流脓黄稠，耳鸣耳聋。伴口苦咽干，急躁易怒，便秘尿赤，或有发热、头痛、目赤。舌质红，苔黄，脉弦数。

【证机概要】脓毒内聚，火热引动肝风。

【治法】清热泻火，解毒息风。

【方药】龙胆泻肝汤合天麻钩藤饮加减。龙胆泻肝汤泻火热，祛湿毒；天麻钩藤饮清内火，息肝风。

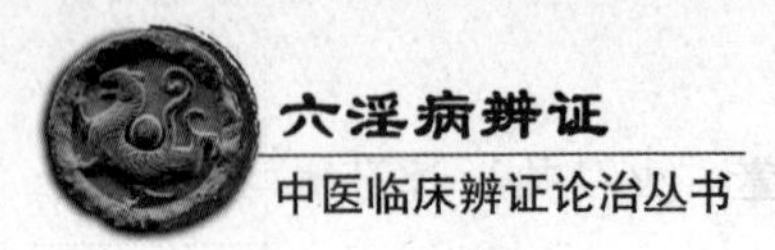

6. 耳眩晕（肝阳上扰）

耳眩晕是指由耳窍病变所引起的以头晕目眩、如坐舟车、天旋地转为主要特征的疾病。西医学的内耳疾病所引起的眩晕，如梅尼埃病、良性阵发性位置性眩晕、前庭神经炎、药物中毒性眩晕、迷路炎等均可参考本病进行辨证施治。

【临床表现】眩晕每因情绪波动、心情不舒、烦恼时发作或加重，常兼耳鸣耳聋，口苦咽干，面红目赤，急躁易怒，胸胁苦满，少寐多梦。舌质红，苔黄，脉弦数。

【证机概要】肝气郁结，化火生风，风火上扰清窍。

【治法】平肝息风，滋阴潜阳。

【方药】天麻钩藤饮加减。方中天麻、钩藤、石决明平肝潜阳息风；黄芩、栀子清肝火；牛膝、杜仲、桑寄生、益母草滋养肝肾；茯神、夜交藤安神定志。

若眩晕较甚，偏于风盛者，可加龙骨、牡蛎以镇肝息风；偏于火盛者，可加龙胆草、丹皮以清肝泄热，或用龙胆泻肝汤以清泻肝胆之火。

因阳亢火盛，每致伤阴，故眩晕缓解后，应注意滋阴养液，以潜降肝阳，可用杞菊地黄丸调理善后。

7. 鼻咽纤维血管瘤（肝郁化火）

鼻咽纤维血管瘤是指以鼻咽部肿块并反复大量出血为主要特征的一种良性肿瘤。

【临床表现】鼻衄反复发作，量多色深红，鼻塞不适，全身或见口苦咽干，头晕目眩，胸闷不舒，胁痛，耳鸣。舌质红，舌边尖瘀点，苔黄，脉弦数或细数。检查见鼻腔及鼻咽血管瘤色暗红，血丝缠绕。

【证机概要】肝郁化火，气滞血凝，阻滞脉络，久则积结成块。

【治法】疏肝散结，凉血止血。

【方药】柴胡清肝汤加减。方中柴胡疏肝；黄芩、栀子、连翘、花粉清肝泻火；当归、川芎、赤芍、生地养血活血凉血；助以防风、牛蒡子、甘草清散邪热，利咽喉。

可加青皮、夏枯草、贝母、山慈姑软坚散结；如肝火亢盛而致鼻衄量多，可用龙胆泻肝汤加丹皮、白茅根、赤芍、茜草根以清肝泻火，凉血止血。

8. 风赤疮痍（肝脾毒热）

风赤疮痍是指胞睑皮肤红赤如朱，灼热疼痛，起水疱或脓疱，甚至溃烂的眼病。风赤疮痍相当于西医学的病毒性睑皮炎，常见的有单纯疱疹病毒性睑皮炎和带状疱疹病毒性睑皮炎。

【临床表现】胞睑红赤痒痛，水疱、脓疱簇生，患眼涩痛，畏光流泪，抱轮红赤或白睛混赤，黑睛生星翳或黑睛生翳溃烂；全身可见头痛发热，口苦，溲黄便结。舌红苔黄，脉弦数。

【证机概要】脾经热毒内蕴，脾病及肝，肝脾同病。

【治法】清热除湿，散邪退翳。

【方药】龙胆泻肝汤加减。可于方中加地肤子、白鲜皮、金银花、防风以助疏风散邪。

9. 花翳白陷（热炽腑实）

花翳白陷是指黑睛生翳，四周高起，中间低陷，状如花瓣的眼病。花翳白陷相当于西医学的角膜溃疡，主要包括蚕食性角膜溃疡及细菌性角膜溃疡。

【临床表现】患眼视力下降，头目疼痛，碜涩畏光，热泪频流，白睛混赤，黑睛生翳溃陷，从四周蔓生，迅速侵蚀整个黑睛，遮掩瞳神，或见黄液上冲；多伴发热口渴，溲黄便结。舌苔黄，脉数有力。

【证机概要】肺肝素有积热，加之脏腑火炽，热盛火实，灼蚀黑睛。

【治法】通腑泄热。

【方药】泻肝散（黑玄参、大黄、黄芩、知母、桔梗、车前子、羌活、龙胆草、当归、芒硝）加减。

若白睛混赤严重者，可加桑白皮、金银花、夏枯草以清肝泻肺；伴黄液上冲者，重用栀子、泽泻、生石膏、天花粉以清热泻火。

10. 鹘眼凝睛

鹘眼凝睛是指以眼珠突出，如鹘鸟之眼，呈凝视状为特征的眼病，又名鹘眼凝睛外障、鱼睛不夜。该病多伴有全身症状，可单眼或双眼发病。鹘眼凝睛相当于西医学的甲状腺相关性免疫眼眶病，又称为 Graves 眼病。患者可表现为甲状腺功能亢进或甲状腺功能低下。若甲状腺功能正常而出现 Graves 眼病时，称为眼型 Graves 病。

①肝郁化火

【临床表现】眼珠进行性突出，不能转动，白睛红赤；全身可伴有性急易怒，怕热多汗，心悸失眠，口苦咽干。舌红苔黄，脉弦数。

【证机概要】肝火上炎目窠。

【治法】清肝泻火，解郁散结。

【方药】丹栀逍遥散加减。临证可酌加夏枯草、草决明入肝经而清泻郁火；若有胸闷胁痛者加香附、郁金以疏肝解郁；

两手及舌伸出有震颤者加石决明、钩藤以平肝息风。

②阴虚阳亢

【临床表现】眼珠微突，凝视不能动，白睛淡红；全身可伴有头晕耳鸣，怵惕不安，心烦不寐，消瘦多汗。舌红少苔，脉细数。

【证机概要】阴损血亏，肝火犯上，不能濡养目窍。

【治法】滋阴潜阳，平肝降火。

【方药】平肝清火汤加减。可加女贞子、麦冬增强养阴涵阳之力；心悸眠差较重者加酸枣仁、夜交藤以养心安神；双手震颤者加珍珠母、鳖甲以滋阴平肝息风。

11. 混睛障（肝胆热毒）

混睛障是指黑睛深层呈圆盘状灰白色混浊翳障，障碍视力的眼病。本病相当于西医学的角膜基质炎，大多属于抗原－抗体在角膜基质内的免疫反应，常与先天性梅毒、结核、单纯疱疹病毒感染、带状疱疹、麻风等有关。

【临床表现】患眼刺痛，羞明流泪，抱轮暗红，或白睛混赤，黑睛深层呈圆盘状灰白色混浊肿胀，或赤脉贯布，或赤白混杂；可伴口苦咽干，便秘溲黄。舌红苔黄，脉弦数。

【证机概要】肝胆热毒炽盛，因热致瘀，或火郁脉络。

【治法】清肝解毒，凉血化瘀。

【方药】银花解毒汤加减。

黑睛灰白混浊肿胀增厚者，可加车前子、茺蔚子以利水消肿；黑睛赤脉瘀滞甚者，可选加当归尾、赤芍、桃仁、红花以活血化瘀；口渴欲饮者，可加生石膏、知母以助清热；便秘者加玄明粉以助大黄通腑泻下；若系梅毒引起者加土茯苓以解毒。

12. 疳疾上目（脾虚肝热）

疳积上目是指继发于小儿疳积，初起眼干涩、夜盲，日久黑睛生翳糜烂，甚则溃破穿孔的眼病，又名小儿疮眼外障、小儿疳伤、疳毒眼、疳眼等，常双眼发病。本病相当于西医学之角膜软化症，是由维生素 A 缺乏而引起的角膜溶解和坏死。

【临床表现】头眼疼痛，畏光流泪，白睛干燥，抱轮红赤，黑睛混浊或溃烂，甚至黄液上冲，严重者可致黑睛坏死、穿破，变为蟹睛、眼球枯萎等恶候；多伴有腹胀便溏，烦躁不宁。舌红苔薄，脉弦。

【证机概要】虫积成疳，脾胃虚弱，脾病及肝，肝热内生，上攻于目。

【治法】健脾清肝，退翳明目。

【方药】肥儿丸加减。

可酌加夏枯草、菊花、蝉蜕以退翳明目；若有黄液上冲者，可加薏苡仁、蒲公英、败酱草以增清热排毒之功。

13. 聚星障（肝胆火炽）

聚星障是指黑睛聚生多个细小星翳，其形或连缀，或团聚，伴有涩痛、羞明流泪的眼病。本病相当于西医学之单纯疱疹病毒性角膜炎，又称树枝状角膜炎、地图状角膜炎、盘状角膜炎。

【临床表现】患眼涩痛，灼热畏光，热泪频流，白睛混赤，黑睛生翳，扩大加深，呈树枝状或地图状；或兼见胁痛，口苦咽干，溺黄。舌红苔黄，脉弦数。

【证机概要】肝胆火毒炽盛，邪深毒重，黑睛受灼。

【治法】清肝泻火。

【方药】泻青丸加减。

方中常加蝉蜕、木贼以退翳明目；小便黄赤者可加车前草、瞿麦、萹蓄以清利小便。

14. 绿风内障

绿风内障是以头眼胀痛，眼珠变硬，瞳神散大，瞳色淡绿，视力锐减为主要临床特征的眼病。绿风内障相当于西医学之急性闭角型青光眼。

①风火攻目

【临床表现】头痛如劈，目珠胀硬，视力锐减，眼压升高，胞睑红肿，白睛混赤肿胀，黑睛雾状水肿，前房极浅，黄仁晦暗，瞳神中等度散大，展缩不灵，房角有粘连；伴有恶心、呕吐等全身症状。舌红苔黄，脉弦数。

【证机概要】肝脏风火交炽，上攻头目，目中玄府闭塞。

【治法】清热泻火，平肝息风。

【方药】绿风羚羊饮加减。

头痛甚者，加川芎、菊花、石膏以清散热邪；伴有恶心、呕吐者，可加代赭石、竹茹以清热降逆止呕；目珠胀硬，神水积滞者，加猪苓、通草、泽泻以利水泄热。

②气火上逆

【临床表现】头眼剧烈胀痛，视力骤降，眼压升高，白睛混赤，黑睛雾状混浊，前房极浅，黄仁晦暗，纹理模糊，瞳神中等度散大，展缩不灵，房角有粘连；伴有胸闷嗳气，恶心、呕吐，口苦。舌红苔黄，脉弦数。

【证机概要】情志过激，肝火上逆攻目。

【治法】清热疏肝解郁。

【方药】丹栀逍遥散加减。伴恶心、呕吐者加左金丸以清肝泻火，降逆和胃止呕；胸闷胁肋胀痛者加郁金、香附以疏肝行气止痛；目珠胀硬，黑睛雾状混浊，加猪苓、通草、泽泻以利水泄热。

15. 目系暴盲（肝经实热）

目系暴盲是指目系因六淫外感、情志内伤或外伤等致患眼突然盲而不见的眼病。目系暴盲相当于西医学之急性视神经炎、严重的前部缺血性视神经病变等引起视力突然下降的视神经病。

【临床表现】突然视力下降甚或失明。部分患者眼球转动时疼痛或深部疼痛，儿童可伴头痛、呕吐。眼底检查：视力很差者，瞳孔对光反射迟钝，双眼失明者，瞳孔散大，对光反射消失。单眼患者，可有相对性传入性瞳孔障碍。眼底：视盘炎可见视盘充血，边界模糊，严重时充血肿胀，视网膜中央静脉充盈、迂曲，视盘及其周围可见少许出血和渗出、水肿；急性球后视神经炎早期眼底多正常，晚期出现视盘颞侧苍白；前部缺血性视神经病变者，视盘轻度肿胀，淡红色，表面毛细血管扩张；全身症见头胀耳鸣，胁痛口苦。舌红苔黄，脉弦数。

【证机概要】肝火内盛，循经直灼目系，目系瘀滞。

【治法】清肝泄热，兼通瘀滞。

【方药】龙胆泻肝汤加减。可于方中加夏枯草、决明子以增强清肝泻火之功；若视盘充血肿胀等，可加桃仁、丹皮以助活血散瘀，利水消肿；若头日胀痛者，酌加菊花、蔓荆了、青葙子、石决明以清利头目止痛；烦躁失眠者加黄连、夜交藤清心宁神。

16. 眉棱骨痛（肝火上炎）

眉棱骨痛是指眉棱骨部或眼眶骨疼痛的眼病。本病相当于西医学之眶上神经痛。

【临床表现】眉棱骨、眼眶骨及前额骨皆痛，目珠胀痛，目赤眩晕；可兼口苦咽干，烦躁不宁，胁肋胀痛，小便短赤。舌红苔黄，脉弦数。

【证机概要】肝郁化火，循肝经上炎头目。

【治法】清肝泻火，解郁通窍。

【方药】洗肝散加减。可加青蒿、薄荷直入肝经以散其邪热；疼痛较甚者加蔓荆子、夏枯草以泄热解郁止痛。

17. 凝脂翳（肝胆火炽）

凝脂翳是指黑睛生翳，状如凝脂，多伴有黄液上冲的急重眼病。凝脂翳相当于西医学的细菌性角膜炎，主要指匐行性角膜溃疡和绿脓杆菌性角膜溃疡。

【临床表现】头眼疼痛明显，强烈羞明，热泪如泉，白睛混赤，黑睛生翳，状如凝脂，神水混浊，黄液上冲；可伴口苦溲黄。舌红苔薄黄，脉弦数。

【证机概要】外邪不解，入里化热，肝胆火炽，上攻黑睛。

【治法】清肝泻火。

【方药】龙胆泻肝汤加减。

若见黄液上冲，加野菊花、紫花地丁、败酱草、苡仁等以清热解毒排脓；大便燥结者加大黄、芒硝以泻火通腑。

18. 天行赤眼暴翳（肝火偏盛）

天行赤眼暴翳是指因感受疫疠之气急发白睛红赤，继之黑睛生翳的眼病。本病相当于西医学的流行性角结膜炎。

【临床表现】患眼涩痛，畏光流泪，视物模糊，黑睛星翳簇生，抱轮红赤；兼见口苦干，便秘溲赤。舌红，苔黄，脉弦数。

【证机概要】素体内热较盛，外邪引动肝火，内外合邪，上犯于目。

【治法】清肝泻火，退翳明目。

【方药】龙胆泻肝汤加减。常于方中加蝉蜕、密蒙花、谷精草以增疏风清热退翳之功。

19. 圆翳内障（肝热）

圆翳内障是指随年龄增长而晶珠逐渐混浊，视力缓慢下降，终致失明的眼病。圆翳内障相当于西医学的老年性白内障。

【临床表现】视物不清，视力缓降，晶珠混浊，或有眵泪，目涩胀；时有头昏痛，口苦咽干，便结。舌红苔薄黄，脉弦或弦数。

【证机概要】肝热上扰头目，热灼晶珠。

【治法】清热平肝，明目退障。

【方药】石决明散加减。

因邪热为患，口苦便结者去羌活；肝热不甚，无口苦便结者，去栀子、大黄；肝热夹风，头昏痛者，可酌加黄芩、桑叶、菊花、蔓荆子、钩藤、刺蒺藜以助清热平肝、明目退障之功；若口苦咽干甚者加生地、玄参以清热生津。

20. 瞳神紧小（肝胆火炽）

瞳神紧小是黄仁受邪，以瞳神持续缩小，展缩不灵为主要临床症状的眼病。瞳神紧小失治、误治，致瞳神与其后晶珠黏着，边缘参差不齐，失去正圆为临床特征的眼病称瞳神干缺，又名瞳神缺陷。

瞳神紧小及瞳神干缺两病在病因病机和临床表现等方面大致相似，故一并阐述。瞳神紧小、瞳神干缺相当于西医学的前葡萄膜炎。瞳神紧小相当于急性前葡萄膜炎，瞳神干缺相当于慢性前葡萄膜炎。

【临床表现】眼珠疼痛，眉棱骨痛，畏光，流泪，视力下降；胞睑红肿，白睛混赤，黑睛后壁可见点状或羊脂状沉着物，神水混浊，或黄液上冲，黄仁肿胀，纹理不清，瞳神缩小，展缩不灵，或瞳神干缺，或可见瞳神区内细尘状混浊；口苦咽干，大便秘结。舌红苔黄，脉弦数。

【证机概要】肝胆火炽，向上侵及瞳神。

【治法】清泻肝胆。

【方药】龙胆泻肝汤加减。

眼珠疼痛、白睛混赤甚者，可加赤芍、丹皮、茜草以清热凉血，退赤止痛；若见黄液上冲者，可加蒲公英、紫花地丁、败酱草以清热解毒，排脓止痛；兼口苦咽干、大便秘结者加花粉、大黄以清热生津，泻下攻积。

21. 乳衄（肝火偏旺）

乳窍不时溢出少量血液，称为乳衄。引起乳衄的疾病有多种，如乳腺导管内乳头状瘤、乳腺癌、乳腺增生病等。乳腺导管内乳头状瘤包括大导管内乳头状瘤和多发性导管内乳头状瘤，前者发生在大乳管近乳头的壶腹部，后者发生在乳腺的中小导管内。本节所讨论的乳衄是指大导管内乳头状瘤。

【临床表现】乳窍流血色鲜红或暗红，乳晕部可扪及肿块，压痛明显；伴性情急躁，乳房及两胁胀痛，胸闷嗳气，口中干苦，失眠多梦。舌质红，苔薄黄，脉弦。

【证机概要】肝郁化热，热瘀乳房，损伤血络。

【治法】疏肝解郁，清热凉血。

【方药】丹栀逍遥散加减。

血色鲜红加生地、小蓟；乳房胀痛加橘叶、川楝子、香附；肿块不消加山慈姑、土贝母、牡蛎。

22. 乳痈（气滞热壅）

乳痈是由热毒入侵乳房而引起的急性化脓性疾病，相当于西医的急性化脓性乳腺炎。

【临床表现】乳汁郁积结块，皮色不变或微红，肿胀疼痛；伴有恶寒发热，周身酸楚，口渴，便秘。苔薄，脉数。

【证机概要】气滞热壅，郁结肝胃。

【治法】疏肝清胃，通乳消肿。

【方药】瓜蒌牛蒡汤加减。

乳汁壅滞者加王不留行、路路通、漏芦等；肿块明显者加当归、赤芍、桃仁等。

23. 粉刺性乳痈（肝经郁热）

粉刺性乳痈即西医的浆细胞性乳腺炎。

【临床表现】乳头凹陷，乳晕部结块红肿疼痛；伴发热，头痛，大便干结，尿黄。舌质红，舌苔黄腻，脉弦数或滑数。

【证机概要】肝经郁热，侵及乳房，瘀成肿块。

【治法】疏肝清热，活血消肿。

【方药】柴胡清肝散加白花蛇舌草、山楂等。

24. 产后乳汁自出（肝经郁热）

产妇在哺乳期中，乳汁不经婴儿吸吮而自然溢出者称“乳汁自出”，亦称“漏乳”。

【临床表现】产后乳汁自出，量多质稠，乳房胀痛；伴情志抑郁或烦躁易怒，口苦咽干，大便秘结，小便黄赤。舌质红，苔薄黄，脉弦数。

【证机概要】情志抑郁，肝郁化热，迫乳外溢。

【治法】疏肝解郁，清热敛乳。

【方药】丹栀逍遥散加减。

丹栀逍遥散疏肝解郁清热，临床应用可去生姜之辛散，加生地养阴滋血，夏枯草清热散结，生牡蛎平肝敛乳。

25. 经行头痛（肝火）

每遇经期或行经前后，出现头痛，经后辄止者，称为经行头痛。

【临床表现】经行头痛，甚或颠顶掣痛，头晕目眩，月经量稍多，色鲜红；烦躁易怒，口苦咽干。舌质红，苔薄黄，脉弦细数。

【证机概要】素体肝阳偏亢，经行冲气偏旺，风阳上扰清窍。

【治法】清热平肝息风。

【方药】羚角钩藤汤。方中羚羊角、钩藤平肝清热，息风镇痉；桑叶、菊花清肝明目；竹茹、贝母清热化痰；生地、白芍养阴清热；茯神宁心安神；甘草和中缓急。

若肝火旺，头痛剧烈者加龙胆草、石决明以清泄肝火；平时可服杞菊地黄丸滋养肝以治本。

26. 经行吐衄（肝经郁火）

每逢经行前后，或正值经期，出现周期性的吐血或衄血者，称“经行吐衄”。常伴经量减少，好像是月经倒行逆上，亦有“倒经”、“逆经”之称。本病相当于西医学的代偿性月经。

【临床表现】经前或经期吐血、衄血，量较多，色鲜红，月经可提前、量少甚或不行；心烦易怒，或两胁胀痛，口苦咽干，头晕耳鸣，尿黄便结。舌红苔黄，脉弦数。

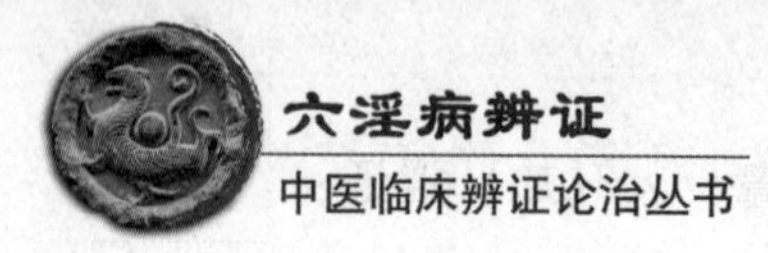

【证机概要】素性肝郁，值经前或行经之时，冲气夹肝火上逆，热伤阳络。

【治法】清肝调经。

【方药】清肝引经汤。方中当归、白芍养血柔肝；生地、丹皮凉血清热；栀子、黄芩清热降火；川楝子疏肝理气；茜草、白茅根佐生地以增清热凉血之功；牛膝引血下行；甘草调和诸药。

若兼小腹疼痛，经行不畅有血块者，为瘀阻胞中，于上方加桃仁、红花以活血祛瘀止痛。

27. 产后小便淋痛（肝经郁热）

产后出现尿频、尿急、淋沥涩痛等症状称“产后小便淋痛”。本病可与西医学的产褥期泌尿系感染互参。

【临床表现】产后小便艰涩而痛，余沥不尽，尿色红赤，情志抑郁或心烦易怒，小腹胀满，甚或两胁胀痛，口苦而干，大便干结。舌红，苔黄，脉弦数。

【证机概要】素体肝旺，或产后情志所伤，肝郁化火，热移膀胱。

【治法】疏肝清热通淋。

【方药】沉香散。方中沉香理气行滞为君；石韦、滑石、瞿麦、冬葵子行水通淋为臣；当归、赤芍、王不留行养血化瘀，白术健脾行水，为佐；甘草缓急止痛，调和诸药为使。

若小腹胀满，胸胁胀痛明显者加青皮、枳壳、乌药；恶露日久不止，小腹疼痛，加益母草、炒蒲黄、五灵脂。

28. 咯血（肝火犯肺）

血由肺及气管外溢，经口而咯出，表现为痰中带血，或痰血相兼，或纯血鲜红，间夹泡沫，均称为咯血，亦称为嗽血或咯血。主要见于呼吸系统疾病，如支气管扩张症、急性气管－支气管炎、慢性支气管炎、肺炎。

【临床表现】咳嗽阵作，痰中带血或咯纯血鲜红，胸胁胀痛，烦躁易怒，口苦。舌质红，苔薄黄，脉弦数。

【证机概要】木火刑金，肺失清肃，肺络受损。

【治法】清肝泻火，凉血止血。

【方药】泻白散合黛蛤散加减。前方清泻肺热，后方泻肝化痰。方中青黛、黄芩清肝凉血；桑白皮、地骨皮清泻肺热；海蛤壳、甘草清肺化痰；旱莲草、白茅根、大小蓟凉血止血。

肝火较甚，头晕目赤，心烦易怒者加丹皮、栀子清肝泻火。若咯血量较多，纯血鲜红，可用犀角地黄汤加三七粉冲服，以清热泻火，凉血止血。

29. 不寐（肝火扰心）

不寐是以经常不能获得正常睡眠为特征的一类病证。西医学的神经官能症、更年期综合征、慢性消化不良、贫血、动脉粥样硬化症等以不寐为主要临床表现时，可参考进行辨证论治。

【临床表现】不寐多梦，甚则彻夜不眠，急躁易怒，伴头晕头胀，目赤耳鸣，口干而苦，不思饮食，便秘溲赤。舌红苔黄，脉弦而数。

【证机概要】肝郁化火，上扰心神。

【治法】疏肝泻火，镇心安神。

【方药】龙胆泻肝汤加减。方中龙胆草、黄芩、栀子清肝泻火；泽泻、车前子清利湿热；当归、生地滋阴养血；柴胡疏肝胆之气；甘草和中；生龙骨、生牡蛎、灵磁石镇心安神。

胸闷胁胀，善太息者加香附、郁金、佛手、绿萼梅以疏肝解郁；若头晕目眩，头痛欲裂，不寐躁怒，大便秘结者，可用当归龙荟丸。

30. 黄疸（胆腑郁热）

黄疸是以目黄、身黄、小便黄为主症的一种病证，其中目睛黄染尤为本病的重要特征。本病证与西医所述黄疸意义相同，可涉及西医学中肝细胞性黄疸、阻塞性黄疸和溶血性黄疸。临床常见的急慢性肝炎、肝硬化、胆囊炎、胆结石、钩端螺旋体病、蚕豆黄及某些消化系统肿瘤等疾病，凡出现黄疸者，均可参照本节辨证施治。

【临床表现】身目发黄，黄色鲜明，上腹、右胁胀闷疼痛，牵引肩背，身热不退，或寒热往来，口苦咽干，呕吐呃逆，尿黄赤，大便秘。苔黄舌红，脉弦滑数。

【证机概要】湿热砂石郁滞，脾胃不和，肝胆失疏。

【治法】疏肝泄热，利胆退黄。

【方药】大柴胡汤加减。方中柴胡、黄芩、半夏和解少阳，和胃降逆；大黄、枳实通腑泄热；郁金、佛手、茵陈、山栀疏肝利胆退黄；白芍、甘草缓急止痛。

若砂石阻滞，可加金钱草、海金沙、玄明粉利胆化石；恶心呕逆明显，加厚朴、竹茹、陈皮和胃降逆。

胁痛甚者加郁金、制香附理气活络定痛；血热妄行，吐血量多，加犀角、赤芍清热凉血止血。

31. 腋痈（肝郁痰火）

腋痈是发生于腋窝的急性化脓性疾病，又名米疽、夹肢痈。其特点是腋下暴肿、灼热、疼痛而皮色不变，发热恶寒，上肢活动不利，约两周成脓，溃后容易形成袋脓。相当于西医学的腋部急性化脓性淋巴结炎。

【临床表现】腋部暴肿热痛；全身发热，头痛，胸胁牵痛。舌质红，苔黄，脉弦数。

【证机概要】肝郁痰火，侵及腋下。

【治法】清肝解郁，消肿化毒。

【方药】柴胡清肝汤加减。脓成加炙甲片、皂角刺。

32. 蛇串疮（肝经郁热）

蛇串疮是一种皮肤上出现成簇水疱，呈身体单侧带状分布，痛如火燎的急性疱疹性皮肤病。相当于西医学的带状疱疹。

【临床表现】皮损鲜红，灼热刺痛，疱壁紧张；口苦咽干，心烦易怒，大便干燥或小便黄。舌质红，苔薄黄或黄厚，脉弦滑数。

【证机概要】肝经郁热，侵及肌肤。

【治法】清泄肝火，解毒止痛。

【方药】龙胆泻肝汤加紫草、板蓝根、延胡索等。发于头面者加牛蒡子、野菊花；有血疱者加水牛角粉、牡丹皮；疼痛明显者加制乳香、制没药。

33. 牛皮癣（肝郁化火）

牛皮癣是一种皮肤状如牛领之皮，厚而且坚的慢性瘙痒性皮肤病。相当于西医的神经性皮炎。

【临床表现】皮疹色红，伴心烦易怒，失眠多梦，眩晕，心悸，口苦咽干。舌边尖红，脉弦数。

【证机概要】肝气郁滞化火，损伤皮肤。

【治法】疏肝理气，清肝泻火。

【方药】龙胆泻肝汤加减。心烦失眠者加钩藤、珍珠母；瘙痒剧烈者加刺蒺藜、白鲜皮。

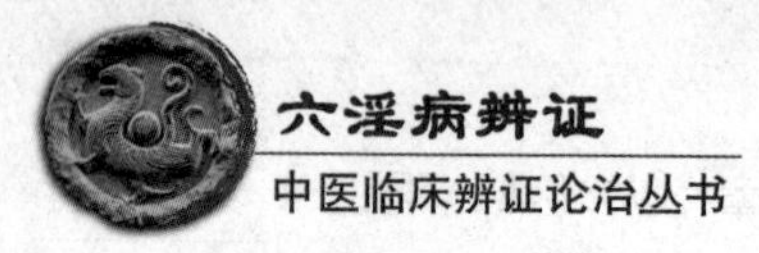

34. 瘿病（肝火旺盛）

瘿病是以颈前喉结两旁结块肿大为主要临床特征的一类疾病。现代医学以甲状腺肿大为主要临床表现的疾病可参照本节辨证论治，如单纯性甲状腺肿、甲状腺功能亢进症、甲状腺炎、甲状腺腺瘤、甲状腺癌等。

【临床表现】颈前喉结两旁轻度或中度肿大，一般柔软光滑，烦热，容易出汗，性情急躁易怒，眼球突出，手指颤抖，面部烘热，口苦。舌质红，苔薄黄，脉弦数。

【证机概要】痰气壅结，气郁化火。

【治法】清肝泻火，消瘿散结。

【方药】栀子清肝汤合消瘰丸加减。方中柴胡疏肝解郁；栀子、丹皮清泄肝火；当归养血活血；白芍柔肝；配合牛蒡子散热利咽消肿；生牡蛎、浙贝母化痰软坚散结；玄参滋阴降火。

肝火旺盛，烦躁易怒，脉弦数者，可加龙胆草、黄芩、青黛、夏枯草；手指颤抖者加石决明、钩藤、白蒺藜、天麻平肝息风；兼见胃热内盛而见多食易饥者加生石膏、知母；火郁伤阴，阴虚火旺而见烦热，多汗，消瘦乏力，舌红少苔，脉细数等症者，可用二冬汤合消瘰丸加减。

小　结

1. 肝（胆）火热证的病证与类型

肝（胆）火热证的病证与类型有鼻衄（肝火上逆）、鼻渊（胆腑郁热）、鼻菌（肝胆热盛）、脓耳（肝胆火盛）、脓耳眩晕（肝胆热盛）、耳眩晕（肝阳上扰）、鼻咽纤维血管瘤（肝郁化火）、风赤疮痍（肝脾毒热）、花翳白陷（热炽腑实）、鹘眼凝睛（肝郁化火、阴虚阳亢）、混睛障（肝胆热毒）、疳疾上目（脾虚肝热）、聚星障（肝胆火炽）、绿风内障（风火攻目、气火上逆）、目系暴盲（肝经实热）、眉棱骨痛（肝火上炎）、凝脂翳（肝胆火炽）、天行赤眼暴翳（肝火偏盛）、圆翳内障（肝热）、瞳神紧小（肝胆火炽）、乳衄（肝火偏旺）、乳痈（气滞热壅）、粉刺性乳痈（肝经郁热）、产后乳汁自出（肝经郁热）、经行头痛（肝火）、经行吐衄（肝经郁火）、产后小便淋痛（肝经郁热）、咯血（肝火犯肺）、不寐（肝火扰心）、黄疸（胆腑郁热）、腋痈（肝郁痰火）、蛇串疮（肝经郁热）、牛皮癣（肝郁化火）、瘿病（肝火旺盛）。

2. 临床表现

主症：鼻病：鼻衄爆发，或鼻涕浓浊，量多、色黄有味、闭塞。鼻菌流污浊血涕，鼻内恶臭外可影响周围器官。耳病：疼痛剧烈及耳脓多而黄稠，或带红色，或兼眩晕剧烈，恶心呕吐。鼻咽纤维血管瘤：可见鼻腔及鼻咽血管瘤色暗红，血丝缠绕。眼病：或胞睑红赤痒痛，水泡、脓疱簇生；或头目疼痛，涩痛畏光，热泪频流，白睛混赤，黑睛生翳溃陷；或眼珠微突，凝视不能动；或患眼刺痛，羞明流泪，抱轮暗红；或灼热畏光，黑睛生翳，瞳仁散大；均伴有红、肿、热、痛及分泌物稠、脓、臭等表现。乳痈表现为局部红肿或胀痛。与月经有关的病证，皆有量多、色红、小便淋痛则尿痛尿急等。

兼症：常伴有头痛头晕、耳鸣、口苦咽干、胸胁苦满胀痛、面红目赤、便秘尿赤、嗳气、恶心、呕吐、心悸失眠、怵惕不安、烦躁易怒等。

3. 舌象与脉象

舌象：舌质红或红绛；苔多数为薄黄、黄或黄腻或少津。

脉象：数、弦、弦数、滑数或细数。

4. 代表方

(1) 肝（胆）火热证的代表方剂为龙胆泻肝汤。此方是清热剂中清脏腑热的方剂。功用：清泻肝胆实火，清利肝胆湿热。主治：肝胆实火上炎和肝经湿热下注。现代用于治疗顽固性偏头痛、高血压、急性结膜炎、虹膜睫状体炎、外耳道疖肿、鼻炎、急性黄疸型肝炎、急性胆囊炎，以及泌尿生殖系统炎症等。泻青丸为龙胆泻肝汤的附方。功用：清肝泻火。主治：肝经火郁证。

(2) 丹栀逍遥散：是逍遥散加丹皮、栀子。功用：益血健脾，疏肝清热。主治：肝郁血虚，内有邪热证。本节用于鹘眼凝睛、绿风内障、乳衄。

(3) 柴胡清肝散：功用：清肝解郁，用于痈疽疮疡，由肝火而致，本节加减用于治疗痈证。

(4) 天麻钩藤饮：为治风剂中平息内风的方剂。功用：平肝息风，清热活血，补益肝肾。主治：肝阳偏亢，肝风上扰证。本节用于治疗肝火上扰的耳眩晕，与龙胆泻肝汤合用，治疗肝火上扰引起的脓耳眩晕。

其他：如气滞热壅的乳痈，选用疏肝清胃、通乳消肿的瓜蒌牛蒡汤；热炽腑实的花翳白陷，选用通腑泄热的泻肝散；肝胆热毒的混睛障，选用清肝解毒、凉血化瘀的银花解毒汤；由肝热引起的圆翳内障，选用清热平肝、明目退障的石决明散；肝经郁火引起的经行吐衄，选用清肝调经的当归引经汤；肝郁化火的鼻咽纤维血管瘤选用疏肝散结、凉血止血的柴胡清肝汤等。

第三节 心火证

1. 鼻衄（心火亢盛）

鼻衄即鼻出血，是多种疾病的常见症状之一。其可由鼻部损伤而引起，亦可因脏腑功能失调而致，本节重点讨论后者所引起的鼻衄。

【临床表现】鼻血外涌，血色鲜红，鼻黏膜红赤。伴有面赤，心烦失眠，身热口渴，口舌生疮，大便秘结，小便黄赤，甚则神昏谵语。舌尖红，苔黄，脉数或舌质红绛，少苔，脉细数。

【证机概要】心火上炎，迫血妄行，上溢鼻窍。

【治法】清心泻火，凉血止血。

【方药】泻心汤加减。方中大黄、黄芩、黄连苦寒直折，清心泻火，可酌加白茅根、侧柏叶、茜草根等加强凉血止血之效；心烦不寐、口舌生疮者加生地、木通、莲子心以清热养阴，引热下行。

2. 小儿口疮（心火上炎）

小儿口疮以齿龈、舌体、两颊、上颚等处出现黄白色溃疡，疼痛流涎，或伴发热为特征。若满口糜烂，色红作痛者，称为口糜；溃疡只发生在口唇两侧，称为燕口疮。本病可单独发生，也可伴发于其他疾病之中。

【临床表现】舌上、舌边溃烂，色赤疼痛，饮食困难，心烦不安，口干欲饮，小便短黄。舌尖红，苔薄黄，脉数，指纹紫。

【证机概要】心火上炎，熏蒸口舌。

【治法】清心凉血，泻火解毒。

【方药】泻心导赤散加减。方中黄连泻心火；生地凉血；竹叶清心热；通草导热下行；甘草调和诸药。

尿少者加车前子、滑石利尿泄热；口渴甚者加石膏、天花粉清热生津；大便秘结者加生大黄、玄明粉通腑泻火。

3. 夜啼（心经积热）

婴儿若白天能安静入睡，入夜则啼哭不安，时哭时止，或每夜定时啼哭，甚则通宵达旦，称为夜啼。

【临床表现】啼哭时哭声较响，见灯尤甚，哭时面赤唇红，烦躁不宁，大便秘结，小便短赤。舌尖红，苔薄黄，指纹多紫。

【证机概要】先天禀受或后天素体蕴热，心有积热，神明扰乱。

【治法】清心导赤，泻火安神。

【方药】导赤散加减。方中生地清热凉血；竹叶、通草清心降火；甘草梢泻火清热；灯心引诸药入心经。

大便秘结而烦躁不安者加生大黄以泻火除烦；腹部胀满而乳食不化者加麦芽、莱菔子、焦山楂以消食导滞；热盛烦闹者加黄连、栀子以泻火除烦。

4. 睑弦赤烂（心火上炎）

睑弦赤烂是以睑弦红赤、溃烂、刺痒为临床特征的眼病。相当于西医学的睑缘炎。

【临床表现】眦部睑弦红赤，灼热刺痒，甚或睑弦赤烂、出脓出血。舌尖红，苔薄，脉数。

【证机概要】心火素盛，复受风邪，心火上炎，灼伤睑眦。

【治法】清心泻火。

【方药】导赤散合黄连解毒汤加减。

若患处红赤较甚者，可加赤芍、丹皮以凉血退赤；痒极难忍者，酌加地肤子、白鲜皮、菊花、防风、川芎以祛风止痒。

5. 胬肉攀睛（心火上炎）

胬肉攀睛是指眼眦部长赤膜如肉，其状如昆虫之翼，横贯白睛，攀侵黑睛，甚至掩盖瞳神的眼病。相当于西医学之翼状胬肉。

【临床表现】患眼痒涩刺痛，胬肉高厚红赤，眦头尤甚；心烦多梦，或口舌生疮，小便赤热。舌尖红，脉数。

【证机概要】心火内盛，损伤两眦。

【治法】清心泻火。

【方药】泻心汤合导赤散加减。

若目眦疼痛、胬肉色暗红者，可加玄参、川芎、茺蔚子以清热凉血通络；小便赤热者，酌加车前子、泽泻、滑石以清热利尿。

6. 妊娠小便淋痛（心火偏亢）

妊娠期间出现尿频、尿急、淋沥涩痛等症，称“妊娠小便淋痛”，或“妊娠小便难”，俗称“子淋”。相当于西医学的妊娠合并泌尿系感染。

【临床表现】妊娠期间，小便频数，尿少色黄，艰涩刺痛，面赤心烦，渴喜冷饮，甚至口舌生疮。舌红欠润，少苔或无苔，脉细数。

【证机概要】心火偏旺，移热于小肠，热灼膀胱。

【治法】清心泻火，润燥通淋。

【方药】导赤散加玄参、麦冬。方中生地清热养阴生津为君；麦冬、玄参养阴生津降心火；木通上清心火，下通利小便；淡竹叶清心除烦，引热下行。甘草梢直达病所，清热止淋且调和诸药。

若小便热甚酌加栀子、黄芩清热解毒；尿中带血加生地榆、大小蓟清热凉血止血。注意木通用量以6g为宜，有报道称超过15g可损伤肾功能。

7. 鹅口疮（心脾积热）

鹅口疮是以口腔、舌上满布白屑为主要临床特征的一种口腔疾病。因其状如鹅口，故称鹅口疮。

【临床表现】口腔满布白屑，周围焮红较甚，面赤，唇红，或伴发热、烦躁、多啼，口干或渴，大便干结，小便黄赤。舌红，苔薄白，脉滑或指纹青紫。

【证机概要】心脾积热，上熏口舌。

【治法】清心泻脾。

【方药】清热泻脾散加减。方中黄连、栀子清心泄热；黄芩、石膏散脾经郁热；生地清热凉血；竹叶、灯心清热降火，导热下行；甘草调和诸药。

大便秘结者加大黄通腑泄热；口干喜饮者加石斛、玉竹、养阴生津。

8. 茧唇（心脾火毒）

茧唇是发生于唇部的岩肿，相当于西医的唇癌。

【临床表现】下唇部肿胀坚硬，结多层痂皮，形如蚕茧，溃烂后渗流血水，疼痛较剧，张口困难；伴口渴，尿黄，心烦，失眠。舌质红，苔黄，脉细而数。

【证机概要】心脾火毒，耗伤津液，上损口唇。

【治法】清火解毒，养阴生津。

【方药】清凉甘露饮加减。可酌加栀子、土茯苓、僵蚕、半枝莲等。

9. 血瘤（心肾火毒）

血瘤是指体表血络扩张，纵横丛集而形成的肿瘤。相当于西医的血管瘤，常见的有毛细血管瘤和海绵状血管瘤。

【临床表现】多见于初生婴儿。肿块大小不一，色泽鲜红，边界不清，不痛不痒；伴五心烦热，面赤口渴，尿黄便干，易口舌生疮。舌质红，苔薄黄，脉细数。

【证机概要】心肾火毒，蕴结体表。

【治法】清心泻火，凉血解毒。

【方药】芩连二母丸合凉血地黄汤加减。

10. 流行性腮腺炎（邪陷心肝）

流行性腮腺炎是由腮腺炎时邪（腮腺炎病毒）引起的一种急性传染病。

【临床表现】高热，耳下、腮部肿痛，坚硬拒按，神昏，嗜睡，项强，反复抽搐，头痛，呕吐。舌红，苔黄，脉弦数。

【证机概要】时热毒邪，内陷心肝，血热风动。

【治法】清热解毒，息风开窍。

【方药】清瘟败毒饮加减。方中栀子、黄连、连翘、生甘草清热解毒；水牛角、生地、生石膏、丹皮、赤芍清热凉营；竹叶、玄参、芦根清热生津；钩藤、僵蚕平肝息风。

头痛剧烈，恶心呕吐者加用龙胆草、天竺黄、车前子清肝泻火；神志不清者加服至宝丹清热镇惊开窍；抽搐频作者加服紫雪丹解毒平肝息风。

11. 急性肾小球肾炎（邪陷心肝）

急性肾小球肾炎简称急性肾炎，是儿科常见的免疫反应性肾小球疾病。本病多见于感染之后，尤其是溶血性链球菌感染之后，故称为急性链球菌感染后肾炎。

【临床表现】肢体面部浮肿，头痛眩晕，烦躁不安，视物模糊，口苦，恶心呕吐，甚至抽搐，昏迷，尿短赤。舌质红，苔黄糙，脉弦数。

【证机概要】热邪内陷心肝。

【治法】平肝泻火，清心利水。

【方药】龙胆泻肝汤合羚角钩藤汤加减。方中龙胆草清肝经实火，黄芩、菊花清热解毒；羚羊角粉、钩藤、白芍平肝息风；栀子、生地、泽泻、车前草、竹叶清心利水。

大便秘结加生大黄、玄明粉通便泻火；头痛眩晕较重加夏枯草、石决明清肝火，潜肝阳；恶心呕吐加半夏、胆南星化浊降逆止呕；昏迷抽搐可加服牛黄清心丸或安宫牛黄丸解毒息风开窍。

12. 心悸（痰火扰心）

心悸是指病人自觉心中悸动，惊惕不安，甚则不能自主的一种病证。病情较轻者为惊悸，病情较重者为怔忡。西医各种原因引起的心律失常，如心动过速、心动过缓、期前收缩、心房颤动或扑动、房室传导阻滞、病态窦房结综合征、预激综合征以及心功能不全、心肌炎、一部分神经官能症等表现以心悸为主症者，均可参照本病证辨证论治。

【临床表现】心悸时发时止，受惊易作，胸闷烦躁，失眠多梦，口干苦，大便秘结，小便短赤。舌红，苔黄腻，脉弦滑。

【证机概要】痰浊停聚，郁久化火，痰火扰心，心神不安。

【治法】清热化痰，宁心安神。

【方药】黄连温胆汤加减。方中黄连、山栀苦寒泻火，清心除烦；竹茹、半夏、胆南星、全瓜蒌、陈皮清化痰热，和胃降逆；生姜、枳实下气行痰；远志、菖蒲、酸枣仁、生龙骨、生牡蛎宁心安神。

痰热互结，大便秘结者加生大黄；心悸重者加珍珠母、石决明、磁石重镇安神；火郁伤阴，加麦冬、玉竹、天冬、生地养阴清热；兼见脾虚者加党参、白术、谷麦芽、砂仁益气醒脾。

小　结

1. 心火证的病证与类型

心火证的病证与类型有鼻衄（心火亢盛）、小儿口疮（心火上炎）、夜啼（心经积热）、睑弦赤烂（心火上炎）、胬肉攀睛（心火上炎）、妊娠小便淋痛（心火偏亢）、鹅口疮（心脾积热）、茧唇（心脾火毒）、血瘤（心肾火毒）、流行性腮腺炎（邪陷心肝）、急性肾小球肾炎（邪陷心肝）和心悸（痰火扰心）。

2. 临床表现

心火亢盛、心火上炎、心火偏亢主要表现在口、鼻、眼局部红肿、疼痛，或出血流脓。在小便表现为尿频、色黄、刺痛。痰火扰心可有心悸。流行性腮腺炎、急性肾小球肾炎因邪陷心肝表现为烦躁不安，视物模糊。

中医认为，“舌为心之苗”。心火亢盛多口舌生疮，“心主神”多心烦失眠、烦躁不宁，甚则神昏迷、抽搐、眩晕、谵语等。且多伴有大便秘结、小便短赤、面赤、渴喜冷饮等一般热证的表现。

3. 舌象与脉象

舌象：舌质或舌尖红，或红绛。舌苔黄、薄、薄黄、黄腻，甚则舌质少苔、黄燥。脉象：数、弦数、细数或滑数、弦滑。指纹：紫或青紫。

4. 代表方

（1）导赤散：为清热剂中清脏腑热的方剂。功用：清心利水养阴。主治：心经火热证。现代用于口腔炎、鹅口疮、小儿夜啼等属于心经有热者，以及泌尿系感染属下焦湿热者，热毒壅盛则与黄连解毒汤合用。

（2）泻心汤：为清热剂之清热解毒方之黄连解毒汤的附方。功用：泻心消痞。主治：邪热壅滞心下，气机痞塞证。心火盛可合用导赤散。

（3）清瘟败毒饮：也是黄连解毒汤的附方。功用：清热解毒，凉血泻火。主治：瘟疫热毒，气血两燔证。本节用于邪陷心肝的流行性腮腺炎。

其他如心脾积热的鹅口疮选用清心泻脾的清热泻脾散；心脾火毒的茧唇选用清火解毒、养阴生津的清凉甘露饮；痰火扰心的心悸选用清热化痰、宁心安神的黄连温胆汤等。急性肾小球肾炎属邪陷心肝，用平肝泻火、清心利水的龙胆泻肝汤合羚角钩藤汤。

第四节　脾胃热证

1. 鼻衄（胃热炽盛）

鼻衄即鼻出血，是多种疾病的常见症状之一。它可由鼻部损伤而引起，亦可因脏腑功能失调而致，本节重点讨论后者所引起的鼻衄。

【临床表现】鼻中出血，量多，色鲜红或深红，鼻黏膜色深红而干。多伴有口渴引饮，口臭，或齿龈红肿、糜烂出血，大便秘结，小便短赤。舌质红，苔黄厚而干，脉洪数或滑数。

【证机概要】胃热炽盛，上损鼻腔，迫血外溢。

【治法】清胃泻火，凉血止血。

【方药】凉膈散加减。方中黄芩、栀子清热泻火；薄荷、连翘疏解外邪；竹叶清热利尿，引热下行；大黄、芒硝、甘草利膈通便。

若大便通利，可去芒硝；热甚伤津伤阴者，可加麦冬、玄参、白茅根之类以助养阴清热生津。《中医内科学》用玉女煎。

2. 小儿呕吐（胃热气逆）

呕吐是因胃失和降，气逆于上，以致乳食由胃中上逆经口而出的一种常见病证。呕吐可见于西医学的多种疾病，本节所述以消化道功能紊乱症为主。

【临床表现】食入即吐，呕吐频繁，呕哕声洪，吐物酸臭，口渴多饮，面赤唇红，烦躁少寐。舌红苔黄，脉滑数，指纹紫滞。

【证机概要】胃热，胃失和降，胃气上逆。

【治法】清热泻火，和胃降逆。

【方药】黄连温胆汤加减。方中黄连清胃泻火；陈皮、枳实理气导滞；半夏、竹茹降逆止呕；茯苓、甘草和胃。

兼食积加神曲、山楂、麦芽消食化积；大便不通加生大黄通腑泄热；口渴者加天花粉、麦门冬养胃生津；吐甚者加生代赭石降逆止吐。虚热上犯，气逆不降而呕吐者，可选橘皮竹茹

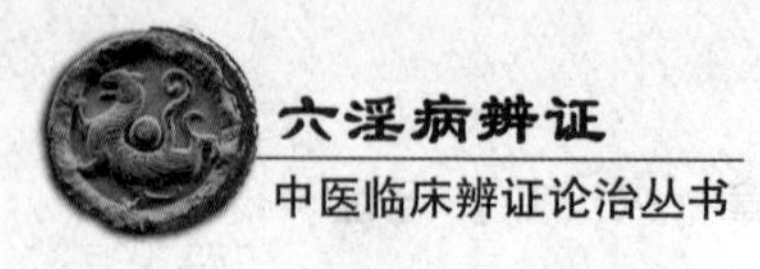

汤或竹叶石膏汤。

3. 小儿腹痛（胃肠结热）

腹痛是指胃脘以下、脐之四旁以及耻骨以上部位发生的疼痛。腹痛为小儿常见的证候，可见于任何年龄与季节。导致腹痛的疾病很多，多为功能性腹痛，主要为再发性腹痛。

【临床表现】腹部胀满，疼痛拒按，大便秘结，烦躁不安，潮热口渴，手足心热。唇舌鲜红，舌苔黄燥，脉滑数或沉实，指纹紫滞。

【证机概要】邪热结于胃肠，导致气机不畅。

【治法】通腑泄热，行气止痛。

【方药】大承气汤加减。方中生大黄、玄明粉泄热通便，荡涤胃肠，活血祛瘀；厚朴行气破结，消痞除满；升麻、黄连清泻胃热；木香、枳实行气消痞。

若口干、舌质红干伤津者加玄参、麦冬、生地养阴生津。因肝胆失于疏泄，肝热犯胃而实热腹痛，用大柴胡汤加减。

4. 肥胖（胃热滞脾）

肥胖是由于多种原因导致体内膏脂堆积过多，体重异常增加。现代医学的单纯性（体质性）肥胖病、继发性肥胖病（如继发于下丘脑及垂体病、胰岛病及甲状腺功能低下等的肥胖病），可参照本节治疗。

【临床表现】多食，消谷善饥，形体肥胖，脘腹胀满，面色红润，心烦头昏，口干口苦，胃脘灼痛，嘈杂，得食则缓。舌红苔黄腻，脉弦滑。

【证机概要】胃热脾湿，精微不化，膏脂瘀积。

【治法】清胃泻火，佐以消导。

【方药】小承气汤合保和丸加减。前方通腑泄热，行气散结，用于胃肠有积热，热邪伤津而见肠中有燥屎者；后方重在消食导滞，用于食积于胃而见胃气不和者。方中大黄泄热通便；连翘、黄连清胃泻火；枳实、厚朴行气散结；山楂、神曲、莱菔子消食导滞；陈皮、半夏理气化痰和胃；茯苓健脾利湿。

肝胃郁热症见胸胁苦满，烦躁易怒，口苦舌燥，腹胀纳呆，月经不调，脉弦，可加柴胡、黄芩、栀子；肝火致便秘者加更衣丸。食积化热，形成湿热，内阻肠胃，而致脘腹胀满，大便秘结，或泄泻，小便短赤，苔黄腻，脉沉有力，可用枳实导滞丸或木香槟榔丸。湿热郁于肝胆，可用龙胆泻肝汤。风火积滞壅积肠胃，表里俱实者，可用防风通圣散。

5. 消渴（胃热炽盛）

消渴是以多饮、多食、多尿、乏力、消瘦，或尿有甜味为主要临床表现的一种疾病，相当于西医学的糖尿病。他如尿崩症，因具有多尿、烦渴的临床特点，与消渴病亦有某些相似之处，可参考本节辨证论治。

【临床表现】多食易饥，口渴，尿多，形体消瘦，大便干燥。苔黄，脉滑实有力。

【证机概要】胃火内炽，胃热消谷，耗伤津液。

【治法】清胃泻火，养阴增液。

【方药】玉女煎加减。方中生石膏、知母、黄连、栀子清胃泻火；玄参、生地黄、麦冬滋肺胃之阴；川牛膝活血化瘀，引热下行。

大便秘结不行，可用增液承气汤润燥通腑，“增水行舟”，待大便通后，再转上方治疗。本证亦可选用白虎加人参汤。方中以生石膏、知母清肺胃，除烦热；人参益气扶正；甘草、粳米益胃护津。

6. 便秘（热秘）

便秘是指粪便在肠内滞留过久，秘结不通，排便周期延长，或周期不长，但粪质干结，排出艰难，或粪质不硬，虽有便意，但便不畅的病证。相当于西医学的功能性便秘。他如肠道激惹综合征、肠炎恢复期肠蠕动减弱引起的便秘、直肠及肛门疾患引起的便秘、药物性便秘、内分泌及代谢性疾病的便秘，以及肌力减退所致的排便困难等可参照进行辨证论治。

【临床表现】大便干结，腹胀腹痛，口干口臭，面红心烦，或有身热，小便短赤。舌红，苔黄燥，脉滑数。

【证机概要】肠腑燥热，津伤便结。

【治法】泄热导滞，润肠通便。

【方药】麻子仁丸加减。方中大黄、枳实、厚朴通腑泄热；麻子仁、杏仁、白蜜润肠通便；芍药养阴和营。

若津液已伤，可加生地、玄参、麦冬以滋阴生津；若肺热气逆，咳喘便秘者，可加瓜蒌仁、苏子、黄芩清肺降气以通便；若兼郁怒伤肝，易怒目赤者加服更衣丸以清肝通便；若燥热不甚，或药后大便不爽者，可用青麟丸以通腑缓下，以免再秘；若兼痔疮、便血，可加槐花、地榆以清肠止血；若热势较盛，痞满燥实坚者，可用大承气汤急下存阴。

7. 呃逆（胃气上逆）

呃逆是指胃气上逆动膈，以气逆上冲，喉间呃呃连声，声短而频，难以自制为主要表现的病证。呃逆相当于西医学中的单纯性膈肌痉挛，其他疾病如胃肠神经官能症、胃炎、胃扩张、胸腹腔肿瘤、肝硬化晚期、脑血管病、尿毒症，以及胸腹手术后等所引起的膈肌痉挛之呃逆均可参考本节辨证论治。

【临床表现】呃声洪亮有力，冲逆而出，口臭烦渴，多喜冷饮，脘腹满闷，大便秘结，小便短赤。苔黄燥，脉滑数。

【证机概要】热积胃肠，腑气不畅，胃火上冲。

【治法】清胃泄热，降逆止呃。

【方药】竹叶石膏汤加减。方中竹叶、生石膏清泻胃火；沙参（易原方人参）、麦冬养胃生津；半夏和胃降逆；粳米、甘草调养胃气；竹茹、柿蒂助降逆止呃之力。

若腑气不通，痞满便秘者，可合用小承气汤通腑泄热，使腑气通，胃气降，呃自止；若胸膈烦热，大便秘结，可用凉膈散以攻下泄热。

8. 咽喉菌（脾胃热盛）

咽喉菌是指发生于咽喉部的恶性肿瘤。

【临床表现】咽喉疼痛，吞咽不利，头痛剧烈，或声音嘶哑，甚则失声，咳嗽痰稠，痰中带血，甚则张口困难，伸舌不便，口臭流涎，呼吸困难，气喘痰鸣。全身或见口干口臭，或耳鸣耳聋，小便短赤，大便秘结。舌质红或红绛，苔黄燥，脉弦滑数。检查见咽部或喉部肿物，如菜花状，表面有污秽腐物，颈部或有臖核。

【证机概要】火毒困结脾胃，上攻咽喉，困结喉间，痞塞脉络。

【治法】泻火解毒，消肿散结。

【方药】黄连解毒汤加减。临床可适当选加山豆根、白花蛇舌草、七叶一枝花、夏枯草、马鞭草等以苦寒泄热毒；大便秘结者加大黄、玄明粉。

9. 吐血（胃热壅盛）

血由胃来，经呕吐而出，血色红或紫黯，常夹有食物残渣，亦称为呕血。吐血主要见于上消化道出血，其中以消化性溃疡出血及肝硬化所致的食管、胃底静脉曲张破裂最多见，其次见于食管炎，急、慢性胃炎，胃黏膜脱垂症等，以及某些全身性疾病（如血液病、尿毒症、应激性溃疡）引起的出血。

【临床表现】脘腹胀闷，嘈杂不适，甚则作痛，吐血色红或紫黯，常夹有食物残渣，口臭，便秘，大便色黑。舌质红，苔黄腻，脉滑数。

【证机概要】胃热内郁，热伤胃络。

【治法】清胃泻火，化瘀止血。

【方药】泻心汤合十灰散加减。前方清胃泻火；后方清热凉血，收涩止血，为治疗血证的常用方剂。方中黄芩、黄连、大黄苦寒泻火；丹皮、栀子清热凉血；大蓟、小蓟、侧柏叶、茜草根、白茅根清热凉血止血；棕榈皮收敛止血。且大蓟、小蓟、茜草根、大黄、丹皮等药均兼有活血化瘀的作用，故有止血而不留瘀的优点。

胃气上逆而见恶心呕吐者，可加代赭石、竹茹、旋覆花和胃降逆；热伤胃阴而表现为口渴、舌红而干、脉象细数者加麦冬、石斛、天花粉养胃生津。

10. 齿衄（胃火炽盛）

齿龈出血称为齿衄，又称为牙衄、牙宣。齿为骨之余，齿衄可由齿龈局部病变或全身疾病所引起。内科范围的齿衄，多由血液病、维生素缺乏症及肝硬化等疾病所引起。

【临床表现】齿衄，血色鲜红，齿龈红肿疼痛，头痛，口臭。舌红，苔黄，脉洪数。

【证机概要】胃火内炽，循经上犯，灼伤血络。

【治法】清胃泻火，凉血止血。

【方药】加味清胃散合泻心汤加减。前方清胃凉血，后方泻火解毒。方中生地、丹皮、水牛角清热凉血；大黄、黄连、黄芩、连翘清热泻火；当归、甘草养血和中；白茅根、大蓟、小蓟、藕节凉血止血。

烦热、口渴者加石膏、知母清热除烦。

11. 胬肉攀睛（脾胃实热）

胬肉攀睛是指眼眦部长赤膜如肉，其状如昆虫之翼，横贯白睛，攀侵黑睛，甚至掩盖瞳神的眼病。本病相当于西医学之翼状胬肉。

【临床表现】患眼痒涩不舒，眵多黏结，胬肉头尖高起，体厚而宽大，赤瘀如肉，生长迅速；口渴欲饮，便秘溲赤。舌红，苔黄，脉数。

【证机概要】脾胃积热，上蒸于目。

【治法】泄热通腑。

【方药】泻脾除热饮加减。

若素体不虚者，去黄芪，加连翘、夏枯草以增强清热泻火、消散壅滞之力；无便秘者去大黄、芒硝；红赤甚者加赤芍、丹皮、生地以凉血退赤。

12. 凝脂翳（热盛腑实）

凝脂翳是指黑睛生翳，状如凝脂，多伴有黄液上冲的急重眼病。该病病情危急，发展快，应高度重视。凝脂翳相当于西医学的细菌性角膜炎，主要指匐行性角膜溃疡和绿脓杆菌性角膜溃疡。

【临床表现】头目剧痛，眼睑红肿，眵多浓稠，热泪如汤，白睛混赤浮肿，黑睛翳陷，状如凝脂，扩大加深，黄液上冲量多，眵泪、凝脂及脓液色呈黄绿；可伴发热口渴，溺黄便秘。舌红苔黄厚，脉数有力。

【证机概要】脏腑热盛，热毒内结，上攻黑睛。

【治法】泻火解毒。

【方药】四顺清凉饮子加减。

常于方中加金银花、野菊花、紫花地丁、败酱草、蒲公英以清热解毒；口干便燥明显者加天花粉、石膏、芒硝以增清热生津、泻火通腑之功。

13. 经行口糜（胃热熏蒸）

每值经前或经行时口舌糜烂，如期反复发作，经后渐愈者，称经行口糜。

【临床表现】经行口舌生疮，口臭，月经量多，色深红；口干喜饮，尿黄便结。舌苔黄厚，脉滑数。

【证机概要】胃热炽盛，经行冲气夹胃热逆上，熏蒸于上。

【治法】清胃泄热。

【方药】凉膈散。方中朴硝、大黄清热泻下；连翘、竹叶、栀子、黄芩清热解毒；甘草缓急和中；薄荷利咽疏肝。

若脾虚湿热内盛者，症见口糜或口唇疱疹，脘腹胀满，大便馊臭，治宜芳香化浊，清热利湿，方用甘露消毒丹。

14. 茧唇（脾胃实热）

茧唇是发生于唇部的岩肿，因其外形似蚕茧而得名。相当于西医学的唇癌。

【临床表现】唇红缘肿块增大迅速，口唇红肿燥裂，灼热疼痛；伴面赤口渴，大便秘结，小便黄而短少。舌质红，苔黄燥，脉滑数。

【证机概要】热毒痰邪，壅结脾胃。

【治法】通腑泄热，解毒化痰。

【方药】凉膈散合清胃散加减。可酌加射干、七叶一枝花、牛蒡子、川贝母、夏枯草等。

15. 痉证（阳明热盛）

痉证是以项背强直，四肢抽搐，甚至口噤、角弓反张为主要临床表现的一种病证，古亦称为"痓"。西医学中各种原因引起的热性惊厥以及某些中枢神经系统病变，如流行性脑脊髓膜炎、流行性乙型脑炎、中毒性脑病、脑脓肿、脑寄生虫病、脑血管疾病等出现痉证表现，符合本病临床特征者均可参照本节辨证论治。

【临床表现】壮热汗出，项背强急，手足挛急，甚则角弓反张，腹满便结，口渴喜冷饮。舌质红，苔黄燥，脉弦数。

【证机概要】阳明胃热亢盛，腑气不通，热盛伤津，筋脉失养。

【治法】清泄胃热，增液止痉。

【方药】白虎汤合增液承气汤加减。前方清泄阳明实热；后方滋阴增液，泄热通便。方中生石膏、知母、玄参、生地、麦冬清热养阴生津，濡润筋脉；大黄、芒硝软坚润燥，荡涤胃腑积热；粳米、甘草和胃养阴。

若热邪伤津而无腹实证者，可用白虎加人参汤，以清热救津；若抽搐甚者加天麻、地龙、全蝎、菊花、钩藤等息风止痉之品；热甚烦躁者加淡竹叶、栀子、黄芩清心泻火除烦；热甚动血，斑疹显现，舌质红绛加水牛角、生地、丹皮。

小　结

1. 脾胃热证的病证与类型

脾胃腑热证的病证与类型有鼻衄（胃热炽盛）、小儿呕吐（胃热气逆）、小儿腹痛（胃肠结热）、肥胖（胃热滞脾）、消渴（胃热炽盛）、便秘（热秘）、呃逆（胃气上逆）、咽喉菌（脾胃热盛）、吐血（胃热壅盛）、齿衄（胃火炽盛）、胬肉攀睛（脾胃实热）、凝脂翳（热盛腑实）、经行口糜（胃热熏蒸）、茧唇（脾胃实热）和痉证（阳明热盛）。

2. 临床表现

热可迫血妄行，无论鼻、胃、齿出血皆为鲜红或深红，呕吐物多酸臭。病在局部多有肿痛，分泌物多稠。肥胖、消渴、便秘、呃逆、茧唇、痉证、咽喉菌等皆有其特有症状。热证表现全身症状较明显。多伴有面红心烦、大便秘结、小便短赤，或身热、口渴引饮、口干口苦口臭，或齿龈红肿、糜烂出血，或胃脘灼痛、脘腹满闷，或耳鸣耳聋等症。

3. 舌象与脉象

舌象：舌质红或红绛，苔黄、黄燥、黄腻、黄厚。脉象：脉洪数、滑数、弦数、弦滑、弦滑数。指纹紫滞。

4. 代表方

凉膈散与黄连解毒汤为清热剂中清热解毒的方剂。

（1）凉膈散：功用：泻火通便，清上泻下。主治：上中二焦邪郁生热证。现代用于咽炎、口腔炎、急性扁桃体炎、胆道感染、急性黄疸型肝炎等属上、中二焦或热者。本节用于胃热炽盛的鼻衄和胃热熏蒸的经行口糜。与清胃散合用于脾胃实热的茧唇。

（2）黄连解毒汤：功用：泻火解毒。主治：三焦火毒证。现代用于败血症、脓毒血症、痢疾、肺炎、泌尿系感染、流行性脑脊髓膜炎、乙型脑炎以及感染性炎症等属热毒为患者。本节用于脾胃热盛的咽喉菌。

（3）泻心汤：黄连解毒汤的附方。功用：泻火消痞。主治：邪热壅滞心下，气机痞塞证。本节与十灰散合用治疗胃热壅盛的吐血，与加味清胃散合用治疗齿衄。

（4）清胃散：清热剂中清脏腑热的方剂。功用：清胃凉血。主治：胃火牙痛。本节用加味清胃散合泻心汤治疗胃火炽盛之齿衄。

（5）玉女煎：清热剂中清脏腑热的方剂。功用：清胃热，滋肾阴。主治：胃热阴虚证。现代常用于牙龈炎、糖尿病、急性口腔炎、舌炎等属胃热阴虚者。本节用于胃热炽盛的消渴病。

（6）大承气汤：泻下剂的寒下方。功用：峻下热结。主治：阳明腑实证和热结旁流。本节用于胃肠结热的小儿腹痛。

（7）小承气汤：为大承气汤的附方。功用：轻下热结。主治：阳明腑实轻症。本节与保和丸合用，用于胃热滞脾的肥胖证。

（8）麻子仁丸：泻下剂中的润下方。功用：润肠泄热，行气通便。主治：胃肠燥热之便秘。

（9）白虎汤：清热剂中清气分热的方剂。功用：清热生津。主治：气分热盛。本节与增气承气汤合用治疗阳明热盛的痉证。

（10）竹叶石膏汤：清热剂中的清气分热。功用：清热生津，益气和胃。主治：伤寒、温病、暑病之余热未清，气津两伤证。本节用于胃气上逆的呃逆。

其他如脾胃实热的胬肉攀睛选用泄热通腑的泻脾除热饮；热盛腑实的凝脂翳选用泻火解毒的四顺清凉饮子等。

第五节　血热证

1. 紫斑（血热妄行）

血液溢出于肌肤之间，皮肤表现青紫斑点或斑块的病证，称为紫斑，亦有称肌衄。外感温毒所致的称葡萄疫。相当于西医学的原发性血小板减少性紫癜及过敏性紫癜。此外，药物、化学和物理因素等引起的继发性血小板减少性紫癜可参考本节辨证论治。

【临床表现】皮肤出现青紫斑点或斑块，或伴有鼻衄、齿衄、便血、尿血，或有发热，口渴，便秘。舌质红，苔黄，脉弦数。

【证机概要】热壅经络，迫血妄行，血溢肌腠。

【治法】清热解毒，凉血止血。

【方药】十灰散加减。方中大蓟、小蓟、侧柏叶、茜草根、白茅根清热凉血止血；棕榈皮收敛止血；丹皮、栀子清热凉血；大黄通腑泄热。

热毒炽盛，发热，出血广泛者加生石膏、龙胆草、紫草，冲服紫雪丹；热壅胃肠，气血郁滞，症见腹痛、便血者加白芍、甘草、地榆、槐花缓急止痛，凉血止血；邪热阻滞经络，兼见关节肿痛者，酌加秦艽、木瓜、桑枝等舒筋通络。《中医儿科学》用犀角地黄汤加减。

2. 月经过多（血热）

月经量较正常明显增多，而周期基本正常者，称为月经过多，亦称经水过多。西医学排卵性功能失调性子宫出血、子宫肌瘤、子宫肥大症、盆腔炎、子宫内膜异位症及宫内节育器引起的月经过多可参考本病治疗。

【临床表现】经行量多，色鲜红或深红，质黏稠，或有小血块；伴口渴心烦，尿黄便结。舌红，苔黄，脉滑数。

【证机概要】热盛于里，扰及冲任、血海，乘经行之际，迫血下行。

【治法】清热凉血，固冲止血。

【方药】保阴煎加地榆、茜草。方中生地清热凉血；熟地、白芍养血敛阴；黄芩、黄柏清热泻火，直折热邪；山药、续断补肝肾，固冲任；甘草调和诸药；加地榆、茜草清热凉血，化瘀止血。

若兼见气短懒言，倦怠乏力，或心悸少寐者，乃失血伤气，气虚血热之象，酌加黄芪、党参、白术以健脾益气。若外感热邪化火成毒，兼见发热恶寒，少腹硬痛拒按者，酌加金银花、败酱草、红藤以清热解毒。口渴甚者加玄参、麦冬、天花粉以养阴生津止渴。

3. 月经先期（阳盛血热）

月经周期提前 7 天以上，甚至 10 余日一行，连续两个周期以上者称为“月经先期”。西医学的功能失调性子宫出血和盆腔炎等出现月经提前者可按本病治疗。

【临床表现】经来先期，量多，色深红或紫红，质黏稠；或伴心烦，面红口干，小便短黄，大便燥结。舌质红，苔黄，脉数或滑数。

【证机概要】热扰冲任、子宫，冲任不固，经血妄行。

【治法】清热凉血调经。

【方药】清经散。原方治月经先期量多者。方中丹皮、青蒿、黄柏清热泻火凉血；地骨皮、熟地清虚热而滋肾水；白芍养血敛阴；茯苓行水泄热。

若经量甚多者，去茯苓以免渗利伤阴，酌加地榆、茜草以凉血止血。若兼见倦怠乏力，气短懒言等症，酌加党参、黄芪以健脾益气。若经行腹痛，经血夹瘀块者，酌加益母草、蒲黄、三七以化瘀止血。

4. 胎漏、胎动不安（血热）

妊娠期间阴道不时有少量出血，时出时止，或淋漓不断，而无腰酸、腹痛、小腹下坠者，称为“胎漏”，亦称“胞漏”或“漏胎”。妊娠期间出现腰酸、腹痛、小腹下坠，或伴有少量阴道出血者，称为“胎动不安”胎漏、胎动不安是堕胎、小产的先兆，西医称为“先兆流产”。

【临床表现】妊娠期阴道少量下血，色鲜红或深红，质稠，或腰酸，口苦咽干，心烦不安，便结溺黄。舌质红，苔黄，脉滑数。

【证机概要】热邪直犯冲任，内扰胎元，胎元不固，热迫血行。

【治法】清热凉血，养血安胎。

【方药】保阴煎或清热安胎饮或当归散。

5. 药毒（热毒入营）

药毒是指药物通过口服、注射或皮肤黏膜直接用药等途径进入人体后所引起的皮肤或黏膜的急性炎症反应，相当于西医的药物性皮炎，亦称药疹。

【临床表现】皮疹鲜红或紫红，甚则为紫斑、血疱，灼热痒痛；伴高热，神志不清，口唇焦燥，口渴不欲饮，大便干结，小便短赤。舌红绛，苔少或镜面舌，脉洪数。

【证机概要】药毒入血，伤阴扰神。

【治法】清热凉血，解毒护阴。

【方药】清营汤加减。

神昏谵语者加服紫雪丹或安宫牛黄丸；尿血者加大蓟、小蓟、侧柏叶；热盛者加生石膏、牡丹皮。另外，可用清开灵注射液。

6. 油风（血热风燥）

油风是一种头部毛发突然发生斑块状脱落的慢性皮肤病，相当于西医的斑秃。

【临床表现】突然脱发成片，偶有头皮瘙痒，或伴头部烘热；心烦易怒，急躁不安。苔薄，脉弦。

【证机概要】血热风燥伤阴。

【治法】凉血息风，养阴护发。

【方药】四物汤合六味地黄汤加减。

若风热偏胜，脱发迅猛者，方用神应养真丹。

7. 白疕（血热内蕴）

白疕是一种常见的易于复发的炎症性皮肤病，相当于西医的银屑病。

【临床表现】皮疹多呈点滴状，发展迅速，颜色鲜红，层层银屑，瘙痒剧烈，搔之有点状出血；伴口干舌燥，咽喉疼痛，心烦易怒，大便干燥，小便黄赤。舌质红，苔薄黄，脉弦滑或数。

【证机概要】热毒内蕴血中，透于体表化斑。

【治法】清热凉血，解毒消斑。

【方药】犀角地黄汤加减。咽喉肿痛者加板蓝根、山豆根、玄参；因感冒诱发者加金银花、连翘；大便秘结者加生大黄。

8. 红丝疔（火毒入营）

红丝疔是发于四肢，皮肤呈红丝显露，迅速向上走窜的急性感染性疾病。相当于西医的急性淋巴管炎。

【临床表现】患肢红丝粗肿明显，迅速向近端蔓延；并伴臖核肿大作痛，全身寒战高热，头痛，口渴。苔黄腻，脉洪数。

【证机概要】外邪化火入血，沿经上行，郁结股腋。

【治法】凉血清营，解毒散结。

【方药】犀角地黄汤、黄连解毒汤、五味消毒饮加减。

9. 眼丹（热入营血）

眼丹是指整个胞睑红肿如涂丹，痛如火灼，化脓溃破的眼病。相当于西医学的眼睑蜂窝组织炎。

【临床表现】胞睑漫肿焮热，色紫暗黑，疼痛剧烈，兼见身热烦躁，面红气粗。舌红绛，苔黄而糙，脉洪数。

【证机概要】热入营血，邪毒内陷，血热而瘀。

【治法】清热解毒，凉血散瘀。

【方药】犀角地黄汤合黄连解毒汤加减。

胞睑焮热剧痛者加金银花、野菊花、紫花地丁、蒲公英以助清热解毒；若胞睑色紫暗黑者加郁金、玄参以助凉血散瘀。

10. 走黄、内陷（毒盛入血）

走黄是火毒炽盛，或正气不足，导致毒邪走散，内攻脏腑的危险证候。相当于西医的全身性急性化脓性疾病。继发于疔疮的常称为走黄；因疽毒或疔以外的其他疮疡引起者称为内陷。

【临床表现】原发病灶处疮顶陷黑无脓，肿势软漫，向周围扩散，边界不清，皮色转暗红；全身有寒战、高热（多数在39℃以上）、头痛、烦躁、胸闷、四肢酸软无力。舌质红绛，苔多黄燥，脉洪数或弦滑数。或并发附骨疽、流注等。

【证机概要】久病正虚，或火毒内盛，毒邪内攻入血。

【治法】凉血清热解毒。

【方药】五味解毒饮、黄连解毒汤、犀角地黄汤三方合并加减。

神识不清加紫雪丹，或安宫牛黄丸；咳吐痰血加象贝母、天花粉、藕节炭、鲜茅根；喘咳，另加鲜竹沥（炖温冲服）；大便溏泻加地榆炭、黄芩炭、金银花改为金银花炭；大便秘结，苔黄腻，脉滑数有力加生大黄、元明粉；呕吐口渴加竹叶、生石膏、生山栀；阴液损伤加鲜石斛、玄参、麦冬；惊厥加水牛角、钩藤、龙齿、茯神；并发黄疸加生大黄、生栀子、茵陈；并发流注、附骨疽，参照相应章节治疗。

11. 椒疮（血热瘀滞）

椒疮是指胞睑内面颗粒累累，色红而坚，状若花椒的眼病。椒疮相当于西医学的沙眼。

【临床表现】眼内刺痛灼热，沙涩羞明，流泪眵多，胞睑厚硬，重坠难开，睑内红赤，颗粒累累成片或有白色条纹，赤膜下垂或血翳包睛，视物不清。舌质暗红，苔黄，脉数。

【证机概要】热入血分，壅滞胞睑脉络。

【治法】清热凉血，活血化瘀。

【方药】归芍红花散加减。

若胞睑厚硬，红赤颗粒累累成片者加生地、丹皮、桃仁等以助凉血化瘀退赤之功。若眵泪多、沙涩羞明者，加金银花、桑叶、菊花散风清热解毒；若赤膜下垂、黑睛生星翳者，酌加石决明、密蒙花、谷精草增清热明目退翳之功。

12. 鼻疔（火毒内陷营血）

鼻疔是指发生在鼻尖、鼻翼及鼻前庭部位的疖肿。西医学的鼻疖可参考本病进行辨证施治。

【临床表现】疮头紫暗，顶陷无脓，根脚散漫，鼻肿如瓶，目胞合缝，局部红肿灼痛，头痛如劈。可伴有高热、烦躁、呕恶、神昏谵语、痉厥、口渴、便秘等症。舌质红绛，苔厚黄燥，脉洪数。

【证机概要】火毒壅盛，蒸灼鼻窍，毒入营血，犯及心包。

【治法】泄热解毒，清营凉血。

【方药】黄连解毒汤合犀角地黄汤加减。

如出现神昏谵语，加服安宫牛黄丸、至宝丹或紫雪丹，以清心开窍，镇痉息风；若病程日久，气阴耗伤，脉象虚弱，宜用生脉散，以补益气阴。

13. 黄耳伤寒

黄耳伤寒是指由于脓耳邪毒壅盛，深入营血，内陷心包，引动肝风而致的疾病。西医学的耳源性颅内并发症可参考本病进行辨证施治。

①热在营血

【临床表现】耳内流脓臭秽，突然脓液减少，耳痛剧烈，头痛如劈，项强，呕吐，憎寒壮热，心烦躁扰，但神志尚清。舌质红绛，少苔或无苔，脉细数。

【证机概要】脓毒壅盛入里。

【治法】清营凉血，泄热解毒。

【方药】清营汤加减。方中犀角（水牛角代）咸寒清心；黄连苦寒清心；生地、玄参、麦冬清热滋阴；金银花、连翘、竹叶清热解毒；丹参凉血透络清瘀热。

②热入心包

【临床表现】耳内流脓臭秽，耳痛、头痛剧烈，高热不退，颈项强直，呕吐，嗜睡，神昏谵语。舌质红绛，脉细数。

【证机概要】热毒炽盛，内陷心包。

【治法】清心开窍。

【方药】清营汤送服安宫牛黄丸或紫雪丹、至宝丹。清营汤专清包络邪热。方中犀角（水牛角代）清心热；玄参、莲子心、麦冬清心养液；竹叶、连翘清心泄热。痰热盛可加竹沥、瓜蒌等。

安宫牛黄丸、紫雪丹、至宝丹均为清心开窍之成药，具有苏醒神志之效。安宫牛黄丸重于清热解毒，紫雪丹兼能息风，至宝丹侧重于芳香开窍，可酌情选其中之一。

14. 发颐（热毒内陷）

发颐是热病后余毒结于颐颔间引起的急性化脓性疾病。相当于西医的化脓性腮腺炎。

【临床表现】颐颔间肿块多平塌散漫，肿势延及面颊和颈项，焮红灼热，疼痛剧烈，汤水难咽；壮热口渴，痰涌气粗，烦躁不安甚至神昏谵语。舌质红绛，苔少而干，脉弦数。

【证机概要】热结于颐颔，毒邪内陷，灼津生痰。

【治法】清营解毒，化痰泄热，养阴生津。

【方药】清营汤合安宫牛黄丸加减。

15. 毒蛇咬伤（蛇毒内陷）

毒蛇咬伤是一种对人体危害较大的灾害性、外伤性外科疾病。

【临床表现】毒蛇咬伤后失治、误治，出现高热、躁狂不安、痉厥抽搐或神昏谵语；局部伤口由红肿突然变为紫暗或紫黑、肿势反而消减。舌质红绛，脉细数。

【证机概要】毒邪入血，内陷心包。

【治法】清营凉血解毒。

【方药】清营汤加减。

神昏谵语、痉厥抽搐，加服安宫牛黄丸或紫雪丹；若正气耗散，正不胜邪，导致心阳衰微，出现面色苍白，淡漠神昏，汗出肢冷，则宜用参附汤以益气回阳。

16. 血栓性外痔（血热瘀结）

血栓性外痔是指痔外静脉破裂出血，血积皮下而形成的血凝块。

【临床表现】肛缘肿物突起，其色暗紫，疼痛剧烈难忍，肛门坠胀；伴口渴便秘。舌紫，苔薄黄，脉弦涩。

【证机概要】血热瘀结肛门。

【治法】清热凉血，散瘀消肿。

【方药】凉血地黄汤合活血散瘀汤加减。

17. 痉证（心营热盛）

痉证是以项背强直，四肢抽搐，甚至口噤、角弓反张为主要临床表现的一种病证，古亦称为“痓”。西医学中各种原因引起的热性惊厥以及某些中枢神经系统病变，如流行性脑脊髓膜炎、流行性乙型脑炎、中毒性脑病、脑脓肿、脑寄生虫病、脑血管疾病等出现痉证表现者均可参照辨证论治。

【临床表现】高热烦躁，神昏谵语，项背强急，四肢抽搐，甚则角弓反张。舌质红绛，苔黄少津，脉细数。

【证机概要】热入心营，扰动神明，灼伤阴津，筋脉失养。

【治法】清心透营，开窍止痉。

【方药】清营汤加减。

若高热烦躁明显，加丹皮、栀子、生石膏、知母；四肢抽搐，角弓反张加全蝎、蜈蚣、僵蚕、蝉衣等凉肝息风止痉之品；若神昏谵语，躁动不安，四肢挛急抽搐，角弓反张，酌情选用安宫牛黄丸、至宝丹或紫雪丹。

本证为心营热盛致痉，临证时辨其营血热毒深浅轻重，可分别选用化斑汤、清瘟败毒饮、神犀丹化裁；若肢体抽搐无力，面色苍白，四肢厥冷，气短汗出，舌淡，脉细弱，证属亡阳脱证，当予急服独参汤、生脉散。

18. 梅疮（血热蕴毒）

梅疮是由梅毒螺旋体所引起的一种全身性、慢性性传播疾病，亦称疳疮、花柳病。西医学称之为梅毒。

【临床表现】多见于二期梅毒。周身起杨梅疮，色如玫瑰，不痛不痒，或见丘疹、脓疱、鳞屑；兼见口干咽燥，口舌生疮，大便秘结。舌质红绛，苔薄黄或少苔，脉细滑或细数。

【证机概要】毒邪入血，瘀结内外。

【治法】凉血解毒，泄热散瘀。

【方药】清营汤合桃红四物汤加减。

小　结

1. 血热证的病证与类型

血热证的病证与类型有紫斑（血热妄行）、月经过多（血热）、月经先期（阳盛血热）、胎漏与胎动不安（血热）、药毒（热毒入营）、油风（血热风燥）、白疕（血热内蕴）、红丝疔（火毒入营）、眼丹（热入营血）、走黄与内陷（毒盛入血）、椒疮（血热瘀滞）、鼻疔（火毒内陷营血）、黄耳伤寒（热在营血、热入心包）、发颐（热毒内陷）、毒蛇咬伤（蛇毒内陷）、血栓性外痔（血热瘀结）、痉证（心营热盛）和梅疮（血热蕴毒）。

2. 临床表现

血热则迫血妄行，故多有出血（月经先期量多或胎动不安）。病在肌表、五官可引起红肿蔓延扩散、色暗、剧痛、臖核。痉证、梅疮则有特异表现。血热全身症状明显。

兼症：多伴有发热（高热、壮热、战热）、面红气粗、口渴唇焦、便秘溲赤、烦躁呕恶、嗜睡，甚则神昏谵语、痉厥项强抽搐等。

3. 舌象与脉象

舌象：舌质红、红绛、暗红。舌苔薄黄、黄、黄腻、黄燥，或少津、少苔、无苔、镜面舌。脉象：脉数、滑数、弦数、洪数、弦、弦滑、细数或弦涩、细滑。

4. 代表方

清营汤与犀角地黄汤皆为清热剂中的清营凉血方剂。

（1）清营汤的功用：清营解毒，透热养阴。主治热入营分证。现代多用于乙型脑炎、流行性脑脊髓膜炎、败血症、肠伤寒或其他热性病证属热入营分者。本节用于热毒入营的药毒、热在营血的黄耳伤寒（热入心包者送服安宫牛黄丸或紫雪丹、至宝丹）、热毒内陷的发颐、蛇毒内陷的毒蛇咬伤、心营热盛的痉证，血热蕴毒的梅疮合桃红四物汤。

（2）犀角地黄汤：功用：清热解毒，凉血散瘀。主治：热入血分证，包括热扰心神、热伤血络、蓄血瘀热。现代常用于重症肝炎、肝昏迷、弥漫性血管内凝血、尿毒症、过敏性紫癜、急性白血病、败血症等属于血分热盛者。本节用于血热内蕴的白疕等。热盛者多合用黄连解毒汤、五味消毒饮，有的三方合用，如走黄。

（3）黄连解毒汤：清热剂中的清热解毒方。功用：泻火解毒。主治：三焦火毒。如大热烦躁，口燥咽干，错语不眠；或热病吐血、衄血、发斑；或身热下利、湿热黄疸、外科痈疡疔毒等。现代多用于败血症、脓毒血症、痢疾、肺炎、泌尿系感染、流行性脑脊髓膜炎、乙型脑炎及感染性炎症等属热毒为患者。

（4）五味消毒饮：清热剂中的清热解毒方仙方活命饮的附方。功用：清热解毒，消散疔疮。主治：疔疮初起，痈疡疖肿。本节多与犀角地黄汤、黄连解毒汤合用。

（5）十灰散：理血剂中的止血方。功用：凉血止血。主治：血热妄行之上部出血症。本节用于血热妄行之紫斑。

其他属血热证者，多根据病情选用具有清热凉血及其有关的方剂。如血热的月经过多、胎漏、胎动不安选用清热凉血、固冲止血或养血安胎的保阴煎、清热安胎饮；阳盛血热的月经先期选用清热凉血调经的清经散；血热瘀滞的椒疮选用清热凉血、活血化瘀的归芍红散；血热风燥之油风选用凉血息风养阴的四物汤合六味地黄汤；血热瘀结的血栓性外痔选用清热凉血、散瘀消肿的凉血地黄汤合活血散瘀汤等。

第六节　痰热证

1. 中风（痰热腑实）

中风是以猝然昏仆、不省人事、半身不遂、口眼㖞斜、语言不利为主症的病证。西医学中的急性脑血管疾病与之相近，包括缺血性中风和出血性中风，其他如短暂性脑缺血发作、局限性脑梗死、原发性脑出血和蛛网膜下腔出血等均可参照本节进行辨证论治。痰热腑实属中脏腑。

【临床表现】头痛眩晕，心烦易怒，半身不遂，口舌㖞斜，舌强语謇或不语，神识欠清或昏糊，肢体强急，痰多而黏，伴腹胀，便秘。舌质暗红，或有瘀点瘀斑，苔黄腻，脉弦滑或弦涩。

【证机概要】痰热阻滞，风痰上扰，腑气不通。

【治法】通腑泄热，息风化痰。

【方药】桃仁承气汤加减。方中桃仁、大黄、芒硝、枳实通腑泄热，凉血化瘀；陈胆星、黄芩、全瓜蒌清热化痰；桃仁、赤芍、丹皮凉血化瘀；牛膝引气血下行。

头痛、眩晕严重者加钩藤、菊花、珍珠母平肝降逆；烦躁不安，彻夜不眠，口干，舌红，加生地、沙参、夜交藤养阴安神。

2. 子痫（痰火上扰）

妊娠晚期或临产前及新产后发生癫痫，称为子痫。本病属西医的重度妊娠高血压综合征。

【临床表现】头晕头重，胸闷泛恶，突然倒仆，昏不知人，全身抽搐，气粗痰鸣。舌红，苔黄腻，脉弦滑而数。

【证机概要】阴血下聚，心肝火旺，灼津伤液，痰郁化火，痰火上扰。

【治法】清热开窍，豁痰息风。

【方药】牛黄清心丸加竹沥。

原方主治热邪内陷，热入心包。方中牛黄、竹沥清心化痰开窍；黄芩、黄连、山栀清心肝之热；郁金开郁结，使气通脉畅，痰热消，抽搐止。

安宫牛黄丸：温开水溶化灌服或鼻饲。

3. 痫病（痰火扰神）

痫病是一种反复发作性神志异常的病证，亦名“癫痫”，俗称“羊痫风”。西医的癫痫无论原发性还是继发性，均可参照本病辨证论治。

【临床表现】发作时昏仆抽搐，吐涎，或有吼叫，平时急躁易怒，心烦失眠，咳痰不爽，口苦咽干，便秘溲黄。舌红，苔黄腻，脉弦滑而数。

【证机概要】痰浊蕴结，气郁化火，痰火内盛，上扰脑神。

【治法】清热泻火，化痰开窍。

【方药】龙胆泻肝汤合涤痰汤加减。前方以清泻肝火、调气开窍为主；后方涤痰开窍见长。方中龙胆草、青黛、芦荟直入肝经而泻肝火；大黄、黄芩、栀子通泻上中下三焦之火；姜半夏、胆南星、木香、枳实理气涤痰；茯苓、橘红、人参健脾益气化痰；菖蒲、麝香清心开窍；当归和血养肝。

有肝火动风之势者加天麻、石决明、钩藤、地龙、全蝎，

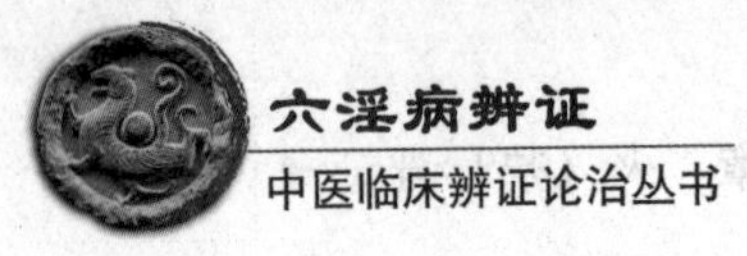

以平肝息风。

4. 小儿咳嗽（痰热）

咳嗽是小儿常见的一种肺系病证，小儿咳嗽有外感和内伤之分，痰热咳嗽属内伤咳嗽。

【临床表现】咳嗽痰多，色黄黏稠，难以咳出，甚则喉间痰鸣，发热口渴，烦躁不宁，尿少色黄，大便干结。舌质红，苔黄腻，脉滑数或指纹紫。

【证机概要】痰热伤肺，肺气不宣。

【治法】清肺化痰止咳。

【方药】清金化痰汤加减。方中桑白皮、前胡、款冬花肃肺止咳；黄芩、栀子、鱼腥草清泄肺热；桔梗、浙贝母、橘红止咳化痰；麦冬、甘草润肺止咳。

痰多色黄，黏稠难咳加瓜蒌皮、胆南星、葶苈子清肺化痰；咳重、胸胁疼痛加郁金、青皮理气通络；心烦口渴加石膏、竹叶清心除烦；大便秘结加瓜蒌仁、制大黄润肠通便。

5. 流行性乙型脑炎（痰火内扰）

流行性乙型脑炎（简称乙脑、乙型脑炎）是感染流行性乙型脑炎时邪（流行性乙型脑炎病毒）引起，以高热、抽搐、昏迷为特征的一种小儿急性传染性疾病。

【临床表现】号叫哭吵，狂躁不宁，手足躁动，或虚烦不眠，神识不清，咽喉干燥，口渴欲饮。舌质红绛，舌苔黄腻，脉数有力。

【证机概要】热郁肝胆，痰热互结，扰乱心神。

【治法】涤痰泻火。

【方药】龙胆泻肝汤加减。

躁扰不眠，加生龙骨、灵磁石、远志安神定志；狂躁不宁加朱砂镇惊安神。

6. 癫狂

癫与狂是精神失常的疾患。西医学的精神分裂症、躁狂抑郁症，可参考本节辨证论治。

①痰火扰神

【临床表现】狂乱无知，骂詈号叫，不避亲疏，逾垣上屋，或毁物伤人，不食不眠。舌质红绛，苔多黄腻或黄燥而垢，脉滑数。

【证机概要】五志化火，痰随火升，痰热上扰清窍，神明昏乱。

【治法】清心泻火，涤痰醒神。

【方药】生铁落饮加减。方中龙胆草、黄连、连翘清泻心肝实火；胆星、贝母、橘红、竹茹清涤痰浊；菖蒲、远志、茯神宣窍安神；生铁落、朱砂镇心宁神；玄参、二冬、丹参养心血，固心阴，活瘀血，以防火热伤阴之弊。

痰火壅盛而舌苔黄垢腻者，同时用礞石滚痰丸逐痰泻火，再用安宫牛黄丸清心开窍。若阳明腑热，大便燥结，舌苔黄燥，脉实大者，可暂用小承气汤，以荡涤秽浊，清泄胃肠实火。烦热渴饮加生石膏、知母、天花粉、生地清热生津；久病面色晦滞，狂躁不安，酌加丹皮、赤芍、大黄、桃仁、水蛭。若神志较清，痰热未尽，心烦不寐者，可用温胆汤合朱砂安神丸以化痰安神。

②痰热瘀结

【临床表现】癫狂日久不愈，面色晦滞而秽，情绪躁扰不安，恼怒不休，甚至登高而歌，弃衣而走，头痛，心悸而烦。舌质紫暗，有瘀斑，少苔或薄黄苔干，脉弦细或细涩。

【证机概要】气郁日久，痰结日深，血气凝滞，瘀热互结，神窍被阻。

【治法】豁痰化瘀，调畅气血。

【方药】癫狂梦醒汤加减。方中半夏、胆南星、陈皮理气豁痰；柴胡、香附、青皮疏肝理气；桃仁、赤芍、丹参活血化瘀。

蕴热者加黄连、黄芩以清之；有蓄血内结者加服大黄䗪虫丸，以祛瘀生新，攻逐蓄血；不饥不食者加白金丸，以化顽痰，祛恶血。

7. 神昏（痰蒙神明）

神昏指由多种病证引起心脑受邪，窍络不通，神明被蒙，以神识不清为特征的急危重症。神昏不是一个独立的疾病，是多种急慢性疾病危重阶段常见的症状之一。现代医学中的昏迷可参照进行救治。

【临床表现】神昏，高热或身热不扬，烦躁，或见谵语，二便闭结。舌红或绛，苔厚或腻或黄或白，脉沉实有力。

【证机概要】邪毒内阻，神明被蒙。

【治法】清热化痰，开闭醒神。

【方药】菖蒲郁金汤。

热甚入于营血分者，可合用清营汤、犀角地黄汤等；腑实内甚者加大黄、芒硝、枳实、厚朴；若夹有瘀血者用桃仁、红花。

中成药：安宫牛黄丸、清开灵、醒脑静注射液。

8. 不寐（痰热扰心）

不寐是以不能获得正常睡眠，以睡眠时间、深度及消除疲劳作用不足为主的一种病证。西医学的神经官能症、更年期综合征、慢性消化不良、贫血、动脉粥样硬化症等以不寐为主要临床表现时，可参考进行辨证论治。

【临床表现】心烦不寐，胸闷脘痞，泛恶嗳气，伴口苦，头重，目眩。舌偏红，苔黄腻，脉滑数。

【证机概要】湿滞生痰，郁痰生热，扰动心神。

【治法】清化痰热，和中安神。

【方药】黄连温胆汤加减。方中半夏、陈皮、茯苓、枳实健脾化痰，理气和胃；黄连、竹茹清心降火化痰；龙齿、珍珠母、磁石镇惊安神。

不寐伴胸闷嗳气，脘腹胀满，大便不爽，苔腻脉滑，加用半夏秫米汤和胃健脾，交通阴阳，和胃降气；若饮食停滞，胃中不和，嗳腐吞酸，脘腹胀痛加神曲、焦山楂、莱菔子以消导和中。

9. 耳鸣、耳聋（痰火郁结）

耳鸣指患者自觉耳中鸣响而周围环境中并无相应的声源。耳聋指不同程度的听力减退，程度较轻者也称“重听”。耳鸣与耳聋常常同时或先后出现。它们既是多种耳科疾病乃至全身疾病的一种常见症状，有时也可单独成为一种疾病。西医学的突发性耳聋、爆震性耳聋、传染病中毒性耳聋、噪声性耳聋、药物中毒性耳聋、老年性耳聋、耳硬化症以及原因不明的感音神经性耳聋、混合性耳聋及耳鸣等疾病，均可参考本节进行辨证施治。

【临床表现】耳鸣耳聋，耳中胀闷，头重头昏，或见头晕目眩，胸脘满闷，咳嗽痰多，口苦或淡而无味，二便不畅。舌红，苔黄腻，脉滑数。

【证机概要】痰火郁结，蒙蔽清窍。

【治法】化痰清热，散结通窍。

【方药】清气化痰丸加减。方中胆南星、瓜蒌仁化痰清热；半夏燥湿化痰；茯苓健脾利湿；黄芩苦寒清热；陈皮、枳实行气解郁；杏仁降气化痰。可酌加石菖蒲以开郁通窍。

10. 络阻暴盲（痰热上壅）

络阻暴盲是指猝然一眼或双眼视力急剧下降，视衣可见典型的缺血性改变的致盲眼病。本病相当于西医学的视网膜动脉阻塞。

【临床表现】骤然盲无所见。眼底检查可见视网膜动脉显著变细，甚者呈线状，静脉亦变细，血柱呈节段状或念珠状，视网膜后极部灰白色混浊水肿，黄斑区呈圆形或椭圆形红色（樱桃红）。如有视网膜睫状动脉存在则其供血区域呈红色舌状区。分支动脉阻塞时，病变限于该分支营养区。日久视网膜混浊可消退，但可见视盘色淡白；形体多较胖，头眩而重，胸闷烦躁，食少恶心，口苦痰稠。舌苔黄腻，脉弦滑。

【证机概要】过嗜肥甘，聚湿生痰，郁而化热，痰热互结，上壅目中脉络。

【治法】涤痰通络，活血开窍。

【方药】涤痰汤加减。方中酌加地龙、川芎、郁金、牛膝、泽兰以助活血通络开窍之力；若热邪较甚，去人参、生姜、大枣，酌加黄连、黄芩以清热涤痰。

11. 绿风内障（痰火郁结）

绿风内障是以头眼胀痛，眼珠变硬，瞳神散大，瞳色淡绿，视力锐减为主要临床特征的眼病。相当于西医学之急性闭角型青光眼。

【临床表现】头眼胀痛，视力锐减，眼压升高，抱轮红赤或白睛混赤，黑睛雾状混浊，前房较浅，瞳神稍有散大，展缩不灵，房角有粘连；动辄眩晕，呕吐痰涎。舌红苔黄，脉弦滑。

【证机概要】脾湿不运生痰，郁久化火，痰火上攻头目。

【治法】降火逐痰。

【方药】将军定痛丸加减。

若动辄眩晕、呕吐甚者加天竺黄、竹茹等以清火化痰；黑睛雾状混浊，眼压升高甚者，可加猪苓、茯苓、通草、泽泻以利水泄热。

12. 胞生痰核（痰热蕴结）

胞生痰核是指胞睑内生硬核，触之不痛，皮色如常的眼病。相当于西医学的睑板腺囊肿，也称散粒肿。

【临床表现】胞睑内生硬核，皮色如常，按之不痛，与胞睑皮肤无粘连，若大者硬核凸起，胞睑有重坠感，睑内面呈紫红色隆起。舌苔黄，脉滑数。

【证机概要】痰热相结，阻滞胞睑脉络。

【治法】清热化痰散结。

【方药】清胃汤加减。常于方中加玄参、半夏、浙贝母、夏枯草以助清热化痰散结。

13. 喉喑（痰热壅肺）

喉喑是指以声音嘶哑为主要特征的喉部疾病。西医学中喉的急慢性炎症性疾病、喉肌无力、声带麻痹等可参考本病进行辨证论治。

【临床表现】声音嘶哑，甚则失音，咽喉痛甚，咳嗽痰黄，口渴，大便秘结。舌质红，苔黄厚，脉滑数。检查见喉黏膜及室带、声带深红肿胀，声带上有黄白色分泌物附着，闭合不全。

【证机概要】肺胃积热，复感风热，内外邪热互结，炼津为痰，痰热壅阻于喉。

【治法】清热泻肺，利喉开音。

【方药】泻白散加减。可酌加黄芩、杏仁以加强本方清肺热、宣肺利气之功；加瓜蒌仁、贝母、天竺黄、竹茹以清热化痰；加蝉蜕、木蝴蝶以利喉开音；大便秘结者加大黄。

14. 锁喉痈（痰热郁结）

锁喉痈是发于颈前正中结喉处的急性化脓性疾病。相当于西医的口底部蜂窝组织炎。

【临床表现】红肿绕喉，坚硬疼痛，肿势散漫；壮热口渴，头痛项强，大便燥结，小便短赤。舌红绛，苔黄腻，脉弦滑数或洪数。

【证机概要】风痰热毒，结于结喉。

【治法】散风清热，化痰解毒。

【方药】普济消毒饮加减。

壮热口渴者加鲜生地、天花粉、生石膏；便秘者加枳实、生大黄、芒硝；气喘痰壅者加鲜竹沥、天竺黄、莱菔子；痉厥者加安宫牛黄丸化服，或紫雪散吞服。

小　结

1. 痰热证的病证与类型

痰热证的病证与类型有中风（痰热腑实）、子痫（痰火上扰）、痫病（痰火扰神）、小儿咳嗽（痰热）、流行性乙型脑炎（痰火内扰）、颠狂（痰火扰神、痰热瘀结）、神昏（痰蒙神明）、不寐（痰热扰心）、耳鸣与耳聋（痰火郁结）、络阻暴盲（痰热上壅）、绿风内障（痰火郁结）、胞生痰核（痰热蕴结）、喉喑（痰热壅肺）和锁喉痈（痰热蕴结）。

2. 临床表现

中医之“痰”分有形之痰与无形之痰，有形之痰是指咳出之痰，或聚结于某一局部。又云“痰生怪病”，其表现形式多样。痰与热结，扰乱神明，可出现昏仆抽搐、多动多语、烦躁不宁、手足躁动、神识不清、狂乱无知，骂詈号叫，不避亲疏，逾垣上屋、多言不序，恼怒不休，甚至登高而歌，弃衣而走，妄见妄闻等神志变化。中风则突然发病。痰与热结，则有热象。表现在局部，则有红、肿、热、痛等症。根据病变部位，可有相应的表现。全身可有头痛、眩晕、心烦、腹胀、便秘、急躁易怒、失眠、口苦咽干、口渴欲饮、便秘溲黄、发热口揭、烦躁不宁、胸中烦热、懊侬不眠、面红目赤等症。

3. 舌象与脉象

舌象：舌质多红，亦有绛红、红绛、暗红，或有瘀点瘀斑。舌苔多黄腻，亦可有厚或腻，或黄或白，或黄燥而垢，或少苔，或薄黄苔干。脉多弦滑、滑数，或弦涩，或弦滑而数，亦有脉弦细或细涩、洪数、沉实有力。指纹紫。

4. 代表方

（1）龙胆泻肝汤：为清热剂中清脏腑热的方剂。功用：清泻肝胆实火，清利肝胆湿热。主治：肝胆实火上炎和肝经湿热下注证。现代用于治疗顽固性偏头痛、头部湿疹、高血压、急性结膜炎、虹膜睫状体炎、外耳道疖肿、鼻炎、急性黄疸型肝炎、急性胆囊炎、急性肾盂肾炎、急性膀胱炎、尿道炎、外阴炎、睾丸炎、腹股沟淋巴结炎、急性盆腔炎、带状疱疹等属肝经实火、湿热者。本节用于痰火内扰之流脑，与涤痰汤合用治疗痰火扰神之痫病。

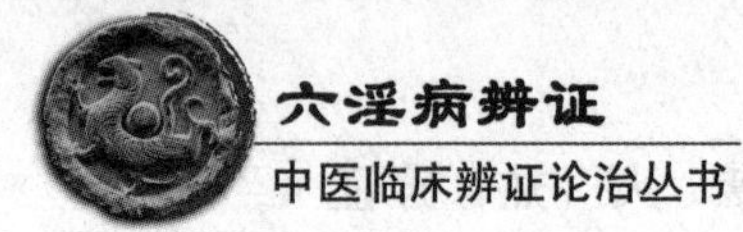

（2）涤痰汤：为祛痰剂，燥湿化痰二陈汤的附方，乃二陈汤加南星、枳实、石菖蒲、人参、竹茹而成。功用：涤痰开窍。主治：中风痰迷心窍证。本节用于痰热上壅之络阻暴盲证。

（3）桃仁承气汤：是理血剂之活血祛瘀方。功用：逐瘀泄热。主治：下焦蓄血证。现代常用于急性盆腔炎、胎盘滞留、附件炎、肠梗阻、子宫内膜异位症、急性脑出血等属瘀热互结下焦者。本节用于痰热腑实之中风。

（4）牛黄清心丸：是安宫牛黄丸的附方。功用：清热解毒，开窍安神。主治：热闭心包证，症见身热烦躁、神昏谵语，以及小儿高热惊厥、中风昏迷等。本节用于痰火上扰之子痫证。

（5）泻白散：是清热剂，清脏腑热方。功用：清泻肺热，止咳平喘。主治：肺热喘咳证。现代用于小儿麻疹初期、肺炎或支气管炎属肺中伏火郁热者。本节用于痰热壅肺之喉喑。

（6）普济消毒饮：是清热剂中的清热解毒方。功用：清热解毒，疏风散邪。主治：大头瘟。现代常用于化脓性炎症。本节用于痰热蕴结的锁喉痈。

（7）清气化痰丸：是祛痰剂中的清热化痰方。功用：清热化痰，理气止咳。主治：痰热咳嗽。现代常用于肺炎、急性支气管炎、慢性支气管炎急性发作等属痰热内结者。本节用于痰火郁结之耳鸣、耳聋。

（8）黄连温胆汤：温胆汤中是二陈汤加竹茹、枳实而成。功用：理气化痰，和胃利胆。主治：胆郁痰扰证。再加清心降火的黄连和镇惊安神的龙齿、珍珠母、磁石，具有清热泻火、化痰宁心的作用。本节用于痰热扰心的不寐证。

第七节　热毒证

1. 白喉（火毒炽盛）

白喉是指以咽喉间起白腐为特征的急性传染病，属时行疫病之一。

【临床表现】咽痛较剧，声嘶，口臭，伴高热口渴，面红，大便秘结，小便短赤。舌苔黄，脉洪数。检查见咽部及喉核红肿、白膜满布，甚或蔓延至口腔及鼻、喉。

【证机概要】患者素体阴盛，胃腑积热，感受疫毒，上攻咽喉。

【治法】泻火解毒，祛邪消肿。

【方药】龙虎二仙汤加减。该方由白虎汤、犀角地黄汤、普济消毒饮等方加减而成，可酌加土牛膝以解白喉疫毒；便秘可加大黄；小便短赤加泽泻、车前子；口渴甚加天冬；发热甚可加连翘、金银花。

2. 鼻疔（火毒上攻）

鼻疔是指发生在鼻尖、鼻翼及鼻前庭部位的疖肿。西医学的鼻疖可参考本病进行辨证施治。

【临床表现】病初起表现为外鼻部局限性潮红，继则渐次隆起，状如粟粒，渐长如椒目，周围发硬，焮热微痛。3～5天后，疮顶现黄白色脓点，顶高根软。一般全身症状不明显，或伴头痛、发热、全身不适等症。舌质红，苔白或黄，脉数。

【证机概要】邪毒外袭，火毒上攻鼻窍，蒸灼肌肤，气血凝滞，聚集不散而成疔疮。

【治法】清热解毒，消肿止痛。

【方药】五味消毒饮加减。

若疼痛较甚者加当归尾、赤芍、丹皮以助活血止痛；若脓成不溃者加穿山甲、皂角刺以助消肿溃脓；若恶寒发热，加连翘、荆芥、防风以疏风解表；若病情严重，可配合用黄连解毒汤加减。

3. 颜面部疔疮

颜面部疔疮是指发生于颜面部的急性化脓性疾病，相当于西医的颜面部疖、痈。

①热毒蕴结

【临床表现】红肿高突，根脚收束，发热头痛。舌红，苔黄，脉数。

【证机概要】热毒内盛，蕴结颜面。

【治法】清热解毒。

【方药】五味消毒饮合黄连解毒汤加减。

恶寒发热者加蟾酥丸；毒盛肿甚者加大青叶，重用黄连；壮热口渴者加竹叶、石膏、连翘。

②火毒炽盛

【临床表现】疮形平塌，肿势散漫，皮色紫暗，焮热疼痛；伴高热，头痛，烦渴，呕恶，溲赤。舌红，苔黄腻，脉洪数。

【证机概要】火毒炽盛，热入血分。

【治法】凉血清热解毒。

【方药】犀角地黄汤合黄连解毒汤、五味消毒饮加减。

4. 手足部疔疮

手足部疔疮是发生在手足部的急性化脓性疾病，又名瘭疽。临床比较常见的有蛇眼疔、蛇头疔、蛇腹疔、托盘疔、足底疗等，分别相当于西医的甲沟炎、化脓性指头炎、化脓性腱鞘炎、掌中间隙感染、足底皮下脓肿等。

①火毒凝结

【临床表现】局部红肿热痛，麻痒相兼；伴畏寒发热。舌质红，苔黄，脉数。

【证机概要】热毒蕴结手足。

【治法】清热解毒。

【方药】五味消毒饮合黄连解毒汤加减。

②热盛肉腐

【临床表现】红肿明显，疼痛剧烈，痛如鸡啄，肉腐为脓，溃后脓出肿痛消退；若溃后脓泄不畅，肿痛不退，胬肉外突，甚者损筋蚀骨。舌质红，苔黄，脉数。

【证机概要】热毒郁久化脓。

【治法】清热透脓托毒。

【方药】五味消毒饮合黄连解毒汤加皂角刺、炙山甲等。

5. 红丝疔（火毒入络）

红丝疔是发于四肢，皮肤呈红丝显露，迅速向上走窜的急性感染性疾病。可伴恶寒发热等全身症状，邪毒重者可内攻脏腑，发生走黄。相当于西医的急性淋巴管炎。

【临床表现】患肢红丝较细，红肿疼痛；全身症状较轻。薄黄，脉濡数。

【证机概要】热毒伤及下肢，化火侵入络脉。

【治法】清热解毒。

【方药】五味消毒饮加减。

6. 疫疔（疫毒蕴结）

疫疔是接触疫畜染毒所致的急性传染性疾病。

【临床表现】患部皮肤发痒，出现蚊迹样红斑，继则形成水疱，破溃后形成黑色溃疡，疮面凹陷，形如鱼脐，疮周肿胀，绕以绿色水疱；伴有发热，骨节疼痛，甚则壮热神昏等。舌质红，苔黄，脉数。

【证机概要】疫畜感染，毒邪内盛。

【治法】清热解毒，和营消肿。

【方药】仙方活命饮合黄连解毒汤加减。

7. 发颐

发颐是热病后余毒结于颐颌间引起的急性化脓性疾病。相当于西医的化脓性腮腺炎。

①热毒蕴结

【临床表现】颐颌之间结块疼痛，张口不利，继则肿痛渐增，检查口内颊部导管开口处常现红肿，压迫局部有黏稠的分泌物溢出；伴身热恶寒，口渴，小便短赤，大便秘结。舌苔薄腻，脉弦数。

【证机概要】热毒蕴结颐颌。

【治法】清热解毒。

【方药】普济消毒饮加减。

漫肿不散加海藻；热甚加生山栀、生石膏；便秘加瓜蒌仁、生大黄、枳实；热极动风加钩藤。

②毒盛酿脓

【临床表现】颐颌间结肿疼痛渐增，甚至肿势延及面颊和颈项，焮红灼热，张口困难，继之酿脓应指，口内颊部导管开口处能挤出脓性分泌物；伴高热口渴。舌苔黄腻，脉弦数。

【证机概要】热病余毒炽盛，结于颐颌酿脓。

【治法】清热解毒透脓。

【方药】普济消毒饮加皂角刺、白芷等。

8. 喉痈（热毒困结）

喉痈是指发生于咽喉及其邻近部的痈肿。西医学的扁桃体周围脓肿、急性会厌炎及会厌脓肿、咽后脓肿、咽旁脓肿等疾病可参考本病进行辨证施治。

【临床表现】咽痛剧烈，胀痛或跳痛，痛引耳窍，吞咽困难，口涎外溢，或张口困难，言语不清，如口中含物，或咽喉阻塞，吸气难入。伴高热，头痛，口臭口干，便结溲黄。舌质红，苔黄厚，脉洪数有力。检查可见患处红肿高突，或隆起顶部红里泛白，触之有波动感，穿刺可抽出脓液。颌下有臖核。

【证机概要】火毒困结，气血壅盛，肉腐化脓。

【治法】泄热解毒，消肿排脓。

【方药】仙方活命饮加减。方中金银花清热解毒；归尾、赤芍、乳香、没药活血消肿；防风、白芷疏风散结以消肿；贝母、天花粉清热排脓以散结；穿山甲、皂角刺解毒透络、消肿溃坚；甘草清热解毒，调和诸药。

红肿痛甚，热毒重者加蒲公英、连翘、紫花地丁以增清热解毒之力；高热伤津者去白芷、陈皮，重用花粉，加玄参；便秘加大黄；痰涎壅盛加僵蚕、胆南星等以豁痰消肿。

若热毒侵入营血，扰乱心神，出现高热烦躁、神昏谵语者，应以清营凉血解毒为主，可用犀角地黄汤，并选加安宫牛黄丸、紫雪丹，以开窍安神。

若有痰鸣气急，呼吸困难者，按急喉风处理，必要时行气管切开术，以保持呼吸道通畅。

9. 急喉风（热毒熏蒸）

急喉风是指以吸气性呼吸困难为主要特征的急性咽喉疾

病。西医学的急性喉阻塞可参考本病进行辨证施治。

【临床表现】咽喉突然肿胀，疼痛难忍，喉中痰鸣，声如曳锯，喘息气粗，声音嘶哑，或语言难出。全身可见憎寒壮热，或高热心烦，汗出如雨，口干欲饮，大便秘结，小便短赤。舌质红绛，苔黄或腻，脉数或沉微欲绝。检查可见咽喉极度红肿，会厌或声门红肿明显，痰涎多或有腐物，并可见鼻翼翕动，天突、缺盆、肋间及上腹部在吸气时出现凹陷。

【证机概要】邪毒壅盛，熏灼咽喉，煎熬成痰，痰热壅结，阻塞气道。

【治法】泄热解毒，祛痰开窍。

【方药】清瘟败毒饮加减。方中犀角（水牛角代）、玄参、生地、赤芍、丹皮以泄热凉血解毒；黄连、黄芩、栀子、石膏、知母、连翘清热泻火解毒，去气分之热；桔梗、甘草宣通肺气而利咽喉。

痰涎壅盛者加大黄、贝母、瓜蒌、葶苈子、竹茹等清热化痰散结，并配合六神丸、雄黄解毒丸、紫雪丹、至宝丹以清热解毒，祛痰开窍；大便秘结者，可加大黄、芒硝以泄热通便。

10. 肛痈

肛痈是肛管直肠周围间隙发生急、慢性感染而形成的脓肿。相当于西医学的肛门直肠周围脓肿。

①热毒蕴结

【临床表现】肛门周围突然肿痛，持续加剧，伴有恶寒、发热、便秘、溲赤；肛周红肿，触痛明显，质硬，皮肤焮热。舌红，苔薄黄，脉数。

【证机概要】热毒蕴结后阴。

【治法】清热解毒。

【方药】仙方活命饮合黄连解毒汤加减。

若有湿热之象，可合用萆薢渗湿汤。

②火毒炽盛

【临床表现】肛周肿痛剧烈，持续数日，痛如鸡啄，难以入寐；伴恶寒发热，口干便秘，小便困难；肛周红肿，按之有波动感或穿刺有脓。舌红，苔黄，脉弦滑。

【证机概要】火毒结于后阴，酝酿成脓。

【治法】清热解毒透脓。

【方药】透脓散加减。

11. 肠痈（热毒内盛）

肠痈是指发生于肠道的痈肿，属内痈范畴。临床上西医的急性阑尾炎、回肠末端憩室炎、克罗恩病等均属肠痈范畴，其中以急性阑尾炎最为常见。

【临床表现】腹痛剧烈，全腹压痛、反跳痛，腹皮挛急；高热不退或恶寒发热，时时汗出，烦渴，恶心呕吐，腹胀，便秘或似痢不爽。舌红绛而干，苔黄厚干燥或黄糙，脉洪数或细数。

【证机概要】热毒内盛，结于肠腑，蕴郁成脓。

【治法】通腑排脓，养阴清热。

【方药】大黄牡丹汤合透脓散加减。

若持续性高热或往来寒热，热在气分者加白虎汤，热在血分者加犀角地黄汤或黄连解毒汤；腹胀加厚朴、青皮；腹痛剧烈加延胡索、广木香；口干舌燥加生地、玄参、石斛、天花粉；大便似痢加广木香、黄连；大便秘结加甘遂末冲服；小便不爽加白茅根、车前子。

若见精神委顿，肢冷自汗，或体温不升反降，舌质淡，苔薄白，脉沉细等。此为阴损及阳，治宜温阳健脾，化毒排脓。方用薏苡附子败酱散合参附汤加减。病情较重时，易生变证，要严密观察，中药最少每日2剂，分4~6次服，若病情发展，应及时手术。

12. 丹毒（胎火蕴毒）

丹毒是患部皮肤突然发红成片、色如涂丹的急性感染性疾病。

【临床表现】发生于新生儿，多见于臀部，局部红肿灼热，常呈游走性；或伴壮热烦躁，甚则神昏谵语、恶心呕吐。

【证机概要】胎火热毒，蕴结内外。

【治法】凉血清热解毒。

【方药】犀角地黄汤合黄连解毒汤加减。壮热烦躁，甚则神昏谵语者加服安宫牛黄丸或紫雪丹。舌绛苔光者加玄参、麦冬、石斛等。

13. 耳后附骨痈（热毒壅盛）

耳后附骨痈是指脓耳邪毒炽盛，侵蚀耳后完骨，溃腐成痈。西医学的化脓性中耳炎及乳突炎并发耳后骨膜下脓肿可参考本病进行辨证施治。

【临床表现】脓耳病程中，耳流脓突然减少，耳内及耳后疼痛加剧。全身可有发热、头痛、口苦咽干、尿黄便秘等症。舌质红，苔黄厚，脉弦数或滑数。检查见外耳道后上壁塌陷，有污秽脓液或肉芽，鼓膜穿孔，耳后完骨部红肿、压痛，甚则将耳廓推向前方，数天后肿处变软波动，穿溃溢脓。

【证机概要】热毒壅盛，脓液潴留成痈。

【治法】泻火解毒，祛腐排脓。

【方药】初起可用龙胆泻肝汤加减，体壮热者去当归，选加金银花、连翘、蒲公英、紫花地丁等以清热解毒；疼痛甚可加乳香、没药以行气活血，祛瘀止痛；肿甚未溃可加皂角刺、穿山甲以消肿溃坚。若痈肿溃破脓出，宜用仙方活命饮加减，促其排脓消肿；脓多者加桔梗、薏苡仁；便秘者加大黄、芒硝。

14. 断耳疮

断耳疮是指以耳廓红肿疼痛、溃烂流脓，甚至软骨坏死、耳廓变形为特征的疾病。西医学的“耳廓化脓性软骨膜炎”可参考本病进行辨证施治。

①邪毒犯耳

【临床表现】耳廓灼热、疼痛，局部红肿，继而红肿疼痛逐渐加剧。伴发热、头痛、口干等。舌质红，苔黄，脉数。

【证机概要】耳廓损伤，邪毒犯耳，气血相搏。

【治法】清热解毒，消肿止痛。

【方药】五味消毒饮加味。

热盛者，可加黄芩、黄连；血热者，可加丹皮、生地等。

②热毒炽盛

【临床表现】耳廓疼痛剧烈，坐立不安，高热，头痛。舌质红，苔黄，脉数。检查见耳廓极度红肿，按之有波动感，继则溃破流脓，软骨坏死、脱落，耳廓变形。

【证机概要】热毒炽盛，灼腐耳廓，或热毒燔灼，肉腐成脓。

【治法】清热解毒，祛腐排脓。

【方药】黄连解毒汤合五味消毒饮加减。

溃破流脓者，可加皂角刺、天花粉等；若耳廓皮色暗红，溃口难收，流脓不止，改用托里消毒散，以扶正祛邪，托毒排脓。

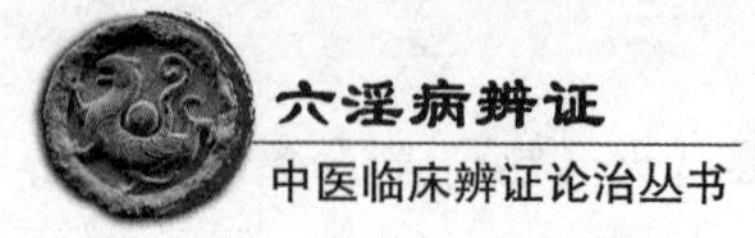

15. 耳瘘

耳瘘是指发生于耳前或耳后的瘘管。发生于耳前者称耳前瘘，多属先天性；发生于耳后者称耳后瘘，多由痈疮、治疗不彻底而致。西医学的先天性耳前瘘管、化脓性中耳炎合并耳后瘘管等可参考本病进行辨证施治。

①邪毒壅盛

【临床表现】瘘口周围皮肤红肿疼痛，且沿瘘管走向扩散，瘘口可有脓液溢出。或伴有发热、头痛。舌质红，苔黄，脉数。

【证机概要】禀赋不足，颞颥间皮肤腠理不密，而形成瘘道，复感邪毒，气血相搏。

【治法】清热解毒，消肿止痛。

【方药】五味消毒饮加减。方中金银花清热解毒，消散痈肿，且有轻宣散邪之效；紫花地丁、蒲公英、野菊花、紫背天葵均具清热解毒、消肿散结之功。

热毒甚者，可加黄连；血热者加丹皮、赤芍；已成脓而排泄不畅者加穿山甲、皂角刺。

②邪毒滞留

【临床表现】瘘口或其周围溢脓，经久不愈，脓液清稀，多有耳内流脓，鼓膜穿孔。全身可伴有疲倦乏力、纳呆、头昏等症。舌质淡红，苔白或黄，脉细数。

【证机概要】气血耗伤，邪毒滞留，腐蚀血肉成脓。

【治法】益气养血，托毒排脓。

【方药】托里消毒散加减。方中党参、茯苓、白术、炙甘草、黄芪、白芍、川芎、当归补益气血；金银花清解余毒；桔梗、白芷、皂角刺托毒排脓。

16. 疖（热毒蕴结）

疖是指发生在肌肤浅表部位、范围较小的急性化脓性疾病，常见于气实火盛者。相当于西医的疖、头皮穿凿性脓肿、疖病等。

【临床表现】好发于项后发际、背部、臀部。轻者疖肿只有一两个，多则可散发全身，或簇集一处，或此愈彼起；伴发热、口渴、溲赤、便秘。苔黄，脉数。

【证机概要】热毒蕴结肌肤。

【治法】清热解毒。

【方药】五味消毒饮合黄连解毒汤加减。

17. 流行性腮腺炎（热毒壅盛）

流行性腮腺炎是由腮腺炎时邪（腮腺炎病毒）引起的一种急性传染病。

【临床表现】高热，一侧或两侧耳下腮部肿胀疼痛，坚硬拒按，张口咀嚼困难，或有烦躁不安，口渴欲饮，头痛，咽红肿痛，颌下肿块胀痛，纳少，大便秘结，尿少而黄。舌质红，舌苔黄，脉滑数。

【证机概要】热毒时邪侵犯腮腺，壅结成块。

【治法】清热解毒，软坚散结。

【方药】普济消毒饮加减。方中柴胡、黄芩清利少阳；黄连、连翘、板蓝根、升麻清热解毒；牛蒡子、马勃、桔梗、玄参、薄荷清热利咽，消肿散结；陈皮理气，疏通壅滞；僵蚕解毒通络。

热甚者加生石膏、知母清热泻火；腮部肿胀甚者加夏枯草、蒲公英软坚散结；呕吐加竹茹清胃止呕；大便秘结加大黄、玄明粉通腑泄热。

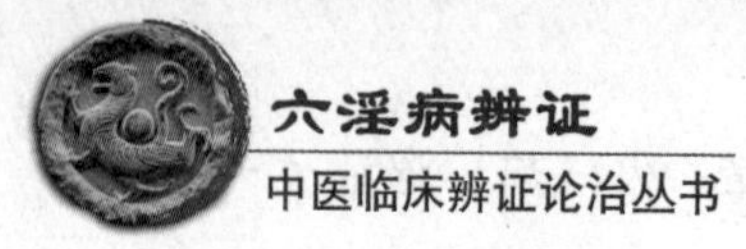

18. 猫眼疮（火毒炽盛）

猫眼疮是以红斑为主，兼有丘疹、水疱等多形性皮损的急性炎症性皮肤病。相当于西医的多形性红斑。

【临床表现】起病急骤，高热恶寒，头痛无力，全身泛发红斑、大疱、糜烂、瘀斑，口腔、二阴破溃糜烂；伴恶心呕吐，关节疼痛，或大便秘结，小便黄赤。舌质红，苔黄，脉滑数。

【证机概要】火毒炽盛，侵及血营。

【治法】清热凉血，解毒利湿。

【方药】清瘟败毒饮合导赤散加减。

高热、口干唇燥者加生玳瑁、天花粉；壮热不退者加羚羊角粉冲服，或用紫雪散冲服；大便秘结者加生大黄；恶心呕吐者加姜半夏、竹茹。

19. 漏睛疮（热毒炽盛）

漏睛疮是指内眦睛明穴下方突发赤肿疼痛，继之溃破出脓的眼病。相当于西医学的急性泪囊炎。

【临床表现】患处红肿焮热，核硬拒按，疼痛难忍，热泪频流，甚而红肿漫及颜面胞睑；耳前或颌下有肿核及压痛，全身可兼头痛身热，心烦口渴，大便燥结，小便赤涩。舌质红，苔黄燥，脉洪数。

【证机概要】心脾热毒上攻内眦，气血凝滞，营卫不和。

【治法】清热解毒，消瘀散结。

【方药】黄连解毒汤加减。方中加金银花、蒲公英、紫花地丁以加强清热解毒之功；若大便燥结者，可加大黄以通腑泄热；患处红肿热痛甚者加郁金、乳香、没药以助活血散瘀，消肿止痛；欲成脓而未溃者，可加皂角刺、穿山甲、白芷以促使脓成溃破。

20. 虫咬皮炎（热毒蕴结）

虫咬皮炎是被致病虫类叮咬，接触其毒液或虫体的毒毛而引起的一种皮炎。较常见的致病害虫有蠓、螨、隐翅虫、刺毛虫、跳蚤、虱类、臭虫、飞蛾、蜂等。

【临床表现】皮疹较多，成片红肿，水疱较大，瘀斑明显，皮疹附近臖核肿大；伴畏寒，发热，头痛，恶心，胸闷。舌红，苔黄，脉数。

【证机概要】虫毒内侵，蕴结肌肤。

【治法】清热解毒，消肿止痒。

【主药】五味消毒饮合黄连解毒汤加地肤子、白鲜皮、紫荆皮。

21. 产后发热（感染邪毒）

产褥期内出现发热持续不退，或突然高热寒战，并伴有其他症状者，称“产后发热”。本病相当于西医学的产褥感染。

【临床表现】产后高热寒战，热势不退，小腹疼痛拒按，恶露量或多或少，色紫黯如败酱，气臭秽，心烦口渴，尿少色黄，大便燥结。舌红苔黄，脉数有力。

【证机概要】新产血室正开，胞脉空虚，邪毒乘虚直犯胞宫，正邪交争急剧，瘀血互结。

【治法】清热解毒，凉血化瘀。

【方药】五味消毒饮合失笑散或解毒活血汤加减。

(1) 五味消毒饮合失笑散加丹皮、赤芍、鱼腥草、益母草。

五味消毒饮原方疗诸疔，用于毒势不尽、憎寒壮热仍作者。方中金银花、野菊花、蒲公英、紫花地丁、紫背天葵、鱼腥草清热解毒排脓；蒲黄、五灵脂、益母草活血化瘀；丹皮、赤芍清热凉血活血。

（2）解毒活血汤加金银花、益母草。

若高热不退，大汗出，烦渴引饮，脉虚大而数者，属热盛伤津之候。治宜清热除烦，益气生津，方用白虎加人参汤（石膏、知母、粳米、甘草、人参）方中白虎汤清热除烦，人参益气生津，使热退津复。

若持续高热，小腹疼痛剧烈，拒按，恶露不畅，秽臭如脓，烦渴引饮，大便燥结，舌紫暗，苔黄而燥，脉弦数者，方用大黄牡丹皮汤加败酱草、红藤、益母草。大黄牡丹皮汤泄热逐瘀，排脓散结；红藤、败酱草清热解毒；益母草活血化瘀。如有盆腔脓肿，要切开引流；胎盘残留宫腔者，在抗炎下清宫。

若产后1~2周寒战、高热反复发作，抗菌治疗无效，或见下肢肿胀发硬、皮肤发白，小腿腓肠肌与足底疼痛与压痛，甚者痛不可着地，舌暗脉弦。此为盆腔血栓性静脉炎，是产褥感染的一种特殊形式，属严重并发症。中医可按“脉痹”论治，热毒、瘀阻与湿邪留滞经脉肌肤是其主要病机，治疗以清热解毒、活血化瘀、祛湿通络为主，可选抵当汤合四妙勇安汤随症加减。热退后须继续巩固治疗，以避免产后身痛等后遗症的发生。

22. 毒蛇咬伤（火毒）

【临床表现】局部肿痛严重，常有水疱、血疱或瘀斑，严重者出现局部组织坏死；全身症状可见恶寒发热，烦躁，咽干口渴，胸闷心悸，肋胀胁痛，大便干结，小便短赤或尿血。舌质红，苔黄，脉滑数。

【证机概要】火毒内攻，侵及营血。

【治法】泻火解毒，凉血活血。

【方药】龙胆泻肝汤合五味消毒饮加减。

小便短赤、血尿，加白茅根、茜草、车前草、泽泻等利尿止血；发斑、吐血、衄血，加犀角以加强凉血化斑解毒之功；烦躁抽搐，加羚羊角、钩藤以凉肝息风；局部肿胀甚，加赤小豆、冬瓜皮、泽泻以利水消肿。

23. 乳痈（热毒炽盛）

乳痈是由热毒入侵乳房而引起的急性化脓性疾病。相当于西医的急性化脓性乳腺炎。

【临床表现】乳房肿痛，皮肤焮红灼热，肿块变软，有应指感。或切开排脓后引流不畅，红肿热痛不消，有"传囊"现象，壮热。舌红，苔黄腻，脉洪数。

【证机概要】热毒入侵，蕴结成脓。

【治法】清热解毒，托里透脓。

【方药】透脓散加味。

热甚者加生石膏、知母、金银花、蒲公英等；口渴甚者加天花粉、鲜芦根等。

24. 脓漏眼

脓漏眼是以发病急剧，胞睑及白睛高度红赤臃肿，眵多如脓，易引起黑睛生翳溃损为主要特征的眼病。该病相当于西医学之淋菌性结膜炎。

①火毒炽盛

【临床表现】灼热羞明，疼痛难睁，眵泪带血，睑内红赤，白睛红肿，甚则白睛浮壅高出黑睛，黑睛星翳，或见睑内有点状出血及假膜形成；兼见恶寒发热，便秘。舌质红，苔薄黄，脉浮数。

【证机概要】火毒上壅，气郁水停血滞于目。

【治法】泻火解毒，下气行水。

【方药】普济消毒饮加减。

可于方中加生地黄、牡丹皮、玄参以清热凉血；加葶苈子以下气行水；黑睛翳重者，可加石决明、芦荟以清肝退翳。

②气血两燔

【临床表现】白睛赤脉深红粗大，眵多成脓，常不断从睑内溢出，可有胞睑及白睛浮肿，黑睛溃烂，甚则穿孔；兼见头痛身热，口渴咽痛，小便短赤剧痛，便秘。舌绛，苔黄，脉数。

【证机概要】热毒充斥，气血两燔，热深毒重，眼目受伤。

【治法】泻火解毒，气血两清。

【方药】清瘟败毒饮加减。

若白睛赤脉深红粗大甚者，可加生地、紫草、茜草以增凉血活血之功；眵多成脓者，酌加金银花、紫花地丁、败酱草、蒲公英以清热解毒，黑睛溃陷者，酌加夏枯草、青葙子、石决明以凉血解毒，清肝明目退翳；若便秘溲赤明显者，酌加木通、车前子、生大黄以通利二便。

③余热未尽

【临床表现】病后数日，脓性眼眵减少，疼痛减轻，干涩不舒，睑内红赤粟粒丛生，白睛微红，黑睛翳障未消。舌质红，苔薄黄，脉细数。

【证机概要】火毒虽衰，余毒未清，日久瘀滞眼目。

【治法】清热消瘀，退翳明目。

【方药】石决明散加减。

宜去方中羌活、大黄；加川芎、赤芍以活血消瘀；加珍珠母、谷精草、密蒙花以助明目退翳。

25. 烧伤

烧伤是由于热力（火焰、灼热的气体、液体或固体）、电能、化学物质、放射线等作用于人体而引起的一种局部或全身急性损伤性疾病。

①火毒伤津

【临床表现】壮热烦躁，口干喜饮，便秘尿赤。舌红绛而干，苔黄或黄糙，或舌光无苔，脉洪数或弦细数。

【证机概要】火毒内攻，复损津液。

【治法】清热解毒，益气养阴。

【方药】黄连解毒汤、银花甘草汤、犀角地黄汤或清营汤加减。

口干甚者加鲜石斛、天花粉等；便秘加生大黄；尿赤加白茅根、淡竹叶等。

②火毒犯目

【临床表现】眼内剧痛，多泪难睁，视力骤降，白睛混赤或呈灰白坏死，黑睛大片新翳或呈凝脂翳状；心情烦躁，口干便秘，小便短赤。舌质红而干，苔薄或光，脉数或弦细而数。

【证机概要】火热毒邪骤犯于目，腐烂皮肉，并伤及眼内真液。

【治法】清解热毒，养阴散邪。

【方药】银花解毒汤合石决明散加减，常去龙胆草，加元参以增养阴增液之力。

③火毒内陷

【临床表现】壮热不退，口干唇燥，躁动不安，大便秘结，小便短赤。舌红绛而干；苔黄或黄糙，或焦干起刺，脉弦数等。若火毒传心，可见烦躁不安，神昏谵语；若火毒传肺，可见呼吸气粗，鼻翼翕动，咳嗽痰鸣，痰中带血；若火毒传肝，可见黄疸，双目上视，痉挛抽搐；若火毒传脾，可见腹胀便结，便溏黏臭，恶心呕吐，不思饮食，或有呕血、便血；若火毒传肾，可见浮肿，尿血或尿闭。

【证机概要】火毒内陷脏腑及营血。

【治法】清营凉血解毒。

【方药】清营汤或黄连解毒汤合犀角地黄汤加减。

神昏谵语者加服安宫牛黄丸或紫雪丹；气粗咳喘加生石膏、知母、贝母、桔梗、鱼腥草、桑白皮、鲜芦根；抽搐加羚羊角粉、钩藤、石决明；腹胀便秘、恶心呕吐加大黄、玄明粉、枳实、厚朴、大腹皮、木香；呕血、便血加地榆炭、侧柏炭、槐花炭、白及、三七、藕节炭；尿少或尿闭加白茅根、车前子、淡竹叶、泽泻；血尿加生地、大小蓟、黄柏炭、琥珀等。

26. 脐疮（热毒壅结）

脐部疾患是小儿出生后断脐结扎护理不善，或先天性异常而发生的脐部病证。脐部红肿热痛、出脓水者称为脐疮。脐疮西医学泛指新生儿脐炎。

【临床表现】脐部红肿热痛，其则糜烂，脓水流溢，恶寒发热，啼哭烦躁，口干欲饮，唇红舌燥。舌质红，苔黄腻，指纹紫。

【证机概要】热毒壅结脐部，脐湿进一步发展而成。

【治法】清热解毒，佐以外治。

【方药】犀角消毒饮加减。方中金银花、水牛角、甘草清解热毒；防风、荆芥、牛蒡子疏风散邪；加黄连、连翘、蒲公英清热解毒。局部外用金黄散。

大便秘结，舌苔黄燥加大黄通腑泄热；脐部渗出混有血液加景天三七、紫草凉血止血；伴神昏、抽搐，加安宫牛黄丸或紫雪丹清心开窍，平肝息风。

27. 眼丹（热毒壅盛）

眼丹是指整个胞睑红肿如涂丹、痛如火灼、化脓溃破的眼病。眼丹相当于西医学的眼睑蜂窝组织炎。

【临床表现】眼睑漫肿而硬，皮色红赤如涂丹，甚至紫暗，焮痛如火灼，全身兼见壮热口渴，便秘溲赤。舌红苔黄，脉洪数。

【证机概要】热毒塞滞胞睑，气血失和。

【治法】清热解毒，活血消肿。

【方药】仙方活命饮加减。多于方中加大黄、栀子以增泄火解毒之力；若胞睑肿胀焮痛者加野菊花、紫花地丁、蒲公英以助清热解毒；胞睑红赤或紫暗者，宜加丹皮、郁金、玄参以助活血消肿。

28. 阴疮（热毒）

妇人外阴部结块红肿，或溃烂成疮，黄水淋沥，局部肿痛，甚则溃疡如虫蚀者，称“阴疮”。本病多见于西医的外阴溃疡、前庭大腺脓肿。

【临床表现】外阴部皮肤局限性焮红肿胀，破溃糜烂，灼热结块，脓苔稠黏，或脓水淋沥；可伴见身热心烦，口干纳少，便秘尿黄。舌红苔黄腻，脉弦滑数。

【证机概要】湿热内侵，结于阴部，经脉阻塞，蕴结成毒，腐肉酿脓。

【治法】清热利湿，解毒消疮。

【方药】龙胆泻肝汤。

若局部灼热疼痛加金银花、败酱草、大黄；肿痛不宁加乳香、没药、川楝子；肿胀酿脓未破加炮山甲、皂角刺、红藤、白蔹。

若会阴部一侧，或双侧局限性红肿疼痛，灼热结块，酿脓未破，身热口渴，舌红苔黄，为热毒壅盛，方用仙方活命饮。

29. 痈

痈是指发生于体表皮肉之间的急性化脓性疾病。相当于西医的皮肤浅表脓肿、急性化脓性淋巴结炎等。

①火毒凝结

【临床表现】局部突然肿胀，光软无头，迅速结块，皮肤焮红，少数病例皮色不变，到酿脓时才转为红色，灼热疼痛。日后逐渐扩大，变成高肿发硬；重者可伴有恶寒发热、头痛、泛恶、口渴。舌苔黄腻、脉弦滑或洪数。

【证机概要】热毒内结，瘀阻病部。

【治法】清热解毒，行瘀活血。

【方药】仙方活命饮加减。

发于上部加牛蒡子、野菊花；发于中部加龙胆草、黄芩、山栀子；发于下部加苍术、黄柏、牛膝。

②热盛肉腐

【临床表现】红热明显，肿势高突，疼痛剧烈，痛如鸡啄，溃后脓出则肿痛消退。舌红，苔黄，脉数。

【临床表现】热毒内结，蕴壅成脓。

【治法】和营清热，透脓托毒。

【方药】仙方活命饮合五味消毒饮加减。

30. 有头疽（火毒凝结）

有头疽是发生于肌肤间的急性化脓性疾病，相当于西医的痈。

【临床表现】多见于壮年正实邪盛者。局部红肿高突，灼热疼痛，根脚收束，迅速化脓脱腐，脓出黄稠；伴发热，口渴，尿赤。舌苔黄，脉数有力。

【证机概要】热毒内盛，壅结肌肤。

【治法】清热泻火，和营托毒。

【方药】黄连解毒汤合仙方活命饮加减。恶寒发热者加荆芥、防风；便秘者加生大黄、枳实；溲赤者加萆薢、车前子。

31. 火疳（火毒蕴结）

火疳是指邪毒上攻白睛，无从宣泄，致白睛里层呈紫红色改变。相当于西医学之巩膜外层炎及前巩膜炎。

【临床表现】发病较急，患眼疼痛难睁，羞明流泪，目痛拒按，视物不清；白睛结节大而隆起，或连缀成环，周围血脉紫赤怒张；伴见口苦咽干，气粗烦躁，便秘溲赤。舌红，苔黄，脉数有力。

【证机概要】火热毒邪，结聚目络，气血壅阻。

【治法】泻火解毒，凉血散结。

【方药】还阴救苦汤加减。方中温燥之药应酌情减少，并加生石膏以增强清热泻火之功。

32. 突起睛高（火毒壅滞）

突起睛高是指以眼珠突高胀起，转动受限，白睛红赤臃肿等为临床特征的眼病。相当于西医学之急性炎症性突眼，多为急性眶内炎症，由眼眶蜂窝组织炎、眶骨膜炎、眼球筋膜炎、全眼球炎等引发。

【临床表现】眼珠高突，转动受限，眼睑红肿，白睛红赤肿痛；头目剧痛，壮热神昏烦渴，便秘溲赤。舌红苔黄，脉数有力。

【证机概要】热毒入里炽盛，充斥于下，上攻于目。

【治法】泻火解毒，消肿止痛。

【方药】清瘟败毒饮加减。

方中可加大黄、芒硝通腑泄热；加板蓝根、天花粉以解毒散结；若出现神昏谵语者，可用清营汤送服安宫牛黄丸。

33. 真睛破损（热毒壅盛）

真睛破损是指眼珠为物所伤且有穿透伤口的眼病，可伴眼内异物，甚至可影响健眼，是一种严重的眼外伤。相当于西医学的机械性穿透性眼外伤。

【临床表现】伤眼剧痛，视力骤降，伤口污秽浮肿，胞睑肿胀，白睛混赤，瞳神紧小，神水混浊，黄液上冲，眼珠突出，转动失灵，头痛。舌红苔黄，脉弦数。

【证机概要】真睛破损，邪毒内聚，郁结真睛，或蓄腐成脓。

【治法】清热解毒，凉血化瘀。

【方药】经效散合五味消毒饮加减。

若便秘溲赤者，可加芒硝、木通、车前子以通利二便，使邪热下泄；伤眼剧痛者，可加没药、乳香以化瘀止痛。

34. 崩漏（实热）

崩漏是指经血非时暴下不止或淋沥不尽，前者谓之崩中，后者谓之漏下。崩与漏出血情况虽不同，然二者常交替出现，且其病因病机基本一致，故概称崩漏。属西医学的功能不良性子宫出血。

【临床表现】经来无期，经血突然暴崩如注，或淋沥日久难止，血色深红，质稠；口渴烦热，便秘溺黄。舌红，苔黄，脉滑数。

【证机概要】实热内蕴，损伤冲任，血海沸溢，迫血妄行。

【治法】清热凉血，固冲止血。

【方药】清热固经汤。方中黄芩、山栀清热泻火；生地、地榆、藕节清热凉血，固冲止血；地骨皮、龟甲、牡蛎育阴潜阳，龟甲又能补任脉之虚，化瘀生新；阿胶补血止血；陈棕炭收涩止血；生甘草调和诸药。

若兼见心烦易怒，胸胁胀痛，口干苦，加柴胡疏肝；加夏枯草、龙胆草清泻肝热；若兼见少腹或小腹疼痛，或灼热不适，加黄柏、银花藤、连翘、茵陈清热利湿，去阿胶之滋腻。

35. 带下过多（热毒蕴结）

带下过多是指带下量明显增多，色、质、气味异常，或伴有局部及全身症状者。西医学的各类阴道炎、宫颈炎、盆腔炎、内分泌功能失调（尤其是雌激素水平偏高）等疾病引起的阴道分泌物异常可参考本节论治。

【临床表现】带下量多，黄绿如脓，或赤白相兼，或五色杂下，质黏腻，臭秽难闻；小腹疼痛，腰骶酸痛，烦热头晕，口苦咽干，小便短赤；大便干结。舌红，苔黄或黄腻，脉滑数。

【证机概要】热毒蕴蒸，损伤任带。

【治法】清热解毒。

【方药】五味消毒饮加土茯苓、败酱草、鱼腥草、薏苡仁。方中蒲公英、金银花、野菊花、紫花地丁、青天葵清热解毒；加败酱草、土茯苓、鱼腥草、薏苡仁清热解毒，利水除湿。

若腰骶酸痛，带下恶臭难闻者加半枝莲、穿心莲、白花蛇舌草、樗根白皮以清热解毒除秽。

36. 白疕（火毒炽盛）

白疕因其“肤如疹疥，色白而痒，搔起白皮”而得名，是一种常见的易于复发的炎症性皮肤病，又称“松皮癣”、“干癣”、“蛇虱”、“白壳疮”等。相当于西医学的银屑病。

【临床表现】全身皮肤潮红、肿胀、灼热痒痛，大量脱皮，或有密集小脓疱；伴壮热，口渴，头痛，畏寒，大便干燥，小便黄赤。舌红绛，苔黄腻，脉弦滑数。

【证机概要】毒热内盛，外达肌肤。

【治法】清热泻火，凉血解毒。

【方药】清瘟败毒饮加减。

寒战高热者加生玳瑁；大量脱皮，口干唇燥者加玄参、天花粉、石斛；大便秘结者加生大黄。

37. 咽喉损伤（热毒壅盛）

咽喉损伤是指咽喉部受到外力作用，或因高温、化学物品灼伤等造成的损伤。

【临床表现】咽喉伤口外露，红肿疼痛，黏膜肿胀，声嘶或失音，呼吸、吞咽困难。

【证机概要】邪毒直入，邪聚咽喉，壅热于内，阻于经脉。

【治法】泄热解毒，消肿利咽。

【方药】清咽利膈汤加减。

38. 红蝴蝶疮（热毒炽盛）

红蝴蝶疮是一种可累及皮肤和全身多脏器的自身免疫性疾病。相当于西医学的红斑狼疮，临床常见类型为盘状红蝴蝶疮和系统性红蝴蝶疮。

【临床表现】相当于系统性红蝴蝶疮急性活动期。面部蝶形红斑，色鲜艳，皮肤紫斑，关节肌肉疼痛；伴高热，烦躁口渴，抽搐，大便干结，小便短赤。舌红绛，苔黄腻，脉洪数或细数。

【证机概要】热毒内蕴，入血化斑。

【治疗】清热凉血，化斑解毒。

【方药】犀角地黄汤合黄连解毒汤加减。高热神昏者加安宫牛黄丸，或服紫雪丹、至宝丹。

39. 酒齄鼻（热毒蕴肤）

酒齄鼻是一种主要发生于面部中央的以红斑和毛细血管扩张为特点的慢性皮肤病。

【临床表现】多见于丘疹脓疱型。在红斑上出现痤疮样丘疹脓疱，毛细血管扩张明显，局部灼热；伴口干，便秘。舌红，苔黄，脉数。

【证机概要】复感热毒，侵入血分。

【治法】清热解毒凉血。

【方药】黄连解毒汤合凉血四物汤加减。

40. 黄疸（疫毒炽盛）

黄疸是以目黄、身黄、小便黄为主症的一种病证，其中目睛黄染尤为本病的重要特征。

【临床表现】发病急骤，黄疸迅速加深，其色如金，皮肤瘙痒，高热口渴，胁痛腹满，神昏谵语，烦躁抽搐，或见衄血、便血，或肌肤瘀斑。舌质红绛，苔黄而燥，脉弦滑或数。

【证机概要】湿热疫毒炽盛，深入营血，内陷心肝。

【治法】清热解毒，凉血开窍。

【方药】犀角散加味。方中犀角（水牛角代）、黄连、栀子、大黄、板蓝根、生地、玄参、丹皮清热凉血解毒；茵陈、土茯苓利湿清热退黄。

如神昏谵语，加服安宫牛黄丸以凉开透窍；如动风抽搐者加用钩藤、石决明，另服羚羊角粉或紫雪丹，以息风止痉；如衄血、便血、肌肤瘀斑重者，可加黑地榆、侧柏叶、紫草、茜根炭等凉血止血；如腹大有水，小便短少不利，可加马鞭草、木通、白茅根、车前草，并另吞琥珀、蟋蟀、沉香粉，以通利小便。

41. 痢疾（疫毒炽盛）

痢疾是以大便次数增多、腹痛、里急后重、痢下赤白黏冻为主症。相当于西医学中的细菌性痢疾、阿米巴痢疾为主。

【临床表现】起病急骤，壮热口渴，头痛烦躁，恶心呕吐，大便频频，痢下鲜紫脓血，腹痛剧烈，后重感特著，甚者神昏惊厥。舌质红绛，舌苔黄燥，脉滑数或微欲绝。

【证机概要】疫邪热毒，壅盛肠道，燔灼气血。

【治法】清热解毒，凉血除积。

【方药】白头翁汤合芍药汤加减。前方以清热凉血解毒为主，后方能增强清热解毒之功，并有调气和血导滞作用。方中白头翁、黄连、黄柏、秦皮清热化湿，凉血解毒；金银花、地榆、牡丹皮清热凉血；芍药、甘草调营和血；木香、槟榔调气导滞。

若见热毒秽浊壅塞肠道，腹中满痛拒按，大便滞涩，臭秽难闻者加大黄、枳实、芒硝通腑泻浊；神昏谵语，甚则痉厥，用犀角地黄汤、紫雪丹以清营凉血开窍；若热极风动，痉厥抽搐者加羚羊角、钩藤、石决明以息风镇痉；若暴痢致脱，症见面色苍白，汗出肢冷，唇舌紫黯，尿少，脉微欲绝者，应急服独参汤或参附汤，加用参麦注射液等以益气固脱。

42. 急性盆腔炎（热毒炽盛）

女性盆腔生殖器官及其周围结缔组织和腹膜的急性炎症，称为急性盆腔炎。

【临床表现】高热腹痛，恶寒或寒战，下腹部疼痛拒按，咽干口苦，大便秘结，小便短赤，带下量多，色黄或赤白兼杂，质黏稠，如脓血，味臭秽，月经量多或淋沥不净。舌红，苔黄厚，脉滑数。

【证机概要】热毒内侵，气血相搏，瘀阻冲任胞宫。

【治法】清热解毒，利湿排脓。

【方药】五味消毒饮合大黄牡丹汤。

方中桃仁、丹皮凉血祛瘀；芒硝通泻肠胃，使热毒从大便而解；冬瓜仁排脓祛湿。

若带下臭秽加椿根皮、黄柏、茵陈；腹胀满加厚朴、枳实；里急后重加槟榔、枳壳；月经量多不止加地榆、马齿苋；盆腔形成脓肿者加红藤、皂角刺、白芷；腹痛加延胡索、川楝子；身热不退加柴胡、生甘草。

若病在阳明，身热面红，恶热汗出，口渴，脉洪数可选白虎汤，加清热解毒之品。

若热毒已入营血，高热神昏，烦躁谵语，下腹痛不减，斑疹隐隐，舌红绛，苔黄燥，脉弦细数，宜选清营汤加减。

43. 脓耳面瘫（热毒壅盛）

脓耳面瘫是指因脓耳失治，邪毒侵蚀耳内脉络而发生的面瘫。西医学的化脓性中耳炎及乳突炎并发面瘫可参考本病进行辨证施治。

【临床表现】口眼㖞斜，耳内流脓，耳痛剧烈。全身可见发热头痛，口苦咽干，尿赤便秘。舌质红，苔黄，脉弦滑数。检查见鼓膜充血、穿孔，流脓稠厚味臭，完骨部有叩压痛。

【证机概要】热毒炽盛，脓毒内攻，损及脉络。

【治法】清热解毒，活血通络。

【方药】龙胆泻肝汤加减。可酌加桃仁、红花、全蝎以活血通络，合牵正散以祛风通络。

44. 附骨疽（热毒炽盛）

附骨疽是一种毒气深沉、附着于骨的化脓性疾病。相当于西医的急、慢性化脓性骨髓炎。

【临床表现】起病约 1 ~ 2 周后，高热持续不退；患肢胖肿，疼痛剧烈，皮肤焮红灼热，内已酿脓。舌苔黄腻，脉洪数。

【证机概要】热毒炽盛，壅结骨髓。

【治法】清热化湿，和营托毒。

【方药】黄连解毒汤合仙方活命饮加减。

45. 猩红热（毒炽气营）

猩红热是感受猩红热时邪（A 族乙型溶血性链球菌）引起的急性传染病。

【临床表现】壮热不解，烦躁口渴，咽喉肿痛，伴有糜烂白腐，皮疹密布，色红如丹，甚则色紫如瘀点。疹由颈、胸开始，继而弥漫全身，压之退色，见疹后的 1 ~ 2 天舌苔黄糙、舌质起红刺，3 ~4 天后舌苔剥脱，舌面光红起刺，状如草莓。脉数有力。

【证机概要】热毒炽盛，侵入气营。

【治法】清气凉营，泻火解毒。

【方药】凉营清气汤加减。方中水牛角、赤芍、丹皮、生石膏清气凉营；黄连、黄芩、连翘、板蓝根泻火解毒；生地、石斛、芦根、玄参清热护阴生津。

丹痧布而不透，壮热无汗者加淡豆豉、浮萍发表透邪；苔糙便秘，咽喉腐烂者加生大黄、玄明粉通腑泻火。若邪毒内陷心肝，出现神昏、抽搐等症，可选紫雪丹、安宫牛黄丸清心开窍。

46. 脱疽（热毒伤阴）

脱疽是指发于四肢末端，严重时趾（指）节坏疽脱落的一种慢性周围血管疾病。西医学的血栓闭塞性脉管炎、动脉硬化性闭塞症和糖尿病足可参照本病治疗。

【临床表现】皮肤干燥，毫毛脱落，趾（指）甲增厚变形，肌肉萎缩，趾（指）呈干性坏疽；口干欲饮，便秘溲赤。舌红，苔黄，脉弦细数。

【证机概要】热毒内盛，伤及阴血。

【治法】清热解毒，养阴活血。

【方药】顾步汤加减。

47. 风疹（邪入气营）

风疹是感受风疹时邪（风疹病毒）的一种急性出疹性传染病。

【临床表现】壮热口渴，烦躁哭闹，疹色鲜红或紫暗，疹点稠密，甚至可见皮疹融合成片或成片皮肤猩红，小便短黄，大便秘结。舌质红赤，舌苔黄糙，脉象洪数。

【证机概要】风热毒邪，侵及气营。

【治法】清气凉营解毒。

【方药】透疹凉解汤加减。方中桑叶、薄荷、牛蒡子、蝉蜕疏风清热，透疹达邪；连翘、黄芩、紫花地丁清热解毒，清气泄热；赤芍、紫草凉营活血，透热转气。

口渴多饮加天花粉、鲜芦根清热生津；大便干结加大黄、玄明粉泻火通腑；皮疹稠密，疹色紫黯加生地、丹皮、丹参清热凉血。

48. 水痘（邪炽气营）

水痘是由水痘时邪（水痘－带状疱疹病毒）引起的一种传染性强的出疹性疾病，因其疱疹内含水液，形态椭圆，状如豆粒，故中西医均称为水痘。

【临床表现】壮热不退，烦躁不安，口渴欲饮，面红目赤，皮疹分布较密，疹色紫暗，疱浆混浊，甚至可见出血性皮疹、紫癜，大便干结，小便短黄。舌红或绛，苔黄糙而干，脉数有力。

【证机概要】热毒炽盛，侵入气营。

【治法】清气凉营，解毒化湿。

【方药】清胃解毒汤加减。方中升麻清热透疹；黄连、黄芩清热解毒；石膏清气分之热；丹皮、生地凉营清热；紫草、栀子、碧玉散清热凉营化湿。

口舌生疮，大便干结者加生大黄、全瓜蒌通腑泻火；津液耗伤，口唇干燥者加麦门冬、芦根养阴生津。

49. 疮疡内陷（邪盛热极）

内陷为疮疡阳证疾患过程中，因正气内虚，火毒炽盛，导致毒邪走散，正不胜邪，毒不外泄，反陷入里，客于营血，内传脏腑的一种危急疾病。相当于西医的全身性急性化脓性疾病。

【临床表现】多发生于疽证的毒盛期。局部疮顶不高，根盘散漫，疮色紫滞，疮口干枯无脓，灼热剧痛；全身出现壮热口渴，便秘溲赤，烦躁不安，神昏谵语，或胁肋偶有隐痛。苔黄腻或黄糙，舌质红绛，脉洪数、滑数或弦数。

【证机概要】正气内虚，火毒炽盛，内传营血或脏腑。

【治法】凉血清热解毒，养阴清心开窍。

【方药】清营汤合黄连解毒汤、安宫牛黄丸或紫雪散，加皂角刺、穿山甲。

神昏谵语，加牛黄清心丸或紫雪丹以清心开窍。咳吐痰血，宜加鲜茅根、鲜芦根；痰多不畅加竹沥频服；痰红且腥或带脓痰，宜加石膏、沙参、浙贝、鱼腥草以清肺养阴；发痉抽搐，轻者加石决明、钩藤、白芍、牡蛎等；重者当用蜈蚣、全蝎及羚羊角研粉冲服以平肝息风。胸闷、纳呆、呕恶、苔厚且腻，宜加陈皮、半夏、苍术、川朴以健脾醒胃；如腹胀满燥结，则当用大黄粉、风化硝、枳实等以通里泻实；如便溏纳呆，加山楂、麦谷芽、神曲以调理胃气；便溏甚者，用黄芩炭以泻火止血。尿少加竹叶、萹蓄、赤茯苓以利尿泄热；尿闭加琥珀（研末）以活血散瘀，利尿通淋；尿血加大、小蓟及侧柏叶以清热止血。口渴甚者加麦冬、天花粉以养阴生津；并发黄疸，加绵茵陈、山栀子、柏皮等以利湿清热。若发生突然寒战、高热、厥冷，此为热极生寒，热深厥深，宜清泄里热，宣通郁阳，用桂枝合白虎汤加减。

50. 冻疮（寒凝化热）

【临床表现】冻伤后局部坏死，疮面溃烂流脓，四周红肿色暗，疼痛加重；伴发热口干。舌红苔黄，脉数。

【证机概要】局部冻伤，气血不通，溃烂坏死，复感热毒。

【治法】清热解毒，活血止痛。

【方药】四妙勇安汤加减。

热盛加蒲公英、地丁；气虚加黄芪；痛甚者加延胡索、炙乳香、炙没药等。

小　结

1. 热毒证的病证与类型

热毒证的病证与类型有白喉（火毒炽盛）、鼻疔（火毒上攻）、颜面部疔疮（热毒蕴结、火毒炽盛）、手足部疔疮（火毒凝结、热盛肉腐）、红丝疔（火毒入络）、疫疔（疫毒蕴结）、发颐（热毒蕴结、毒盛酿脓）、喉痈（热毒困结）、急喉风（热毒熏蒸）、肛痈（热毒蕴结、火毒炽盛）、肠痈（热毒内盛）、丹毒（胎火蕴毒）、耳后附骨痈（热毒壅盛）、断耳疮（邪毒犯耳、热毒炽盛）、耳瘘（邪毒壅盛、邪毒滞留）、疖（热毒蕴结）、流行性腮腺炎（热毒壅盛）、猫眼疮（火毒炽盛）、漏睛疮（热毒炽盛）、虫咬皮炎（热毒蕴结）、产后发热（感染邪毒）、毒蛇咬伤（火毒）、乳痈（热毒炽盛）、脓漏眼（火毒炽盛、气血两燔、余热未尽）、烧伤（火毒伤津、火毒犯目、火毒内陷）、脐疮（热毒壅结）、眼丹（热毒壅盛）、阴疮（热毒）、痈（火毒凝结、热盛肉腐）、有头疽（火毒凝结）、火疳（火毒蕴结）、突起睛高（火毒壅滞）、真睛破损（热毒壅盛）、崩漏（实热）、带下过多（热毒蕴结）、白疕（火毒炽盛）、咽喉损伤（热毒壅盛）、红蝴蝶疮（热毒炽盛）、酒皶鼻（热毒蕴肤）、黄疸（疫毒炽盛）、痢疾（疫毒炽盛）、急性盆腔炎（热毒炽盛）、脓耳面瘫（热毒壅盛）、附骨疽（热毒炽盛）、猩红热（毒炽气营）、脱疽（热毒伤阴）、风疹（邪入气营）、水痘（邪炽气营）、疮疡内陷（邪盛热极）和冻疮（寒凝化热）。

2. 临床表现

中医认为，“火为热之极”，火毒则为火淫之进一步发展。

热毒证从病证部位可分：

（1）在肌表分为两类：一类红、肿、热、痛症状严重，并向四周扩散，有的影响其他器官，为火毒炽盛的表现。另一类局部根盘散漫、疮面凹陷，疮（疹）色紫滞，并有神昏等严重的全身症状，为火毒内陷的表现。

（2）病在五官。其表现多为局部严重的红、肿、热、痛，继则化脓、破溃，可形成翳障、白膜、瘘管、臀核等。

（3）痈（疽）类：局部有严重的红、肿、热、痛及特有的症状。

（4）其他：肿瘤分泌物有特有的臭味。崩漏、白带过多、脱疽都有其特有表现。

全身症状：多伴高热、口渴口苦、头痛面红，便结溲赤，甚则烦躁不安、神昏谵语。根据疾病的不同，可有呼吸气粗，鼻翼翕动，咳嗽痰鸣，痰中带血；黄疸，双目上视，痉挛抽搐；腹胀便结，便溏黏臭，恶心呕吐，不思饮食，呕血、便血；浮肿，尿血或尿闭；咽喉阻塞，吸气难入；衄血、便血，或肌肤瘀斑；胁痛腹满，烦躁抽搐等。

3. 舌象与脉象

舌象：舌质红、红绛、红赤。舌苔白、薄黄、黄、黄腻、黄厚、黄燥或焦干起刺、舌光无苔。脉象：数、浮数、弦数、滑数、洪数、弦滑、细数、濡数等。

4. 代表方

黄连解毒汤及其附方清瘟败毒饮、普济消毒饮、仙方活命饮包括附方五味消毒饮及四妙勇安汤，皆为清热剂中的清热解毒方剂。

（1）黄连解毒汤和清瘟败毒饮：①黄连解毒汤：功用：泻火解毒。主治：三焦火毒症。现代常用于败血症、脓毒血症、痢疾、肺炎、泌尿系感染、流行性脑脊髓膜炎、乙型脑炎及感染性炎症属热毒为患者。②清瘟败毒饮：功用：清热解毒，凉血泻火。主治：温疫毒热，气血两燔证。此两方皆为泻火解毒之方。前者以黄连为君，是泻火以解热毒，侧重于导三焦火热下行，用于治疗热毒壅盛三焦之证。清瘟败毒饮重用石膏，大清阳明经热为君，配芩、连泻火，犀、地凉血解毒，以使气血两清，用于温毒热盛、气血两燔之治疗。

（2）普济消毒饮：功用：清热解毒，疏风散邪。主治：大头瘟。现代常用于丹毒、腮腺炎、急性扁桃体炎、淋巴结炎伴淋巴管回流障碍等属风热邪毒为患者。

（3）仙方活命饮、五味消毒饮、四妙勇安汤：①仙方活命饮：功用：清热解毒，消肿溃坚，活血止痛。主治：阳证痈疡肿毒初起。现代常用于治疗化脓性炎症，如化脓性扁桃体炎、乳腺炎、脓疱疮、疖肿、深部脓肿等属阳证、实证者。②五味解毒饮：功用：清热解毒，消散疔疮。主治：疔疮初起。③四妙勇安汤：功用：清热解毒，活血止痛。主治：热毒炽盛之脱疽。

此三方均为治疗阳证疮疡之常用方。其不同点在于：仙方活命饮为痈肿初起要方，除清热解毒之外，还有消肿溃坚、活血止痛的功能；五味消毒饮的清热解毒的作用比仙方活命饮强，侧重消散疔毒；四妙勇安汤主治脱疽之热毒炽盛。

（4）犀角地黄汤：清营凉血方剂。功用：清热解毒，凉血散瘀。主治：热入血分。除治疗气血两燔的脓漏眼外，与黄连解毒汤合用治疗胎火蕴毒的丹毒、热毒炽盛的红蝴蝶疮、余毒攻窜的流注；合黄连解毒汤、银花甘草汤治疗火毒伤津之烧伤；与黄连解毒汤、五味消毒饮合用治疗火毒炽盛的颜面部疔疮；配合局部外用金黄散治疗热毒壅结之脐疮等。

（5）龙胆泻肝汤：清泻肝胆实火，清利肝经湿热，治疗肝胆实火上炎和肝经湿热下注。本节用于脓耳面瘫、阴疮，合五味消毒饮治疗耳后附骨痈、毒蛇咬伤。

（6）导赤散、白头翁汤、芍药汤：①导赤散：清心利水养阴，治疗心经火热证。②白头翁汤：清热解毒，凉血止痢。③芍药汤：清热燥湿，调气和血，治疗湿热痢疾，三方均为清热剂中的清脏腑热方。

（7）大黄牡丹汤：是泻下剂中的寒下方，合透脓散治疗肠痈，合五味消毒饮治疗热毒炽盛的急性盆腔炎。

（8）失笑散：理血剂中的活血祛瘀方，合五味消毒饮治疗产后发热。

（9）龙虎二仙汤：由白虎汤、犀角地黄汤、普济消毒饮等方加减而成，具有泻火解毒、祛邪消肿、凉血补阴功效，加土牛膝等治疗火毒炽盛的白喉。

（10）透脓散：是《外科正宗》方，具有透脓托毒的功效。用于痈疽诸毒、内脓已成、不易外溃者。本节用于热毒炽盛的肠痈、乳痈证。

（11）其他：如托里消毒散治疗热毒壅盛的流行性腮腺炎。透疹凉解汤治疗邪入气营的风疹。清热固经汤治疗实热证的崩漏。还阴救苦汤治疗火毒蕴结的火疳证。泻脑汤治疗感伤健眼的真睛破损。清咽利膈汤治疗热毒壅盛的咽喉损伤。顾步汤治疗热毒伤阴的脱疽。透疹凉解汤治疗邪入气营的风疹。清胃解毒汤治疗邪炽气营的水痘等。

第八节　瘀热证

1. 经行发热（瘀热壅阻）

每值经期或行经前后，出现以发热为主症者，称经行发热，亦称经病发热。

【临床表现】经前或经期发热，腹痛，经色紫黯，夹有血块，舌黯或尖边有瘀点。脉沉弦数。

【证机概要】瘀热交结阻碍血行，经行瘀阻不通，营卫失和。

【治法】化瘀清热。

【方药】血府逐瘀汤加丹皮。方中四物养血活血，桃仁、红花、赤芍、牛膝活血化瘀；柴胡、丹皮凉血清热；枳壳、桔梗直通上下气机，使气调血和，瘀去热除。

2. 子宫内膜异位症（热灼血瘀）

子宫内膜异位症（简称内异症）是指具有生长功能的子宫内膜组织出现在子宫腔被覆黏膜以外的身体其他部位所引起的一种疾病。

【临床表现】经前或经行发热，小腹灼热疼痛拒按；月经提前、量多、色红质稠有块或淋沥不净；烦躁易怒，溲黄便结；盆腔结节包块触痛明显。舌红有瘀点，苔黄，脉弦数。

【证机概要】血热蕴结，瘀血不畅。

【治法】清热凉血，活血化瘀。

【方药】小柴胡汤合桃核承气汤加丹皮、红藤、败酱草。方中柴胡行气解郁，疏散退热；黄芩苦寒泄热；人参、甘草、大枣扶正祛邪；半夏、生姜和胃降逆；桃仁活血祛瘀；桂枝温经通脉；大黄、芒硝清热泻火，泻下软坚以荡涤热积，破坚积热块。加丹皮、红藤、败酱草以增清热解毒，凉血活血之力。

经量多或淋沥不净，加茜草、益母草、大蓟、小蓟凉血化瘀止血；疼痛甚加炒蒲黄、五灵脂、延胡索化瘀痛；盆腔结节包块，酌加三棱、莪术、鳖甲、半枝莲消癥散结。

3. 内伤发热（血瘀发热）

内伤发热是指因内伤、脏腑功能失调、气血阴阳失衡的以发热为主要临床表现的病证。西医学所称的功能性低热、肿瘤、血液病、结缔组织疾病、内分泌疾病及部分慢性感染性疾病所引起的发热和某些原因不明的发热均可参照本节辨证论治。

【临床表现】午后或夜晚发热，或自觉身体某些部位发热，口燥咽干，但不多饮，肢体或躯干有固定痛处或肿块，面色萎黄或晦暗。舌质青紫或有瘀点、瘀斑，脉弦或涩。

【证机概要】血行瘀滞，瘀热内生。

【治法】活血化瘀。

【方药】血府逐瘀汤加减。方中当归、川芎、赤芍药、地黄养血活血；桃仁、红花、牛膝活血祛瘀；柴胡、枳壳、桔梗理气行气。

发热较甚者，可加秦艽、白薇、丹皮清热凉血；肢体肿痛者，可加丹参、郁金、延胡索活血散肿定痛。

小　结

1. 瘀热证的病证与类型

瘀热证为瘀血与热证同时存在。可由瘀血内结，瘀滞化热，热毒内生，或血热蕴结，瘀血不畅，以致瘀热交结而发病。瘀热证的病证与类型有经行发热（瘀热壅阻）、子宫内膜异位症（热灼血瘀）和内伤发热（血瘀发热）。

2. 临床表现

由于病证不同，可有不同症状。月经病则经前或经期发热、腹痛，经色紫黯，夹有血块；内伤发热午后或夜晚发热，或自觉身体某些部位发热。

兼症：经行发热主要表现为经期发热；子宫内膜异位症引起的痛经可有烦躁易怒，溲黄便结，盆腔结节包块触痛明显；内伤发热多为慢性病引起，故有面色萎黄或晦暗的表现。

3. 舌象与脉象

舌象：舌质黯或青紫、紫暗，尖边有瘀点瘀斑。舌苔薄白、薄黄、黄或黄腻。脉象可有数、沉弦数、弦数等。

4. 代表方

（1）血府逐瘀汤：功用：活血化瘀，行气止痛。主治：胸中血瘀证。现代用于冠心病心绞痛、风湿性心脏病、胸部挫伤及肋软骨炎之胸痛，以及脑血栓形成、高血压、高脂血症、血栓闭塞性脉管炎、神经官能症、脑震荡后遗症之头痛、头晕等属瘀阻气滞者。

（2）桃核承气汤：功用：逐瘀泄热。主治：下焦蓄血证。现代用于急性盆腔炎、胎盘滞留、附件炎、肠梗阻、子宫内膜异位症、急性脑出血等属瘀热互结下焦者。本节与小柴胡汤合用，治疗内异症。

以上两方均是以桃仁、红花、赤芍、川芎、当归为基础药物的活血化瘀方剂。

第九节　虚热证

1. 咯血（阴虚肺热）

血由肺及气管外溢，经口而咳出，表现为痰中带血，或痰血相兼，或纯血鲜红，间夹泡沫均称为咯血，亦称为嗽血。咯血见于多种疾病，许多杂病及温热病都会引起咯血。内科范围的咯血主要见于呼吸系统疾病，如支气管扩张症、急性气管-支气管炎、慢性支气管炎、肺炎、肺结核等。

【临床表现】咳嗽痰少，痰中带血，或反复咯血，血色鲜红，口干咽燥，颧红，潮热盗汗。舌质红，脉细数。

【证机概要】虚火灼肺，肺失清肃，肺络受损。

【治法】滋阴润肺，宁络止血。

【方药】百合固金汤加减。方中百合、麦冬、玄参、生地、熟地滋阴清热，养阴生津；当归、白芍柔润养血；贝母、甘草肃肺化痰止咳；白及、藕节、白茅根、茜草止血。

本证可合十灰散凉血止血。反复及咯血量多者加阿胶、三七养血止血；潮热，颧红者加青蒿、鳖甲、地骨皮、白薇等清退虚热；盗汗加糯稻根、浮小麦、五味子、牡蛎等收敛固涩。

2. 咳嗽（阴虚火旺）

咳嗽是指肺失肃降，肺气上逆作声，咳出痰液而言，为肺系疾病的主要证候之一。现代医学中急慢性支气管炎、部分支

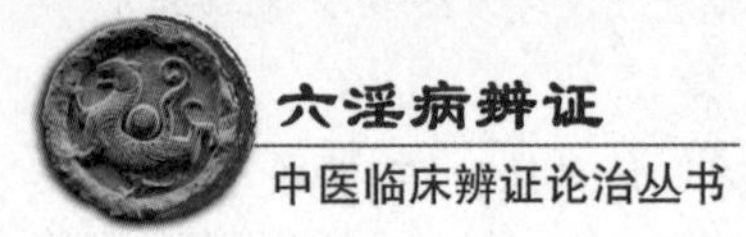

气管扩张症、慢性咽炎等可参考本节辨证论治。

【临床表现】干咳，咳声短促，痰少黏白，或痰中带血丝，或声音逐渐嘶哑，口干咽燥，或午后潮热，颧红，盗汗，日渐消瘦，神疲。舌质红，少苔，脉细数。

【证机概要】肺阴亏虚，虚热内灼，肺失润降。

【治法】滋阴润肺，化痰止咳。

【方药】沙参麦冬汤加减。方中沙参、麦冬、花粉、玉竹、百合滋养肺阴；甘草甘缓和中；贝母、甜杏仁润肺化痰；桑白皮、地骨皮清肺泄热。

肺气不敛，咳而气促，加五味子、诃子以敛肺气；阴虚潮热酌加功劳叶、银柴胡、青蒿、鳖甲、胡黄连以清虚热；阴虚盗汗加乌梅、瘪桃干、浮小麦收敛止涩；肺热灼津，咳吐黄痰，加海蛤粉、知母、黄芩清热化痰；热伤血络，痰中带血，加丹皮、山栀、藕节清热止血。

3. 肺痈（阴伤气耗）

肺痈是肺叶生疮形成脓疡的一种病证。与西医学所称肺脓肿基本相同。化脓性肺炎、肺坏疽及支气管扩张、支气管囊肿、肺结核空洞等伴化脓感染而表现肺痈证候者亦可参考本节辨证施治。

【临床表现】恢复期身热渐退，咳嗽减轻，咳吐脓痰渐少，臭味亦淡，痰液转为清稀，精神渐振，食纳好转。或有胸胁隐痛，难以平卧，气短，自汗盗汗，低烧，午后潮热，心烦，口燥咽干，面色无华，形体消瘦，精神萎靡。舌质红或淡红，苔薄，脉细或细数无力。或见咳嗽，咯吐脓血，痰日久不净，或痰液一度清稀而复转臭浊，病情时轻时重，迁延不愈。

【证机概要】邪毒渐去，肺体损伤，阴伤气耗，或为邪恋正虚。

【治法】清养补肺。

【方药】沙参清肺汤或桔梗杏仁煎加减。前者益气养阴，清肺化痰，为肺痈恢复期调治之良方。后者益气养阴，排脓解毒，用于正虚邪恋者较宜。方中沙参、麦冬、百合、玉竹滋阴润肺；党参、太子参、黄芪益气生津；当归养血和营；贝母、冬瓜仁清肺化痰。

阴虚发热，低烧不退加功劳叶、青蒿、白薇、地骨皮以清虚热；脾虚，食纳不佳，便溏配白术、山药、茯苓以培土生金；肺络损伤，咳吐血痰加白及、白蔹、合欢皮、阿胶以敛补疮口；若邪恋正虚，咳吐腥臭脓浊痰，扶正祛邪加鱼腥草、金荞麦根、败酱草、桔梗等。

4. 肺痨（虚火灼肺）

肺痨是具有传染性的慢性虚弱疾患，与西医学的肺结核基本相同。若因肺外结核引起的劳损可参照本节辨证论治。

【临床表现】呛咳气急，痰少质黏，或咳痰黄稠量多，时时咯血，血色鲜红，混有泡沫痰涎，午后潮热，骨蒸，五心烦热，颧红，盗汗量多，口渴心烦，失眠，性情急躁易怒，或胸胁掣痛，男子可见遗精，女子月经不调，形体日益消瘦。舌干而红，苔薄黄而剥，脉细数。

【证机概要】肺肾阴伤，水亏火旺，燥热内灼，络损血溢。

【治法】滋阴降火。

【方药】百合固金汤合秦艽鳖甲散加减。百合固金汤滋养肺肾；秦艽鳖甲散滋阴清热除蒸。方中南沙参、北沙参、麦冬、玉竹、百合养阴润肺止咳；百部、白及补肺止血，抗痨杀虫；生地、五味子、玄参、阿胶、龟板、冬虫夏草滋养肺肾之阴，培其本元。

若火旺较甚，热象明显者，当增入胡黄连、黄芩苦寒泻火，益阴清热；骨蒸劳热再加秦艽、白薇、鳖甲等清热除蒸；痰热蕴肺，咳嗽痰黏色黄，酌加桑皮、花粉、知母、海蛤粉、马兜铃等清热化痰；咯血较著者加丹皮、黑山栀、紫珠草、醋制大黄等，或配合十灰丸以凉血止血；血色紫黯成块，伴有胸胁刺痛者加参三七、血余炭、花蕊石、广郁金等以化瘀和络止血；盗汗较著，加乌梅、瘪桃干、浮小麦、煅龙骨、煅牡蛎等养阴止汗；咳呛而声音嘶哑者，加诃子肉、血余炭、白蜜等润肺肾而通声音。

5. 月经先期（阴虚血热）

月经周期提前 7 天以上，甚至 10 余日一行，或连续两个周期以上者称为“月经先期”，亦称“经期超前”、“经行先期”、“经早”、“经水不及期”等。西医学的功能失调性子宫出血和盆腔炎等出现月经提前者可按本病治疗。

【临床表现】经来先期，量少或量多，色红，质稠；或伴两颧潮红，手足心热，咽干口燥。舌质红，苔少，脉细数。

【证机概要】阴虚内热，热扰冲任，冲任不固，经血妄行。

【治法】养阴清热调经。

【方药】两地汤。原方治月经先期、量少，属火热而水不足者。方中生地、玄参、麦冬养阴滋液，壮水以制火；地骨皮清虚热，泻肾火；阿胶滋阴补血；白芍养血敛阴。

若阴虚阳亢，兼见头晕耳鸣者，酌加钩藤、石决明、龙骨、牡蛎以平肝潜阳；若经来量多者加女贞子、旱莲草、地榆以滋阴清热止血。

6. 绝经期骨质疏松症（阴虚内热）

绝经期骨质疏松症是指绝经后短时间内由于雌激素水平急剧下降，导致骨吸收亢进，全身骨量减少，骨骼脆性增加，极易发生骨折的一种与绝经有关的代谢性骨病。

【临床表现】腰背部疼痛，或足跟痛，或驼背，或骨折，急躁易怒，五心烦热，心烦少寐，腰膝酸软无力，面部烘热而汗出，或眩晕，或潮热盗汗。舌质红或绛，脉细数。

【证机概要】肝肾阴虚，虚火内生，筋骨失养。

【治法】滋阴清热，补肾强筋。

【方药】知柏地黄丸。

7. 经行口糜（阴虚火旺）

每值经前或经行时口舌糜烂，如期反复发作，经后渐愈者，称经行口糜。

【临床表现】经期口舌糜烂，口燥咽干，月经量少，色红；五心烦热，尿少色黄。舌红苔少，脉细数。

【证机概要】阴虚火旺，火热乘心，经期阴血下注则虚火益盛，上乘口舌。

【治法】滋阴降火。

【方药】知柏地黄汤或上下相资汤。方中熟地、山茱萸、山药补肝肾之阴；知母、黄柏、丹皮清肾中之伏火；佐茯苓、泽泻，导热由小便外解。

8. 经期延长（虚热）

月经周期基本正常，行经时间超过 7 天以上，甚或淋沥半月方净者，称为“经期延长”，亦称“月水不断”、“经事延长”等。西医学之排卵性功能失调性子宫出血病的黄体萎缩不全、盆腔炎等疾病及计划生育手术后引起的经期延长可参照本病治疗。

【临床表现】经行时间延长，量少，色鲜红，质稠；咽干口燥，或见潮热颧红，或手足心热。舌红，苔少，脉细数。

【证机概要】阴虚内热，热扰冲任，冲任不固，经血失约。

【治法】养阴清热止血。

【方药】两地汤合二至丸加四乌贼骨藘茹丸或固经丸。

两地汤滋阴壮水以平抑虚火；女贞子、旱莲草滋养肝肾而止血；四乌贼骨藘茹丸通涩并用，既止血又化瘀，且滋阴不滞血，止血不留瘀。

若口渴甚者，酌加麦冬、天花粉以滋阴生津止渴；五心烦热明显者，酌加地骨皮、白薇以清虚热；若伴见倦怠乏力，气短懒言者，酌加太子参、制黄精、五味子以气阴双补以止血。

9. 产后恶露不绝（阴虚血热）

产后血性恶露持续 10 天以上仍淋沥不尽者，称产后恶露不绝，又称恶露不尽、恶露不止。西医学产后子宫复旧不全、晚期产后出血与本病可互参。

【临床表现】产后恶露过期不止，量较多，色暗红，质黏稠，有臭味；面色潮红，口燥咽干。舌质红，脉细数。

【证机概要】产后失血伤津，阴液亏耗，虚热内生，热扰冲任，迫血下行。

【治法】养阴清热止血。

【方药】保阴煎加益母草、七叶一枝花、贯众。

若肝郁化热，症见恶露量多或少，色深红有块，两胁胀痛，心烦，口苦咽干，舌红苔黄，脉弦数者，治宜疏肝解郁，清热凉血。方用丹栀逍遥散加生地、旱莲草、茜草清热凉血止血。

10. 闭经（阴虚血燥）

女子年逾16周岁，月经尚未来潮，或月经周期已建立后又中断6个月以上者，称闭经。本病概念与西医闭经相同。

【临床表现】月经周期延后、经量少、色红质稠，渐至月经停闭不行；五心烦热，颧红唇干，盗汗甚至骨蒸劳热，干咳或咳嗽唾血。舌红，少苔，脉细数。

【证机概要】阴虚内热，血海燥涩渐涸。

【治法】养阴清热调经。

【方药】加减一阴煎加丹参、黄精、女贞子、制香附。

原方治肾水真阴虚损、水亏火胜之证。方中生地、熟地并用滋养肾阴，清解血热；麦冬养阴清热；地骨皮、知母养阴除骨蒸劳热，与前药相配有壮水制火之功；白芍、女贞子、黄精滋补精血；丹参活血调经；制香附理气活血调经；炙甘草健脾和中，调和诸药。

汗多加沙参、浮小麦、煅龙骨、牡蛎；心烦、心悸加柏子仁、珍珠母；失眠加五味子、夜交藤。

11. 崩漏（虚热）

崩漏是指经血非时暴下不止或淋沥不尽，前者谓之崩中，后者谓之漏下。西医妇科学所称的功能不良性子宫出血、内分泌失调所引起的子宫异常出血等参照本病范围论治。

【临床表现】经来无期，量少淋沥不尽或量多势急，血色鲜红；面颊潮红，烦热少寐，咽干口燥，便结。舌红，少苔，脉细数。

【证机概要】阴虚内热，热扰冲任血海，迫血妄行。

【治法】养阴清热，固冲止血。

【方药】上下相资汤。原方治血崩亡血而无以生精，精涸口舌燥裂之证。方中地黄、山茱萸滋肾养阴为君；人参、沙参益气润肺为臣；玄参、麦冬、玉竹增液滋水降火；车前子引诸阴药使滋而不腻；牛膝补肝肾。

出血淋沥不止选加失笑散、田七、益母草之类化瘀止血；若阴虚阳亢，烘热汗出加白芍柔肝，龟甲、珍珠母、田七育阴潜阳，化瘀止血。

12. 喉喑（肺肾阴虚）

喉喑是指以声音嘶哑为主要特征的喉部疾病。西医学中喉的急慢性炎症性疾病、喉肌无力、声带麻痹等可参考本病进行辨证施治。

【临床表现】声音嘶哑日久，咽喉干涩微痛，喉痒干咳，痰少而黏，时时清嗓，症状以下午明显。可兼有颧红唇赤、头晕耳鸣、虚烦少寐、腰膝酸软、手足心热等症。舌红少津，脉细数。检查见喉黏膜及室带、声带微红肿，声带边缘肥厚，或喉黏膜及声带干燥、变薄，声门闭合不全。

【证机概要】病久伤阴，肺肾阴虚，喉失濡养，阴虚生热。

【治法】滋阴降火，润喉开音。

【方药】百合固金汤加减。方中以百合、生地黄、熟地黄滋养肺肾；麦冬、玄参滋阴生津，降火利喉；当归、白芍养血和阴；桔梗、甘草、贝母化痰利喉。可加木蝴蝶、蝉蜕利喉开音。

若虚火旺者加黄柏、知母以降火坚阴；若以声嘶、咽喉干痒、咳嗽、焮热感为主的阴虚肺燥之证，宜用甘露饮以生津润燥。

13. 乳蛾（虚火上炎）

乳蛾是指以咽痛或异物感不适，喉核红肿，表面或有黄白脓点为主要特征的咽部疾病。西医学的扁桃体炎可参考本病进行辨证施治。

【临床表现】咽部干焮，微痒微痛，哽哽不利，午后症状加重。全身可见午后颧红，手足心热，失眠多梦，或干咳痰少而黏，耳鸣眼花，腰膝酸软，大便干。舌质干红少苔，脉细数。检查见喉核肥大或干瘪，表面不平，色潮红，或有细白星点，喉核被挤压时，有黄白色腐物自隐窝口内溢出。

【证机概要】肺肾阴虚，咽喉失养，虚火上扰，余邪滞留。

【治法】滋养肺肾，清利咽喉。

【方药】百合固金汤加减。方中百合、生地、熟地、麦冬、玄参滋养肺肾，清热利咽生津；当归、芍药养血和阴；贝母、桔梗清肺利咽；甘草调和诸药。

偏于肺阴虚者，宜用养阴清肺汤加减；偏于肾阴虚者宜用六味地黄汤加玄参、桔梗之类。

14. 齿衄（阴虚火旺）

齿龈出血称为齿衄。齿衄可由齿龈局部病变或全身疾病所引起。内科范围的齿衄，多由血液病、维生素缺乏症及肝硬化等疾病所引起。

【临床表现】齿衄，血色淡红，起病较缓，常因受热及烦劳而诱发，齿摇不坚。舌质红，苔少，脉细数。

【证机概要】肾阴不足，虚火上炎，络损血溢。

【治法】滋阴降火，凉血止血。

【方药】六味地黄丸合茜根散加减。前方滋阴补肾；后方养阴清热，凉血止血。方中熟地黄、山药、山茱萸、茯苓、丹皮、泽泻养阴补肾，滋阴降火；茜草根、黄芩、侧柏叶凉血止血；阿胶养血止血。

可酌加白茅根、仙鹤草、藕节以加强凉血止血的作用；虚火较甚而见低热、手足心热者加地骨皮、白薇、知母清退虚热。

15. 尿血（肾虚火旺）

小便中混有血液，甚或伴有血块的病证，称为尿血。随出血量多少的不同，而使小便呈淡红色、鲜红色、茶褐色，或显微镜血尿。

尿血是一种比较常见的病证。西医学所称的尿路感染、肾结核、肾小球肾炎、泌尿系肿瘤，以及全身性疾病，如血液病、结缔组织疾病等出现的血尿均可参考本节辨证论治。

【临床表现】小便短赤带血，头晕耳鸣，神疲，颧红潮热，腰膝酸软。舌质红，脉细数。

【证机概要】虚火内炽，灼伤脉络。

【治法】滋阴降火，凉血止血。

【方药】知柏地黄丸加减。方中地黄、淮山药、山茱萸、茯苓、泽泻、丹皮滋补肾阴；知母、黄柏滋阴降火；旱莲草、大蓟、小蓟、藕节、蒲黄凉血止血。

颧红潮热者加地骨皮、白薇清退虚热。

16. 胸痹（心肾阴虚）

胸痹是指以胸部闷痛，甚则胸痛彻背，喘息不得卧为主症的一种疾病。本证与西医学所指的冠状动脉硬化性心脏痛（心绞痛、心肌梗死）关系密切，其他如心包炎、二尖瓣脱垂综合征、病毒性心肌炎、心肌病、慢性胃炎等出现胸闷、心痛彻背、短气、喘不得卧等症状者，亦可参照本节内容辨证论治。

【临床表现】心痛憋闷，心悸盗汗，虚烦不寐，腰酸膝软，头晕耳鸣，口干便秘。舌红少津，苔薄或剥，脉细数或促代。

【证机概要】水不济火，虚热内灼，心失所养，血脉不畅。

【治法】滋阴清火，养心和络。

【方药】天王补心丹合炙甘草汤加减。两方均为滋阴养心之剂。天王补心丹以养心安神为主；炙甘草汤以养阴复脉见长，主要用于气阴两虚，心动悸，脉结代之症。方中生地、玄参、天冬、麦冬滋水养阴，以降虚火；人参、炙甘草、茯苓益助心气；柏子仁、酸枣仁、五味子、远志交通心肾，养心安神；丹参、当归身、芍药、阿胶滋养心血而通心脉。

阴不敛阳，虚火内扰心神，虚烦不寐，舌尖红少津者，可用酸枣仁汤清热除烦以养血安神；若兼见风阳上扰，加用珍珠母、灵磁石、石决明、琥珀等重镇潜阳之品。若不效，再予黄连阿胶汤滋阴清火，宁心安神。若心肾阴虚，兼见头晕目眩，腰酸膝软，遗精盗汗，心悸不宁，口燥咽干，用左归饮以滋阴补肾，填精益髓。

17. 心悸（阴虚火旺）

心悸是指病人自觉心中悸动，惊惕不安，甚则不能自主的一种病证。西医学各种原因引起的心律失常，表现以心悸为主症者，均可参照本病辨证论治。

【临床表现】心悸易惊，心烦失眠，五心烦热，口干，盗汗，思虑劳心则症状加重，伴耳鸣腰酸，头晕目眩，急躁易怒。舌红少津，苔少或无，脉象细数。

【证机概要】肝肾阴虚，水不济火，心火内动，扰动心神。

【治法】滋阴清火，养心安神。

【方药】天王补心丹合朱砂安神丸加减。前方滋阴养血，补心安神；后方清心降火，重镇安神。方中生地、玄参、麦冬、天冬滋阴清热；当归、丹参补血养心；人参、炙甘草补益心气；黄连清热泻火；朱砂、茯苓、远志、枣仁、柏子仁安养心神；五味子收敛耗散之心气；桔梗引药上行，以通心气。

肾阴亏虚，虚火妄动，遗精腰酸者加龟板、熟地、知母、黄柏，或加服知柏地黄丸；若阴虚而火热不明显者，可单用天王补心丹；若阴虚兼有瘀热者加赤芍、丹皮、桃仁、红花、郁金等清热凉血，活血化瘀。

18. 内伤发热

内伤发热是指以内伤为病因，脏腑功能失调，气血阴阳失衡为基本病机，以发热为主要临床表现的病证。凡是不因感受外邪所导致的发热均属内伤发热的范畴。西医学所称的功能性低热，肿瘤、血液病、结缔组织疾病、内分泌疾病及部分慢性感染性疾病所引起的发热和某些原因不明的发热，具有内伤发热的临床表现时，均可参照本节辨证论治。

①阴虚发热

【临床表现】午后潮热，或夜间发热，不欲近衣，手足心热，烦躁，少寐多梦，盗汗，口干咽燥。舌质红，或有裂纹，苔少甚至无苔，脉细数。

【证机概要】阴虚阳盛，虚火内炽。

【治法】滋阴清热。

【方药】清骨散加减。本方为治疗阴虚发热的常用方剂。方中银柴胡、知母、胡黄连、地骨皮、青蒿、秦艽清退虚热；鳖甲滋阴潜阳。

盗汗较甚者，可去青蒿，加牡蛎、浮小麦、糯稻根固表敛汗；阴虚较甚者加玄参、生地、制首乌滋养阴精；失眠者加酸枣仁、柏子仁、夜交藤养心安神；兼有气虚而见头晕气短、体倦乏力者加太子参、麦冬、五味子益气养阴。

②血虚发热

【临床表现】发热，热势多为低热，头晕眼花，身倦乏力，心悸不宁，面白少华，唇甲色淡。舌质淡，脉细弱。

【证机概要】血虚失养，阴阳失衡。

【治法】益气养血。

【方药】归脾汤加减。方中黄芪、党参、茯苓、白术、甘草益气健脾；当归、龙眼肉补血养血；酸枣仁、远志养心安神；木香健脾理气。

血虚较甚者加熟地、枸杞子、制首乌补益精血；发热较甚者，可加银柴胡、白薇清退虚热；由慢性失血所致的血虚，若仍有少许出血者，可酌加三七粉、仙鹤草、茜草、棕榈炭等止血；脾虚失健，纳差腹胀者，去黄芪、龙眼肉，加陈皮、神曲、谷麦芽等健脾助运。

③气虚发热

【临床表现】发热，热势或低或高，常在劳累后发作或加剧，倦怠乏力，气短懒言，自汗，易于感冒，食少便溏。舌质淡，苔白薄，脉细弱。

【证机概要】中气不足，阴火内生。

【治法】益气健脾，甘温除热。

【方药】补中益气汤加减。本方是甘温除热的代表方剂。方中黄芪、党参、白术、甘草益气健脾；当归养血活血；陈皮理气和胃；升麻、柴胡既升举清阳，又透泄热邪。

自汗较多者加牡蛎、浮小麦、糯稻根固表敛汗；时冷时热，汗出恶风者加桂枝、芍药调和营卫；脾虚夹湿，而见胸闷脘痞，舌苔白腻者加苍术、茯苓、厚朴健脾燥湿。

④阳虚发热

【临床表现】发热而欲近衣，形寒怯冷，四肢不温，少气懒言，头晕嗜卧，腰膝酸软，纳少便溏，面色㿠白。舌质淡胖，或有齿痕，苔白润，脉沉细无力。

【证机概要】肾阳亏虚，火不归原。

【治法】温补阳气，引火归原。

【方药】金匮肾气丸加减。本方虽为温阳剂，但方中配伍了养阴药，其意义在于阴阳相济。方中附子、桂枝温补阳气；山茱萸、地黄补养肝肾；山药、茯苓补肾健脾；丹皮、泽泻清泄肝肾。

短气甚者加人参补益元气；阳虚较甚者加仙茅、仙灵脾温肾助阳；便溏腹泻者加白术、炮干姜温运中焦。

19. 乳漏（阴虚痰热）

发生于乳房部或乳晕部的疮口溃脓后，久不收口而形成管道者，称为乳漏（漏亦作瘘）。

【临床表现】脓出稀薄，夹有败絮状物质，久不愈合；伴潮热颧红，干咳痰红，形瘦食少。舌质红，苔少，脉细数。

【证机概要】病久阴虚，痰热内生。

【治法】养阴清热。

【方药】六味地黄汤合清骨散加减。

20. 乳痈（正虚邪恋）

乳痈是由热毒入侵乳房而引起的急性化脓性疾病，相当于西医学的急性化脓性乳腺炎。

【临床表现】溃脓后乳房肿痛虽轻，但疮口脓水不断，脓汁清稀，愈合缓慢或形成乳漏；全身乏力，面色少华，或低热不退，饮食减少。舌淡，苔薄，脉弱无力。

【证机概要】病久正虚，毒邪留恋。

【治法】益气和营托毒。

【方药】托里消毒散加减。

21. 附骨疽（脓毒蚀骨）

附骨疽是一种毒气深沉、附着于骨的化脓性疾病，相当于西医学的急、慢性化脓性骨髓炎。

【临床表现】溃后脓水淋沥不尽，久则形成窦道，患肢肌肉萎缩，可摸到粗大的骨骼，以探针检查常可触到粗糙朽骨；可伴乏力，神疲，头昏，心悸，低热等。舌苔薄，脉濡细。

【证机概要】病久正虚，余毒内伤。

【治法】调补气血，清化余毒。

【方药】八珍汤合六味地黄丸加减。

22. 有头疽（阴虚火炽）

有头疽是发生于肌肤间的急性化脓性疾病。相当于西医学的痈。

【临床表现】多见于消渴病患者。肿势平塌，根脚散漫，皮色紫滞，脓腐难化，脓水稀少或带血水，疼痛剧烈；伴发热烦躁，口干唇燥，饮食少思，大便燥结，小便短赤。舌质红，苔黄燥，脉细弦数。

【证机概要】久病伤阴，热毒内生。

【治法】滋阴生津，清热托毒。

【方药】竹叶黄芪汤加减。

23. 子痰（阴虚内热）

子痰是发生在肾子的疮痨性疾病，相当于西医的附睾结核。

【临床表现】见于中期成脓期。病程日久，肾子硬结逐渐增大并与阴囊皮肤粘连，阴囊红肿疼痛，触之可有应指感；伴低热，盗汗，倦怠。舌红，少苔，脉细数。

【证机概要】阴虚内热，炼湿成痰，瘀久成脓。

【治法】养阴清热，除湿化痰，佐以透脓解毒。

【方药】滋阴除湿汤合透脓散加减。

24. 生殖器疱疹（阴虚邪恋）

生殖器疱疹是由单纯疱疹病毒感染所引起的一种性传播疾病。中医称之为“阴部热疮”。

【临床表现】外生殖器反复出现潮红、水疱、糜烂、溃疡、灼痛，日久不愈，遇劳复发或加重；伴神疲乏力，腰膝酸软，心烦口干，五心烦热，失眠多梦。舌质红，苔少或薄腻，脉弦细数。

【证机概要】久病伤阴，毒邪留恋。

【治法】滋阴降火，解毒除湿。

【方药】知柏地黄丸加减。

25. 小儿尿频（阴虚内热）

尿频是以小便频数为特征的疾病。无尿急及其他所苦，不为病态。西医学之泌尿系感染、结石、肿瘤、白天尿频综合征等疾病均可出现尿频。

【临床表现】病程日久，小便频数或短赤，低热，盗汗，颧红，五心烦热，咽干口渴，唇干舌红。舌苔少，脉细数。

【证机概要】尿路感染病程较长或反复发作者，病久阴伤，虚热内生。

【治法】滋阴清热。

【方药】知柏地黄丸加减。方中生地、女贞子、山茱萸滋补肾阴；泽泻、茯苓降浊利湿；知母、黄柏、牡丹皮、生地滋阴清热降火。

若仍有尿急、尿痛、尿赤者加黄连、淡竹叶、萹蓄、瞿麦以清心火，利湿热；低热加青蒿、地骨皮以退热除蒸；盗汗加鳖甲、龙骨、牡蛎以敛阴止汗。

本病若缠绵日久，损伤正气，往往形成虚实夹杂之复杂证候，此时要分清虚实之孰多孰少，或以补为主，或以清为主，或攻补兼施。

26. 慢性前列腺炎（阴虚火旺）

慢性前列腺炎是中青年男性常见的一种生殖系统综合征。前列腺炎临床上有急性和慢性、有菌性和无菌性、特异性和非特异性的区别，其中以慢性无菌性非特异性前列腺炎最为多见。

【临床表现】排尿或大便时偶有白浊，尿道不适，遗精或血精，腰膝酸软；五心烦热，失眠多梦。舌红少苔，脉细数。

【证机概要】肝肾阴虚，虚火内生。

【治法】滋阴降火。

【方药】知柏地黄汤加减。

27. 悬饮（阴虚内热）

四饮（痰饮、悬饮、溢饮、支饮）表现多端，与西医学中的慢性支气管炎、支气管哮喘、渗出性胸膜炎、慢性胃炎、心力衰竭、肾炎水肿等均有较密切联系。

【临床表现】咳呛时作，咳吐少量黏痰，口干咽燥，或午后潮热，颧红，心烦，手足心热，盗汗，或伴胸胁闷痛，病久不复，形体消瘦。舌质偏红，少苔，脉稍数。

【证机概要】饮阻气郁，化热伤阴，阴虚肺燥。

【治法】滋阴清热。

【方药】沙参麦冬汤合泻白散加减。前方清肺润燥，养阴生津；后方清肺降火。方中沙参、麦冬、玉竹、白芍、天花粉养阴生津；桑白皮、桑叶、地骨皮、甘草清肺降火止咳。

阴虚内热，潮热显著，可加鳖甲、功劳叶以清虚热；虚热灼津为痰，肺失宣肃而见咳嗽，可加百部、川贝母；痰阻气滞，络脉失畅，见胸胁闷痛，酌加瓜蒌皮、枳壳、广郁金、丝瓜络；日久积液未尽，加牡蛎、泽泻利水化饮；兼有神疲，气短，易汗，面色㿠白者，酌加太子参、黄芪、五味子益气敛液。本证须防迁延日久，趋向劳损之途。

28. 猩红热（疹后阴伤）

猩红热是感受猩红热时邪（A 族乙型溶血性链球菌）引起的急性传染病。

【临床表现】丹痧布齐后 1~2 天，身热渐退，咽部糜烂疼痛减轻，或见低热，唇干口燥，或伴有干咳，食欲不振。舌红少津，苔剥脱，脉细数。约两周后可见皮肤脱屑、脱皮。

【证机概要】痧毒外透，肺胃阴伤，余邪未除。

【治法】养阴生津，清热润喉。

【方药】沙参麦冬汤加减。方中沙参、麦冬、玉竹清润燥热而滋养肺胃之阴液；天花粉生津止渴；甘草清火和中；扁豆健脾和胃；桑叶清疏肺中燥热。

若口干咽痛、舌红少津明显者加玄参、桔梗、芦根以养阴清热润喉；大便秘结难解，可加知母、火麻仁清肠润燥；低热不清者加地骨皮、银柴胡、鲜生地以清热。

29. 瘰疬（阴虚火旺）

瘰疬是一种发生于颈部的慢性化脓性疾病，相当于西医学的颈部淋巴结结核。

【临床表现】核块逐渐增大，皮核相连，皮色转暗红；午后潮热，夜间盗汗。舌红，少苔，脉细数。

【证机概要】禀赋不足，或病久伤阴，阴虚内热。

【治法】滋阴降火。

【方药】六味地黄丸合清骨散加减。咳嗽加象贝母、海蛤壳。

30. 淋病（阴虚毒恋）

淋病是由淋病双球菌（简称淋球菌）所引起的泌尿生殖系感染的性传播疾病。

【临床表现】小便不畅、短涩，淋沥不尽，女性带下多，或尿道口见少许黏液，酒后或疲劳易复发；腰酸腿软，五心烦热，食少纳差。舌红，苔少，脉细数。

【证机概要】病久伤阴，阴虚毒恋。

【治法】滋阴降火，利湿祛浊。

【方药】知柏地黄丸酌加土茯苓、萆薢等。

31. 流痰（阴虚内热）

流痰是一种发于骨与关节间的慢性化脓性疾病。因其可随痰流窜于病变附近或较远的组织间隙，壅阻而形成脓肿，破损后脓液稀薄如痰，故名流痰。相当于西医学的骨与关节结核。

【临床表现】发病数月后，在原发和继发部位渐渐漫肿，皮色微红，中有软陷，重按应指；伴有午后潮热，颧红，夜间盗汗，口燥咽干，食欲减退，或咳嗽痰血。舌红，少苔，脉细数。

【证机概要】禀赋不足，或久病伤阴，阴虚内热，病深伤骨。

【治法】养阴清热托毒。

【方药】六味地黄丸合清骨散加减。

32. 热疮（阴虚内热）

热疮是发热后或高热过程中在皮肤黏膜交界处所发生的急性疱疹性皮肤病，相当于西医学的单纯性疱疹。

【临床表现】间歇发作，反复不愈；口干唇燥，午后微热。舌红，苔薄，脉细数。

【证机概要】病久阴虚生热，外达肌肤。

【治法】养阴清热。

【方药】增液汤加板蓝根、马齿苋、紫草、石斛、生薏苡仁。

33. 痢疾（阴虚毒恋）

痢疾以大便次数增多，腹痛，里急后重，痢下赤白黏冻为主症，是夏秋季常见的肠道传染病。本节讨论的内容以西医学中的细菌性痢疾、阿米巴痢疾为主，临床上溃疡性结肠炎、放射性结肠炎、细菌性食物中毒等出现类似本节所述痢疾的症状者，均可参照辨证处理。

【临床表现】痢下赤白，日久不愈，脓血黏稠，或下鲜血，脐下灼痛，食少，心烦口干，至夜转剧。舌红绛少津，苔腻或花剥，脉细数。

【证机概要】阴虚湿热，脉络受损。

【治法】养阴和营，清肠化湿。

【方药】黄连阿胶汤合驻车丸加减。前方坚阴清热，后方寒热并用，有坚阴养血、清热化湿作用。方中黄连、黄芩、阿胶清热坚阴止痢；芍药、甘草、当归养血和营，缓急止痛；少佐干姜以制芩、连苦寒太过；生地榆凉血止血而除痢。

若虚热灼津而见口渴、尿少、舌干者，可加沙参、石斛以养阴生津；如痢下血多者，可加丹皮、旱莲草以凉血止血；若湿热未清，有口苦、肛门灼热者，可加白头翁、秦皮清解湿热。

34. 喉痹（虚火上炎）

喉痹是指以咽痛或异物感不适，咽部红肿，或喉底有颗粒状突起为主要特征的咽部疾病。西医学的咽炎及某些全身性疾病在咽部的表现可参考本病进行辨证施治。

【临床表现】咽部干燥，灼热疼痛不适，午后较重，或咽部不利，干咳痰少而稠，或痰中带血，手足心热。舌红少津，脉细数。检查可见咽部黏膜暗红，或咽部黏膜干燥少津。

【证机概要】肺肾阴虚，阴虚津少，虚火上炎。

【治法】滋养阴液，降火利咽。

【方药】肺阴虚为主者，宜养阴清肺，可选用养阴清肺汤。若喉底颗粒增多者；可酌加桔梗、香附、郁金、合欢花等以行气活血，解郁散结。

肾阴虚为主者，宜滋阴降火，清利咽喉，可选用六味地黄丸加减。若咽部干燥焮热较重、大便干结，此为虚火亢盛，宜加强降火之力，可用知柏地黄汤加减。

35. 口疮（虚火上炎）

口疮以齿龈、舌体、两颊、上颚等处出现黄白色溃疡，疼痛流涎，或伴发热为特征。

【临床表现】口腔溃烂、周围色不红或微红，疼痛不甚，反复发作或迁延不愈，神疲颧红，口干不渴。舌红，苔少或花剥，脉细数，指纹淡紫。

【证机概要】久病肝肾阴虚，虚火上炎，兼脾心阴虚。

【治法】滋阴降火，引火归原。

【方药】六味地黄丸加肉桂。方中熟地、山茱萸滋阴补肾；山药、茯苓益脾阴；丹皮、泽泻泄肝肾之虚火；加少量肉桂引火归原。

心阴不足者加麦冬、五味子以养心安神；脾阴不足者加石斛、沙参以运脾生津。若久泻或吐泻之后患口疮，治宜气阴双补，可服七味白术散，重用葛根，加乌梅、儿茶。

36. 白喉（疫毒伤阴）

白喉是指以咽喉间起白腐为特征的急性传染病，属时行疫症之一。

【临床表现】初起咽喉微痛，吞咽时加重，咽干舌燥而不欲饮，干咳无痰，咽喉异物感。伴有低热、头昏、神疲、倦怠乏力。舌质红，苔薄白或薄黄少津，脉细数无力。检查见喉核有白点或白膜融合成片状，色灰白污秽，咽喉微红肿。

【证机概要】燥气流行，耗津伤阴，或平素肺肾阴虚，感受疫毒，结于咽喉。

【治法】养阴清肺，解毒祛邪。

【方药】养阴清肺汤加减。方中生地、玄参滋水而清胃热；麦冬、川贝清肺热而化痰；白芍、丹皮平肝热而泻火；甘草和中而清热；薄荷引诸药上行以利咽喉。可加土牛膝以解白喉疫毒，且引热下行。

37. 鹅口疮（虚火上炎）

鹅口疮是以口腔、舌上满布白屑为主要临床特征的一种口腔疾病。

【临床表现】口腔内白屑散在，周围红晕不著，形体瘦弱，颧红，手足心热，口干不渴。舌红，苔少，脉细或指纹紫。

【证机概要】肝肾阴虚，波及脾阴，虚火上炎。

【治法】滋阴降火。

【方药】知柏地黄丸加减。方中知母、黄柏滋阴降火；熟地、山茱萸滋阴补肾；山药、茯苓健脾养阴；丹皮、泽泻清肝肾之虚火。

食欲不振者加乌梅、木瓜、生麦芽滋养脾胃；便秘者加火麻仁润肠通腑。

38. 癫狂（火盛阴伤）

癫狂为临床常见的精神失常疾病。癫病以精神抑郁，表情淡漠，沉默痴呆，语无伦次，静而多喜为特征。狂病以精神亢奋，狂躁不安，躁扰不宁，骂詈毁物，动而多怒为特征。癫与狂是精神失常的疾患。西医学中的精神分裂症、躁狂、抑郁症其临床表现、特征、舌脉等与本病证类似者，可参考本节辨证论治。

【临床表现】癫狂久延，时作时止，势已较缓，妄言妄为，呼之已能自制，但有疲惫之象，寝不安寐，烦闷焦躁，形瘦，面红而秽，口干便难。舌尖红无苔，有剥裂，脉细数。

【证机概要】心肝郁火，或阳明腑热久羁，耗津伤液，心

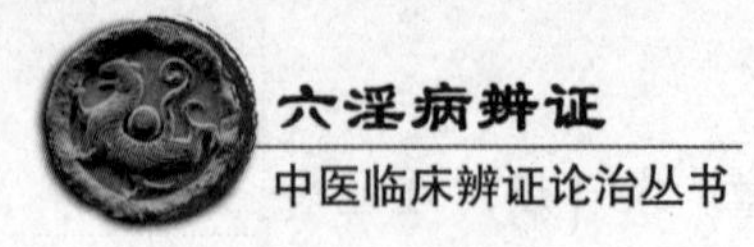

肾失调，阴虚火旺，神明受扰。

【治法】育阴潜阳，交通心肾。

【方药】二阴煎合琥珀养心丹加减。前方重在滋阴降火，安神宁心，适用于心中烦躁，惊悸不寐等阴虚火旺之证；后方偏于滋养肾阴，镇惊安神，适用于悸惕不安，智力迟钝等心肾不足之证。方中川黄连、黄芩清心泻火，生地黄、麦冬、玄参、阿胶、生白芍滋阴养血；人参、茯神木、酸枣仁、柏子仁、远志、石菖蒲交通心肾，安神定志；生龙齿、琥珀、朱砂镇心安神。

痰火未平，舌苔黄腻，质红，加胆南星、天竺黄；心火亢盛者加朱砂安神丸；睡不安稳者加孔圣枕中丹。

39. 锁喉痈（热伤胃阴）

锁喉痈是发于颈前正中结喉处的急性化脓性疾病，因其红肿绕喉故名。相当于西医学的口底部蜂窝组织炎。

【临床表现】溃后脓出稀薄，疮口有空壳，或脓从咽喉溃出，收口缓慢；胃纳不香，口干少津。舌光红，脉细。

【证机概要】久病伤阴，胃阴不足。

【治法】清养胃阴。

【方药】益胃汤加减。

40. 红蝴蝶疮（阴虚火旺）

红蝴蝶疮是一种可累及皮肤和全身多脏器的自身免疫性疾病，相当于西医学的红斑狼疮。

【临床表现】斑疹暗红，关节痛，足跟痛；伴有不规则发热或持续性低热，手足心热，心烦失眠，疲乏元力，自汗盗汗，面浮红，月经量少或闭经。舌红，苔薄，脉细数。

【证机概要】病久伤阴，阴虚火旺。

【治法】滋阴降火。

【方药】六味地黄丸合大补阴丸、清骨散加减。

41. 火疳（肺阴不足）

火疳是指邪毒上攻白睛，无从宣泄，致白睛里层呈紫红色改变，多伴有局限性结节样隆起，且疼痛拒按的眼病。本病相当于西医学之巩膜外层炎及前巩膜炎。

【临床表现】病情反复发作，病至后期，眼感酸痛，干涩流泪，视物欠清，白睛结节不甚高隆，色紫暗，压痛不明显；口咽干燥，或潮热颧红，便秘不爽。舌红少津，脉细数。

【证机概要】病久伤阴，肺阴不足，阴伤火旺，上损白睛。

【治法】养阴清肺，兼以散结。

【方药】养阴清肺汤加减。

若阴虚火旺甚者加知母、地骨皮以增滋阴降火之力；若白睛结节日久，难以消退者，以赤芍易方中白芍，酌加丹参、郁金、夏枯草、瓦楞子以清热消瘀散结。

42. 金疳（肺阴不足）

金疳是指白睛表层生玉粒样小泡，周围绕以赤脉的眼病，又名金疮。本病相当于西医学之泡性结膜炎。

【临床表现】隐涩微疼，眼眵干结，白睛生小泡，周围赤脉淡红，反复再发；可有干咳咽干。舌质红，少苔或无苔，脉细数。

【证机概要】肺阴不足，虚火上炎。

【治法】滋阴润肺。

【方药】养阴清肺汤加减。常于方中加夏枯草、连翘以增清热散邪之功。

43. 白睛溢血（阴虚火旺）

白睛溢血是指白睛表层下出现片状出血斑，甚至遍及整个白睛的眼病。相当于西医学之结膜下出血。

【临床表现】白睛溢血，血色鲜红，反复发作；或见头晕耳鸣，颧红口干，心烦少寐。舌红少苔，脉细数。

【证机概要】阴虚火旺伤阴，虚火上炎灼络，迫血妄行络外。

【治法】滋阴降火。

【方药】知柏地黄汤加减。

若夜梦多者加酸枣仁、五味子以养心安神；若出血量多者加丹参、赤芍以养血活血。

44. 目劄（阴虚火旺）

目劄是以胞睑频频眨动为主要临床特征的眼病，以小儿多见。相当于西医学的维生素 A 缺乏引起的结角膜上皮干燥及角膜上皮点状脱失。

【临床表现】胞睑频频眨动，眼干涩痛，白睛微红，黑睛生星翳；咽干口燥，耳鸣健忘，失眠多梦，五心烦热。舌红少苔，脉细数。

【证机概要】肝肾阴亏，津液不足，黑睛失养。

【治法】滋阴降火。

【方药】知柏地黄汤加减。

眼干涩痛较甚者，可加沙参、麦冬、枸杞以养阴生津；黑睛生星翳较多者，可加蝉蜕、菊花以明目退翳。

45. 目系暴盲（虚热）

目系暴盲是指目系因六淫外感、情志内伤或外伤等致患眼突然盲而不见的眼病。相当于西医学之急性视神经炎、严重的前部缺血性视神经病变等引起视力突然下降的视神经病。

【临床表现】突然视力下降甚或失明。部分患者眼球转动时疼痛或深部疼痛，儿童可伴头痛、呕吐。眼底检查：视力很差者，瞳孔对光反射迟钝，双眼失明者，瞳孔散大，对光反射消失。单眼患者，可有相对性传入性瞳孔障碍。眼底：视盘炎可见视盘充血，边界模糊，严重时充血肿胀，视网膜中央静脉充盈、迂曲，视盘及其周围可见少许出血、渗出和水肿；急性球后视神经炎早期眼底多正常，晚期出现视盘颞侧苍白；前部缺血性视神经病变者，视盘轻度肿胀，淡红色，表面毛细血管扩张，有局限性灰白水肿盘周线状出血；全身症见头晕目眩，五心烦热，颧赤唇红，口干。舌红苔少，脉细数。

【证机概要】劳瞻竭视或热病伤阴致虚火上炎，灼伤目系。

【治法】滋阴降火，活血祛瘀。

【方药】知柏地黄丸加减。方中加丹参、毛冬青以助活血化瘀。

若耳鸣耳聋较重者，酌加龟板、玄参、旱莲草以增强滋阴降火之力；若口渴喜冷饮者宜加石斛、天花粉、生石膏以生津止渴。

46. 消渴目疾（阴虚燥热）

消渴目疾是指由消渴病引起的内障眼病。本节主要针对消渴病中晚期引起的眼底出血性病变进行讨论。相当于西医学之糖尿病性视网膜病变。

【临床表现】眼底查见微动脉瘤、出血、渗出等；兼见口渴多饮，消谷善饥，或口干舌燥，腰膝酸软，心烦失眠。舌红苔薄白，脉细数。

【证机概要】久病伤阴，肾阴不足，阴虚燥热。

【治法】滋阴润燥，凉血化瘀。

【方药】玉泉丸合白虎加人参汤加减。

方中可加丹皮、赤芍以凉血化瘀。口渴甚者酌加天冬、麦冬、元参、石斛等以润燥生津；尿频甚者加山药、枸杞子、桑螵蛸以滋阴固肾；视网膜出血鲜红可加白茅根、槐花、大蓟、小蓟以凉血止血。

小　结

1. 虚热证的病证与类型

虚热证多由阴虚，阴不敛阳而导致虚火内生。虚热证的病证与类型有咯血（阴虚肺热）、咳嗽（阴虚火旺）、肺痈（阴伤气耗）、肺痨（虚火灼肺）、月经先期（阴虚血热）、绝经期骨质疏松症（阴虚内热）、经行口糜（阴虚火旺）、经期延长（虚热）、产后恶露不绝（阴虚血热）、闭经（阴虚血燥）、崩漏（虚热）、喉喑（肺肾阴虚）、乳蛾（虚火上炎）、齿衄（阴虚火旺）、尿血（肾虚火旺）、胸痹（心肾阴虚）、心悸（阴虚火旺）、内伤发热（阴虚发热、血虚发热、气虚发热、阳虚发热）、乳漏（阴虚痰热）、乳痈（正虚邪恋）、附骨疽（脓毒蚀骨）、有头疽（阴虚火炽）、子痰（阴虚内热）、生殖器疱疹（阴虚邪恋）、小儿尿频（阴虚内热）、慢性前列腺炎（阴虚火旺）、悬饮（阴虚内热）、猩红热（疹后阴伤）、瘰疬（阴虚火旺）、淋病（阴虚毒恋）、流痰（阴虚内热）、热疮（阴虚内热）、痢疾（阴虚毒恋）、喉痹（虚火上炎）、口疮（虚火上炎）、白喉（疫毒伤阴）、鹅口疮（虚火上炎）、癫狂（火盛阴伤）、锁喉痈（热伤胃阴）、红蝴蝶疮（阴虚火旺）、火疳（肺阴不足）、金疳（肺阴不足）、白睛溢血（阴虚火旺）、目劄（阴虚火旺）、目系暴盲（虚热）和消渴目疾（阴虚燥热）。

2. 临床表现

主症：阴虚内热多由久病伤阴所致，一般病程较长。虚热证可累及许多脏器，可出现不同症状。如累及肺脏可有咳嗽痰少或干咳无痰，或至黏，或痰中带血，肺痈则病情时好时坏；女性虽有经来先期，一般多经期延后、经闭、经量减少，绝经期亦可引起骨质疏松；阴虚火旺则有齿衄、尿血、紫斑等血证；累及咽、喉、眼等多病程较长，午后加重；肌肤及痈疽多病程后期、经久不愈、脓汁稀薄；发热者多为低热、潮热、欲近衣、劳作加重等；其他如心悸、慢性前列腺炎、悬饮、淋病、癫狂等多劳作后加重，伴低热以及其他全身症状。

兼症：多（或）伴有口干渴、咽干燥、颧红低热、潮热盗汗、手足心热、消瘦神疲、精神萎靡、头晕耳鸣、虚烦少寐、腰膝酸软、耳鸣健忘、尿黄便结（或溏）、面白少华、唇甲色淡等。

3. 舌象与脉象

舌象：绝大多数为舌质红，也有淡红、干红、绛、淡、淡胖或有齿痕、舌紫或有瘀斑等。舌苔：绝大多数少苔，也有苔薄、薄黄而剥、无苔、白润、白薄、黄燥、剥脱、光剥、腻、花剥、剥裂、少津等。脉象：多为细数，或细弱无力，或细弦数等。

4. 代表方

补气剂有补中益气汤，补血剂有归脾汤，气血双补的有八珍汤。补阴剂为六味地黄丸及其附方知柏地黄丸。本节大补阴丸合六味地黄丸，用于阴虚火旺的红蝴蝶疮；补阳剂的金匮肾气丸用于内伤发热的阳虚发热。

（1）六味地黄丸：功用：滋补肝肾。主治：肝肾阴虚证。现代用于慢性肾炎、高血压病、糖尿病、肺结核、肾结核、甲状腺功能亢进、中心性视网膜炎及无排卵性功能性子宫出血、更年期综合征等属肾阴虚弱为主者。本节用于小儿口疮，合茜根散治疗阴虚火旺的齿衄，合清骨散治疗阴虚痰热的乳漏、疹后阴伤的瘰疬、阴虚毒恋的流痰，合大补阴丸治疗阴虚火旺的红蝴蝶疮。

（2）知柏地黄丸：功用：滋阴降火。主治：肝肾阴虚，虚火上炎证。虚热证中主要用于肝肾阴虚引起的病证。本节用于妇科、皮肤病、生殖泌尿系统疾病、眼病等。

百合固金汤、养阴清肺汤与增液汤是治燥剂中的滋阴润燥方剂。

（3）百合固金汤：功用：滋养肺肾，止咳化痰。主治：肺肾阴虚，虚火上炎证。现代用于肺结核、慢性支气管炎、支气管扩张、慢性咽喉炎、自发性气胸等属肺肾阴虚，虚火上炎证。本节用于虚火上炎的乳蛾、喉喑、咯血。

（4）养阴清肺汤：功用：养阴清肺，解毒利咽。主治：白喉之阴虚燥热证。现代多用于急性扁桃体炎、急性咽喉炎、鼻咽癌等属阴虚燥热者。本节用于疫毒伤阴的白喉，以及肺阴不足之火疳、金疳，虚火上炎之喉痹。

此两方除皆可滋养肺肾外，一是止咳化痰，一是解毒利咽，皆用于与肺阴不足的阴虚火旺证。

（5）沙参麦冬汤：功用：滋阴，润肺，清热。其润燥的作用较强，多用于肺燥较重的病证。如阴虚肺燥的小儿咳嗽；

阴亏火旺的咳嗽；阴虚内热的猩红热；合泻白散用于阴虚内热的悬饮。

（6）增液汤：功用：增液润燥。主治：阳明温病，阴亏便秘证。现代用于温热病津亏肠燥便秘，以及习惯性便秘、慢性咽喉炎、复发性口腔溃疡、糖尿病、皮肤干燥综合征、肛裂、慢性牙周炎等属阴津不足者。本节用于阴虚内热之热疮。

（7）天王补心丹：是滋养安神剂。功用：滋阴清热，养血安神。主治：阴虚血少，神志不安证。现代用于神经衰弱、冠心病、精神分裂症、甲状腺功能亢进等所致的失眠、心悸，以及复发性口疮等属于心肾阴虚血少者。本节合朱砂安神丸治疗阴虚火旺的心悸；合炙甘草汤治疗心肾阴虚的胸痹。

（8）茜根散：有滋阴降火、宁络止血作用，用于阴虚火旺的紫斑。齿衄则与六味地黄丸合用。

（9）其他方剂皆在滋阴清热药物的基础上，与相应病证有关的药物相结合组成。如：滋阴润燥、凉血化瘀的玉泉丸合白虎加人参汤治疗阴虚燥热的消渴目疾；养阴清热、祛湿解毒的青蒿鳖甲汤合三妙丸治疗阴虚毒恋的肛痈；清养胃阴的益胃汤治疗热伤胃阴的锁喉痈；养阴清热止血的保阴煎治疗阴虚血热的产后恶露不绝；养阴清热调经的加减一阴煎治疗阴虚血燥的闭经；养阴清热、固冲止血的上下相资汤治疗虚热崩漏；益气和营托毒的托里消毒散治疗正虚毒恋的乳痈；滋阴生津、清热托毒的竹叶黄芪汤治疗阴虚火炽的有头疽；养阴清热调经的两地汤，治疗阴虚血热的月经先期，合二至丸加四乌贼骨藘茹丸治疗虚热之经期延长；滋阴清热的清骨散治疗阴虚发热；益气养血的归脾汤治疗血虚发热之内伤发热证；益气和营托毒之托里消毒散治疗正虚毒恋之乳痈；调补气血、清化余毒的八珍汤合六味地黄丸治疗脓毒蚀骨之附骨疽；具有养阴清热、除湿化痰、透脓解毒的滋阴除湿汤合透脓散治疗阴虚内热的子痰；养阴和营、清肠化湿的黄连阿胶汤合驻车丸治疗阴虚痢等。

第四章　湿 淫 证

1. 湿邪的基本概念

凡致病具有重浊、黏滞、趋下特性的外邪，称为湿邪。由湿邪引起的病证称为湿淫证。

湿为长夏的主气。长夏即农历六月，时值夏秋之交，阳热尚盛，雨水且多，热蒸水腾，潮湿充斥，为一年中湿气最盛的季节。若湿气淫胜，伤人致病，则为湿邪。湿邪为病长夏居多，但四季均可发生。湿邪侵入所致的病证称为外湿病证，多由气候潮湿、涉水淋雨、居处潮湿、水中作业等环境中感受湿邪所致。

2. 湿邪的性质与致病特征

湿为重浊有质之邪，属阴，其性黏腻、停滞、弥漫，其侵入多隐缓不觉，导致多种病变。

（1）湿为阴邪，易损伤阳气，阻遏气机：湿与水同类，属阴邪。阴邪侵入，机体阳气与之抗争，故湿邪侵入，易伤阳气。脾主运化水液，性喜燥而恶湿，故外感湿邪常易困脾，致脾阳不振，运化无权，从而使水湿内生、停聚，发为泄泻、水肿、尿少等症。清·叶桂《温热论·外感温热篇》说："湿胜则阳微。"《素问·六元正纪大论》说："湿胜则濡泄，甚则水闭胕肿。"因湿为重浊有质之邪，侵入最易留滞于脏腑经络，阻遏气机，使脏腑气机升降失常，经络阻滞不畅。如湿阻胸膈，气机不畅则胸膈满闷；湿阻中焦，脾胃气机升降失常，纳运失司，则脘痞腹胀，食欲减退；湿停下焦，肾与膀胱气机不利，则小腹胀满、小便淋涩不畅。

（2）湿性重浊：“重”，即沉重、重着，指湿邪致病，出现以沉重感为特征的临床表现，如头身困重、四肢酸楚沉重等。若湿邪外袭肌表，困遏清阳，清阳不升，则头重如束布帛，如《素问·生气通天论》说：“因于湿，首如裹。”湿邪阻滞经络关节，阳气不得布达，则可见肌肤不仁、关节疼痛重着等，称之为“湿痹”或“着痹”。“浊”，即秽浊不清，指湿邪为患，易出现分泌物和排泄物秽浊不清的现象。如湿浊在上则面垢、眵多；湿滞大肠，则大便溏泄、下痢脓血；湿浊下注，则小便浑浊、妇女白带过多；湿邪浸淫肌肤，则可见湿疹浸淫流水等。

（3）湿性黏滞：“黏”，即黏腻；“滞”，即停滞。湿邪致病，其黏腻停滞的特性主要表现在两个方面：一是症状的黏滞性。湿病症状多表现为黏滞而不爽，如排泄物和分泌物多滞涩不畅，痢疾的大便排泄不爽，淋证的小便滞涩不畅，其他如口黏口甘和舌苔厚滑黏腻等，皆为湿邪为病的常见症状。二是病程的缠绵性。因湿性黏滞，易阻气机，气不行则湿不化，其体胶着难解，故起病隐缓，病程较长，反复发作，或缠绵难愈。如湿温、湿疹、湿痹（着痹）等，皆因其湿而不易速愈，或反复发作。所以吴塘《温病条辨·上焦篇》谓：“其性氤氲黏腻，非若寒邪之一汗即解，温热之一凉即退，故难速已。”

（4）湿性趋下，易袭阴位：湿邪为重浊有质之邪，类水属阴而有趋下之势，人体下部亦属阴，同类相求，故湿邪为病多易伤及人体下部，如水肿、湿疹等病以下肢较为多见，故

《素问·太阴阳明论》说："伤于湿者，下先受之。"另外，寒邪也属阴邪，同气相求，侵入也常伤及下部，如《灵枢·百病始生》说："清（寒）湿袭虚，病起于下。"

3. 湿淫证的临床表现与病因病机

湿淫证是指感受外界湿邪，或体内水液运化失常形成湿浊，从而阻遏气机与清阳，以身体困重、肢体酸痛、腹胀腹泻、纳呆、苔滑脉濡等为主要表现的证候。

【临床表现】头昏沉如裹，嗜睡，身体困重，胸闷脘痞，口腻不渴，纳呆，恶心，肢体关节、肌肉酸痛，大便稀，小便浑浊。或为局部渗漏湿液，或皮肤出现湿疹、疹痒，妇女可见带下量多。面色晦垢，舌苔滑腻，脉濡缓或细等。

【病因病机】湿淫证既可因外湿侵袭，如淋雨下水、居处潮湿、冒受雾露等而形成，又可因脾失健运，水液不能正常输布而化为湿浊，或多食油腻、嗜酒饮冷等而湿浊内生，前者称为外湿，后者称为内湿。但湿淫证常是内外合邪而为病，故其证候亦常涉及内外。湿为阴邪，具有阻遏气机、损伤阳气、黏滞缠绵、重浊趋下等致病特点。

湿为阴邪，故临床多见寒湿，但湿郁又易化热，则成湿热。寒湿相合的寒湿证、湿热蕴结的湿热证，临床均颇为常见，如寒湿凝滞筋骨证、寒湿困脾证、湿热蕴脾证、肠道湿热证、肝胆湿热证、膀胱湿热证、湿热下注证等。对湿热证进行辨证时应注意区分热与湿的孰轻孰重，是湿重于热、热重于湿，抑或湿热俱盛。

此外，湿邪还可与风、暑、痰、毒等邪气合而为病，成风湿证、暑湿证、水湿证、痰湿证、湿毒证，以及湿遏卫表证、湿痰犯头证等。

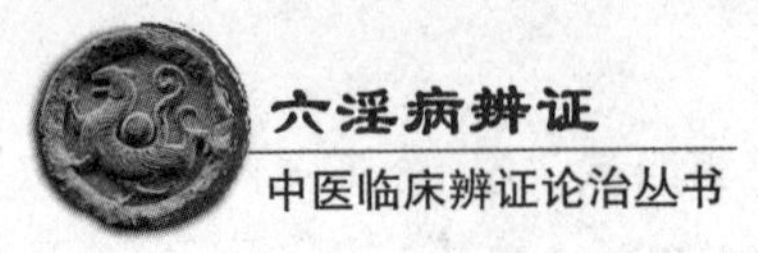

湿淫证的辨证依据是，起病较缓而缠绵，以困重、酸楚、痞闷、腻浊等为证候特点。

寒湿证又分为湿热证、痰湿证、湿瘀证和虚夹湿证。

第一节　湿热证

湿热证是湿淫证出现最多的证候。根据湿热蕴结的部位，分为湿热蕴结肌肤经络，湿热蕴结肠胃、肝胆、三焦和湿热蕴结膀胱、外阴。

一、湿热蕴结肌肤经络

1. 股肿（湿热下注）

股肿是指血液在深静脉血管内发生异常凝固而引起静脉阻塞、血液回流障碍的疾病。相当于西医学的下肢深静脉血栓形成，以往称血栓性深静脉炎。

【临床表现】发病较急，表现为下肢粗肿，局部发热、发红，疼痛，活动受限。舌质红，苔黄腻，脉弦滑。

【证机概要】湿热下注，瘀阻血脉。

【治法】清热利湿，活血化瘀。

【方药】四妙勇安汤加味。

患肢疼痛重者，重用金银花，加蒲公英；便秘者加大黄、芒硝；全身发热明显者、加生石膏、知母、漏芦；急性病人患肢粗肿胀痛严重者，重用活血化瘀药物。

2. 手足疔疮（湿热下注）

手足疔疮是发生在手足部的急性化脓性疾病，又名瘭疽。相当于西医学的甲沟炎、化脓性指头炎、化脓性腱鞘炎、掌中间隙感染、足底皮下脓肿等。

【临床表现】手、足底部红肿热痛；伴恶寒，发热，头痛，纳呆。舌质红，苔黄腻，脉滑数。

【证机概要】湿热毒邪，下注手足。

【治法】清热解毒利湿。

【方药】五神汤合萆薢渗湿汤加减。

3. 足发背（湿热下注）

足发背是发生在足背部的急性化脓性疾病。相当于西医学的足背部蜂窝组织炎。其特点是全足背高肿焮红疼痛，足心不肿。

【临床表现】足背红肿弥漫，灼热疼痛，化脓溃破；伴寒战高热，纳呆，或泛恶。舌质红，苔黄腻，脉滑数。

【证机概要】湿热毒邪，下注足背。

【治法】清热解毒，和营利湿。

【方药】五神汤加减。成脓者加皂角刺、山甲。

4. 臁疮（湿热下注）

臁疮是指发生于小腿臁骨部位的慢性皮肤溃疡。相当于西医的慢性下肢溃疡。

【临床表现】小腿青筋怒张，局部发痒，红肿，疼痛，继则破溃，滋水淋漓，疮面腐黯；伴口渴，便秘，小便黄赤。苔黄腻，脉滑数。

【证机概要】湿热之邪，浸渍下肢。

【治法】清热利湿，和营解毒。

【方药】二妙丸合五神汤加减。

红肿疼痛重者加赤芍、丹参；肢体肿胀明显者加茯苓、泽泻。

5. 委中痈（湿热蕴结）

委中痈是发生在腘窝委中穴的急性化脓性疾病。相当于西医的腘窝部急性化脓性淋巴结炎。

【临床表现】腘窝部木硬肿胀，焮红疼痛，小腿屈曲难伸；全身恶寒发热，口苦且干，纳呆。舌苔黄腻，脉滑数。

【证机概要】湿热毒邪，蕴阻局部。

【治法】清利湿热，和营活血。

【方药】活血散瘀汤合五神汤加减。

6. 丹毒

丹毒是患部皮肤突然发红成片、色如涂丹的急性感染性疾病。本病发无定处，根据其发病部位的不同又有不同的病名，生于躯干部者，称内发丹毒；发于头面部者，称抱头火丹；发于小腿足部者，称流火；新生儿多生于臀部，称赤游丹毒。本病西医也称丹毒，需内外合治。

①肝脾湿火

【临床表现】发于胸腹腰胯部，皮肤红肿蔓延，摸之灼手，肿胀疼痛；伴口干且苦。舌红，苔黄腻，脉弦滑数。

【证机概要】湿热火毒，侵及机体经络。

【治法】清肝泻火利湿。

【方药】柴胡清肝汤、龙胆泻肝汤或化斑解毒汤加减。

②湿热毒蕴

【临床表现】发于下肢，局部红赤肿胀、灼热疼痛，或见水疱、紫斑，甚至结毒化脓或皮肤坏死，或反复发作，可形成大脚风；伴发热，胃纳不香。舌红，苔黄腻，脉滑数。

【证机概要】湿热火毒，侵及机体肌肤经络。

【治法】利湿清热解毒。

【方药】五神汤合萆薢渗湿汤加减。

肿胀甚者，或形成大脚风者加防己、赤小豆、丝瓜络、鸡血藤等。

7. 烂疔

烂疔是发生于皮肉之间、腐烂甚剧、病势暴急的急性化脓性疾病。相当于西医的气性坏疽。

①湿火炽盛

【临床表现】初起患肢有沉重和紧束感，以后逐渐出现胀裂样疼痛，创口周围皮肤呈红色、肿胀发亮，按之陷下，迅速蔓延成片；1～2 天后肿胀剧烈，可出现水疱，皮肉腐烂，持续高热。舌红，苔薄白或黄，脉弦数。

【证机概要】湿热火毒，瘀结肌肤。

【治法】清热泻火，解毒利湿。

【方药】黄连解毒汤合萆薢化毒汤加减。

②湿热塞阻

【临床表现】局部胀痛，疮周高度水肿发亮，迅速呈暗紫色，间有血疱，肌肉腐烂，溃流血水，脓液稀薄，混有气泡滋出，气味恶臭，伴壮热头痛，神昏谵语，气促，烦躁不安，呃逆呕吐。舌红绛，苔薄黄，脉洪滑数。

【证机概要】湿热火毒，侵及营血。

【治法】凉血解毒，清热利湿。

【方药】犀角地黄汤合黄连解毒汤加减。

神昏谵语者加安宫牛黄丸 2 粒，分 2 次化服，或紫雪散 4.5g 分 3 次吞服；便秘者加生大黄。

8. 手发背（湿热蕴结）

手发背是发于手背部的急性化脓性疾病，又名手背毒、手背发、蜘蛛背。相当于西医的手背部蜂窝组织炎。

【临床表现】手背漫肿，红热肿痛，化脓破溃，伴皮肤溃烂，易损筋伤骨，疮口难愈；或伴壮热恶寒，头痛骨楚。舌苔黄腻，脉数。

【证机概要】湿热毒邪，壅阻手背。

【治法】清热解毒，和营化湿。

【方药】五味消毒饮合仙方活命饮加减。

9. 臀痈（湿火蕴结）

臀痈是发生于臀部肌肉丰厚处范围较大的急性化脓性疾病。由于肌肉注射引起者俗称针毒结块。相当于西医的臀部蜂窝组织炎。其特点是发病来势急，病位深，范围大，难于起发，成脓较快，但腐溃较难，收口亦慢。

【临床表现】臀部先痛后肿，焮红灼热，或溃烂；伴恶寒发热，头痛骨楚，食欲不振。舌质红，苔黄或黄腻，脉数。

【证机概要】湿热火毒，壅及臀部。

【治法】清热解毒，和营化湿。

【方药】黄连解毒汤合仙方活命饮加减。

局部红热不显者加重活血祛瘀之品，如桃仁、红花、泽兰，减少清热解毒之品。

10. 脐痈（湿热火毒）

脐痈是生于脐部的急性化脓性疾病。其特点是初起脐部微肿，渐大如瓜，溃后脓稠无臭则易敛，脓水臭秽则成漏。相当于西医学的脐炎，或脐肠管异常、脐尿管异常继发感染。

【临床表现】脐部红肿高突，灼热疼痛，全身恶寒发热，纳呆口苦。舌苔薄黄，脉滑数。

【证机概要】湿热火毒，壅结脐部。

【治法】清火利湿解毒。

【方药】黄连解毒汤合四苓散加减。

脓成或溃脓不畅，加皂角刺、黄芪；热毒炽盛，加败酱草、大青叶；脐周肿痒，加苦参、白鲜皮、滑石。

11. 附骨疽（湿热瘀阻）

附骨疽是一种毒气深沉、附着于骨的化脓性疾病。相当于西医学的急、慢性化脓性骨髓炎。

【临床表现】患肢疼痛彻骨，不能活动，继则局部胖肿，皮色不变，按之灼热，有明显的骨压痛和患肢叩击痛；伴寒战高热。舌苔黄，脉数。

【证机概要】湿热毒邪，瘀阻经络。

【治法】清热化湿，行瘀通络。

【方药】仙方活命饮合五神汤加减。

有损伤史者加桃仁、红花；热毒重者加黄连、黄柏、山栀；神志不清者加犀角地黄汤，或安宫牛黄丸，或紫雪丹。

12. 脱疽（湿热毒盛）

脱疽是指发于四肢末端，严重时趾（指）节坏疽脱落的一种慢性周围血管疾病，又称脱骨疽。西医学的血栓闭塞性脉管炎、动脉硬化性闭塞症和糖尿病足可参照本病治疗。

【临床表现】患肢剧痛，日轻夜重，局部肿胀，皮肤紫暗，浸淫蔓延，溃破腐烂，肉色不鲜；身热口干，便秘溲赤。舌红，苔黄腻，脉弦数。

【证机概要】湿热毒邪，日久化瘀，侵及下肢。

【治法】清热利湿，活血化瘀。

【方药】四妙勇安汤加连翘、黄柏、丹参、川芎、赤芍、牛膝等。

13. 湿疮

湿疮是一种过敏性炎症性皮肤病，相当于西医的湿疹。

①湿热浸淫

【临床表现】发病时间短，皮损面积大，色红灼热，丘疱疹密集，瘙痒剧烈，抓破脂水淋沥，浸淫成片；伴胸闷纳呆，身热不扬，腹胀便溏，小便黄。舌红，苔黄腻，脉滑数。

【证机概要】湿热毒邪，浸淫肌表。

【治法】清热利湿，解毒止痒。

【方药】龙胆泻肝汤合五味消毒饮加减。

②湿热蕴肤

【临床表现】发病快，病程短，皮损潮红；有丘疱疹，灼热瘙痒无休，抓破渗液流脂水；伴心烦口渴，身热不扬，大便干，小便短赤。舌红，苔薄白或黄，脉滑或数。

【证机概要】湿热毒气，侵蕴皮肤。

【治法】清热利湿止痒。

【方药】龙胆泻肝汤合萆薢渗湿汤加减。

水疱多，破后流液多者加土茯苓、鱼腥草；瘙痒重者加紫荆皮、地肤子、白鲜皮。

14. 血栓性浅静脉炎（湿热瘀阻）

血栓性浅静脉炎是发生于肢体浅静脉的血栓性炎性病变，属于中医"赤脉"、"青蛇毒"、"恶脉"、"黄鳅痈"等范畴。本病是一种多发病、常见病，与季节无关，男女均可罹患。

【临床表现】患肢肿胀、发热，皮肤发红、胀痛，喜冷恶热，或有条索状物；或微恶寒发热。苔黄腻或厚腻，脉滑数。

【证机概要】湿热毒邪，瘀阻经脉。

【治法】清热利湿，解毒通络。

【方药】清利通络汤加减。

发于上肢加桑枝；发于下肢加牛膝；红肿消退，疼痛未减加赤芍、泽兰、地龙、忍冬藤。

15. 瓜藤缠（湿热瘀阻）

瓜藤缠是一种发生于下肢的结节红斑性、皮肤血管炎性皮肤病。因数枚结节犹如藤系瓜果绕腿胫生而得名。相当于西医的结节性红斑。

【临床表现】发病急骤，皮下结节，略高出皮面，灼热红肿；伴头痛，咽痛，关节痛，发热，口渴，大便干，小便黄。舌微红，苔白或腻，脉滑微数。

【证机概要】湿热瘀邪，壅阻经络。

【治法】清热利湿，祛瘀通络。

【方药】萆薢渗湿汤合桃红四物汤加减。

16. 手足口病

手足口病是由感受手足口病时邪（柯萨奇病毒A组）引起的发疹性传染病。临床以手足肌肤、口咽部发生疱疹为特征，常见于5岁以下小儿。

①邪犯肺脾

【临床表现】发热轻微，或无发热，或流涕咳嗽、纳差恶心、呕吐泄泻，1～2天后或同时出现口腔内疱疹，破溃后形成小的溃疡，疼痛流涎，不欲进食。随病情进展，手足掌心部出现米粒至豌豆大斑丘疹，并迅速转为疱疹疮，分布稀疏，疹色红润，根盘红晕不著，疱液清亮。舌质红，苔薄黄腻，脉浮数。

【证机概要】湿热毒邪，侵犯肺脾。

【治法】宣肺解表，清热化湿。

【方药】甘露消毒丹加减。方中金银花、连翘、黄芩、薄荷清热解毒，宣肺透表；白蔻仁、藿香、石菖蒲芳香化湿；滑石、茵陈蒿清热利湿；板蓝根、射干、浙贝母解毒利咽，化痰止咳。

恶心呕吐加苏梗、竹茹和胃降逆；泄泻加泽泻、薏苡仁祛湿止泻；高热加葛根、柴胡解肌退热；肌肤痒甚加蝉蜕、白鲜皮祛风止痒。

②湿热壅盛

【临床表现】身热持续，烦躁口渴，小便黄赤，大便秘结，手足、口部及四肢、臀部疱疹，痛痒剧烈，甚或拒食，疱疹色泽紫暗，分布稠密，或成簇出现，根盘红晕显著，疱疹混浊。舌质红绛，苔黄厚腻或黄燥，脉滑数。

【证机概要】湿热毒邪，熏蒸肌肤，侵及营血。

【治法】清热凉营，解毒祛湿。

【方药】清瘟败毒饮加减。方中黄连、黄芩、栀子、连翘清热解毒祛湿；生石膏、知母清气泄热；生地、赤芍、丹皮凉血清热；大青叶、板蓝根、紫草解毒透疹。

偏于湿重者，去知母、生地，加滑石、竹叶清热利湿；大便秘结加生大黄、玄明粉泄热通便；口渴喜饮加麦冬、芦根养阴生津；烦躁不安加淡豆豉、莲子心清心除烦。

若邪毒炽盛，内陷厥阴，而见壮热、神昏、抽搐者，宜送服安宫牛黄丸或紫雪丹等。若邪毒犯心，而见心悸、胸闷、气短者，当参照病毒性心肌炎节以治之。

17. 风瘙痒（湿热内蕴）

风瘙痒是一种无明显原因，原发性皮肤损害而以瘙痒为主要症状的皮肤感觉异常的皮肤病，亦称痒风。相当于西医的皮肤瘙痒症。

【临床表现】瘙痒不止，抓破后继发感染或湿疹样变；伴口干口苦，胸胁闷胀，纳谷不香，小便黄赤，大便秘结。舌质红，苔黄腻，脉滑数或弦数。

【证机概要】肝胆湿热，侵及肌表。

【治法】清热利湿止痒。

【方药】龙胆泻肝汤加减。

瘙痒剧烈者加白鲜皮、刺蒺藜；大便秘结者加大黄。

18. 疣目（湿热血瘀）

疣是一种发生于皮肤浅表的良性赘生物，发于手背、手指、头皮等处者，称千日疮、疣目、枯筋箭或瘊子。本病西医亦称疣，一般分为寻常疣、扁平疣、传染性软疣、掌跖疣和丝状疣等。

【临床表现】疣目结节疏松，色灰或褐，大小不一，高出皮肤。舌黯红，苔薄，脉细。

【证机概要】湿热毒邪，瘀结局部。

【治法】清化湿热，活血化瘀。

【方药】马齿苋合剂加薏苡仁、冬瓜仁。

19. 癣（湿热下注）

癣是发生在表皮、毛发、指（趾）甲的浅部真菌性皮肤病。

【临床表现】脚湿气伴抓破染毒，症见足丫糜烂，渗流臭水或化脓，肿连足背，或见红丝上窜，胯下臖核肿痛；甚或形寒高热。舌红，苔黄腻，脉滑数。

【证机概要】湿热毒邪，下注下肢。

【治法】清热化湿，解毒消肿。

【方药】湿重于热者，用萆薢渗湿汤；湿热兼瘀者，用五神汤；湿热并重者，用龙胆泻肝汤。

20. 面游风（肠胃湿热）

面游风又名白屑风，是因皮肤油腻而出现红斑、覆有鳞屑而得名，是发生在皮脂溢出部位的慢性炎症性皮肤病。相当于西医的脂溢性皮炎。

【临床表现】皮损为潮红斑片，有油腻性痂屑，甚至糜烂、渗出；伴口苦，口黏，脘腹痞满，小便短赤，大便臭秽。舌质红，苔黄腻，脉滑数。

【证机概要】肠胃湿热，蕴结皮肤。

【治法】健脾除湿，清热止痒。

【方药】参苓白术散合茵陈蒿汤加减。

糜烂渗出较甚者加土茯苓、苦参、马齿苋；热盛者加桑白皮、黄芩。

21. 接触性皮炎（湿热毒蕴）

接触性皮炎是指因皮肤或黏膜接触某些外界致病物质所引起的皮肤急性或慢性炎症反应。其特点是发病前均有明显的接触某种物质的病史。

【临床表现】起病急骤，皮损面积较广泛，其色鲜红肿胀，上有水疱或大疱，水疱破后则糜烂渗液，自觉灼热瘙痒；伴发热，口渴，大便干，小便短黄。舌红，苔黄，脉弦滑数。

【证机概要】湿热毒邪，伤及皮肤。

【治法】清热祛湿，凉血解毒。

【方药】龙胆泻肝汤合化斑解毒汤加减。

黄水多者加土茯苓、紫荆皮、马齿苋；红肿面积广泛者加酒军、紫荆皮、桑白皮。

22. 疥疮（湿热蕴结）

疥疮是由疥虫（疥螨）寄生在人体皮肤所引起的一种接触性传染性皮肤病。

【临床表现】皮损以水疱为多，丘疱疹泛发，壁薄液多，破流脂水，浸淫糜烂，或脓疱多，或红丝走窜，臖核肿痛。舌红，苔黄腻，脉滑数。

【证机概要】湿热毒虫，侵入皮肤。

【治法】清热化湿，解毒杀虫。

【方药】黄连解毒汤合三妙丸加地肤子、白鲜皮、百部、苦参。

23. 药毒（湿毒蕴肤）

药毒是指药物通过口服、注射或皮肤黏膜直接用药等途径，进入人体后所引起的皮肤或黏膜的急性炎症反应。相当于西医的药物性皮炎，亦称药疹。

【临床表现】皮疹为红斑、丘疹、风团、水疱，甚则糜烂渗液，表皮剥脱，伴灼热剧痒，口干，大便燥结，小便黄赤，或有发热。舌红，苔薄白或黄，脉滑或数。

【证机概要】湿热毒邪，蕴结肌肤。

【治法】清热利湿，解毒止痒。

【方药】萆薢渗湿汤加减。

伴发热加生石膏；肿胀糜烂者加白茅根、茵陈；剧烈瘙痒者加白鲜皮；大便燥结加生大黄。

24. 猫眼疮（湿热蕴结）

猫眼疮是以红斑为主，兼有丘疹、水疱等多形性皮损的急性炎症性皮肤病。古时又称“雁疮”、“寒疮”，相当于西医的多形性红斑。

【临床表现】红斑水肿，色泽鲜红，伴见水疱，或口腔糜烂，外阴湿烂，自感痒痛；或见发热头重，身倦乏力，纳呆呕恶，溲赤便秘，或黏滞不爽。舌红，苔黄腻，脉弦滑。

【证机概要】肝经湿热，蕴结肌肤。

【治法】清热利湿，解毒止痒。

【方药】龙胆泻肝汤加减。

伴恶心泛呕者加半夏、厚朴；发热头重者加藿香、佩兰；瘙痒甚者加白鲜皮、白蒺藜。

25. 痿证（湿热浸淫）

痿证是指肢体筋脉弛缓，软弱无力，不能随意运动，或伴有肌肉萎缩的一种病证。临床以下肢痿弱较为常见，亦称"痿躄"。根据本病的临床表现，西医学中多发性神经炎、运动神经元疾病、脊髓病变、重症肌无力、周期性瘫痪等表现为肢体痿软无力，不能随意运动者，均可参照本节辨证论治。

【临床表现】起病较缓，逐渐出现肢体困重，痿软无力，尤以下肢或两足萎弱为甚，兼见微肿，手足麻木，扪及微热，喜凉恶热，或有发热，胸脘痞闷，小便赤涩热痛。舌质红，舌苔黄腻，脉濡数或滑数。

【证机概要】湿热濡渍，壅遏经脉，营卫受阻。

【治法】清热利湿，通利经脉。

【方药】加味二妙散加减。方中苍术、黄柏清热燥湿；萆薢、防己、薏苡仁渗湿分利；蚕沙、木瓜、牛膝利湿通经活络；龟板滋阴益肾强骨。

若湿邪偏盛，胸脘痞闷，肢重且肿，加厚朴、茯苓、枳壳、陈皮以理气化湿；夏令季节加藿香、佩兰芳香化浊，健脾祛湿；热邪偏盛，身热肢重，小便赤涩热痛，加忍冬藤、连翘、蒲公英、赤小豆清热解毒利湿；湿热伤阴，兼见两足焮热，心烦口干，舌质红或中剥，脉细数，可去苍术，重用龟板，加元参、山药、生地；若病史较久，兼有瘀血阻滞者，肌肉顽痹不仁，关节活动不利或有痛感，舌质紫黯，脉涩加丹参、鸡血藤、赤芍、当归、桃仁。

26. 腰痛（湿热壅盛）

腰痛又称“腰脊痛”，是指因外感、内伤或挫闪导致腰部气血运行不畅，或失于濡养，引起腰脊或脊旁部位疼痛为主要症状的一种病证。西医学的腰肌纤维炎、强直性脊柱炎、腰椎骨质增生、腰椎间盘病变、腰肌劳损等腰部病变以及某些内脏疾病，凡以腰痛为主要症状者，可参考本节辨证论治。如因外科、妇科疾患引起的腰痛，参照相关章节辨治，不属本节讨论范围。

【临床表现】腰部疼痛，重着而热，遇暑湿阴雨天气症状加重，活动后或可减轻，身体困重，小便短赤。苔黄腻，脉濡数或弦数。

【证机概要】湿热壅遏，经气不畅，筋脉失舒。

【治法】清热利湿，舒筋止痛。

【方药】四妙丸加减。方中苍术、黄柏、薏苡仁清利下焦湿热；木瓜、络石藤舒筋通络止痛；川牛膝通利筋脉，引药下行，兼能强壮腰脊。

若小便短赤不利，舌质红，脉弦数，加栀子、萆薢、泽泻、木通以助清利湿热；湿热蕴久，耗伤阴津，腰痛，伴咽干，手足心热，酌加生地、女贞子、旱莲草。选用药物要注意滋阴而不恋湿。

小　结

1. 湿热蕴结肌肤经络的病证与类型

湿热蕴结肌肤经络的病证与类型有股肿（湿热下注）、手足疔疮（湿热下注）、足发背（湿热下注）、臁疮（湿热下注）、委中痈（湿热蕴结）、丹毒（肝脾湿火、湿热毒蕴）、烂疔（湿火炽盛、湿热塞阻）、手发背（湿热蕴结）、臀痈（湿火蕴结）、脐痈（湿热火毒）、附骨疽（湿热瘀阻）、脱疽（湿热毒盛）、湿疮（湿热浸淫、湿热蕴肤）、血栓性浅静脉炎（湿热瘀阻）、瓜藤缠（湿热瘀阻）、手足口病（邪犯肺脾、湿热壅盛）、风瘙痒（湿热内蕴）、疣目（湿热血瘀）、癣（湿热下注）、面游风（肠胃湿热）、接触性皮炎（湿热毒蕴）、疥疮（湿热蕴结）、药毒（湿热蕴肤）、猫眼疮（湿热蕴结）、痿证（湿热浸淫）、腰痛（湿热壅盛）。

2. 临床表现

主症：湿热蕴结肌肤经络多表现为发热发红、疼痛、活动受限；或化脓溃破、滋水淋沥，或水泡、紫斑，或有皮下结节，或局部发痒、臖核肿痛，痿证与腰痛除痿软无力、局部疼痛外，还有重、热及喜凉恶热、暑湿加重等症状。

全身症状：多伴有恶寒、发热、头痛、心烦口渴、身热不扬、便干、小便短赤、尿频、尿痛，以及头痛、咽痛、关节痛、发热、口渴等湿热症状，湿盛还可有胸闷纳呆，或有胸胁闷胀、纳谷不香、流涕咳嗽、纳差恶心、呕吐泄泻、腹胀便溏等症。

3. 舌象与脉象

舌象：多数为舌质红，苔黄腻，或薄白、白腻或黄。湿热蒸盛的手足口病可见舌质红绛、苔黄厚腻或黄燥。脉象：多数为数、弦数、滑数、弦滑、弦滑数，也有濡数（湿盛）、浮数（有表证）。

4. 代表方

黄连解毒汤及其附方清瘟败毒饮、普济消毒饮、仙方活命饮及其附方五味解毒饮、四妙勇安汤皆为清热剂中的清热解毒方。

（1）黄连解毒汤：功用：泻火解毒。主治：三焦火毒症。现代常用于败血症、脓毒血症、痢疾、肺炎、泌尿系感染、流行性脑脊髓膜炎、乙型脑炎及感染性炎症属热毒为患者。

（2）清瘟败毒饮：黄连解毒汤的附方。功用：清热解毒，凉血泻火。主治：温疫热毒，气血两燔证。

上两方的区别，前者侧重泻火以解热毒，侧重于导三焦火热下行，用治热毒壅盛三焦之证；后者侧重凉血解毒，以使气血两清，用治温疫热毒，气血两燔者。

（3）普济消毒饮：功用：清热解毒，疏风散邪。主治：大头瘟。现代常用于丹毒、腮腺炎、急性扁桃体炎、淋巴结炎伴淋巴管回流障碍等属风热邪毒为患者。

（4）仙方活命饮：功用：清热解毒，消肿溃坚，活血止痛。主治：阳证痈疡肿毒初起。现代常用于治疗化脓性炎症，如化脓性扁桃体炎、乳腺炎、脓疱疮、疖肿、深部脓肿等属阳证、实证者。

（5）五味解毒饮：功用：清热解毒，消散疔疮。主治：疔疮初起。

（6）四妙勇安汤：功用：清热解毒，活血止痛。主治：热毒炽盛之脱疽。

后三方均为治疗阳证疮疡之常用方。其不同点在于：仙方活命饮为痈肿初起要方，配疏风活血、软坚散结的药物，有清热解毒、消肿溃坚、活血止痛的功效。五味消毒饮重在清热解毒，其清热解毒的作用比仙方活命饮强，侧重消散疔毒；四妙勇安汤主治脱疽之热毒炽盛者。

(7) 犀角地黄汤：清营凉血方。功用：清热解毒，凉血散瘀。主治：热入血分。

(8) 龙胆泻肝汤：清脏腑热的方剂。功用：清泻肝胆实火，清利肝胆湿热。主治：肝胆实火上炎和肝经湿热下注。本节用于湿热蕴结之猫眼疮与湿热内蕴之风瘙痒。治疗湿疮(湿热浸淫)合五味消毒饮、湿热蕴肤合萆薢渗湿汤；合化斑解毒汤治疗湿热毒蕴之接触性皮炎。

(9) 茵陈蒿汤：清热祛湿的方剂。功用：清热、利湿、退黄。主治：湿热黄疸。本节合参苓白术散治疗肠胃湿热之面游风。

(10) 五神汤：功用：清热利湿。主治：委中痈、附骨疽等由湿热凝结而成者。本节用于湿热下注之足发背。合萆薢渗湿汤，治疗湿热下注之手足疔疮和丹毒；合活血散瘀汤，治疗湿热蕴结之委中痈；合仙方活命饮，治疗湿热瘀阻之附骨疽等。

(11) 甘露消毒丹：功用：利湿化浊，清热解毒。主治：湿温、时疫之邪留恋气分，湿热并重之证。本节用于邪犯肺脾之手足口病。

(12) 二妙丸：功用：清热燥湿。主治：湿疮、臁疮属湿热内盛者。本节与五神汤合用治疗臁疮。本方为治疗湿热下注的基本方。湿热流于下肢，可成痿证。本节用加味二妙散治疗湿热浸淫之痿证。

（13）三妙丸：功用：清热燥湿。主治：湿热下注之痿痹。本节合黄连解毒汤治疗湿热蕴结之疥疮。

（14）四妙丸：功用：清热利湿，舒筋壮骨。主治：湿热痿证。本节用于湿热之腰痛。

（15）萆薢渗湿汤：功用：清利湿热。主治：湿脚气、下肢丹毒及湿疮等症。

（16）萆薢化毒汤：功用：清热利湿。主治：湿热所致疮疡。本节合黄连解毒汤治疗湿火炽盛之烂疔。

（17）活血散瘀汤：功用：活血散瘀。主治：瘀血流注及委中痈。

（18）柴胡清肝汤：功用：清肝解郁。主治：痈疽疮疡，由肝火而成者。本节用于肝脾湿火之丹毒。

（19）清利通络汤：为经验方。功用：清热利湿，解毒通络。主治：血栓性浅静脉炎属湿热者。

（20）马齿苋合剂：为经验方。功用：清热化湿，祛瘀解毒。主治：湿热血瘀之疣。

二、湿热蕴结肠胃、肝胆、三焦

1. 痢疾（湿热痢）

痢疾是以大便次数增多，腹痛，里急后重，痢下赤白黏冻为主症，是夏秋季常见的肠道传染病。本节讨论的内容以西医学中的细菌性痢疾、阿米巴痢疾为主，临床上溃疡性结肠炎、放射性结肠炎、细菌性食物中毒等出现类似本节所述痢疾的症状者，均可参照辨证处理。

【临床表现】腹部疼痛，里急后重，痢下赤白脓血，黏稠如胶冻，腥臭，肛门灼热，小便短赤。舌苔黄腻，脉滑数。

【证机概要】湿热蕴结，熏灼肠道，气血壅滞，脉络伤损。

【治法】清肠化湿，调气和血。

【方药】芍药汤加减。方中黄芩、黄连清热燥湿解毒；芍药、当归、甘草行血和营，以治脓血；木香、槟榔、大黄行气导滞，以除后重；金银花清热解毒；少佐肉桂辛温通结。

若痢下赤多白少，口渴喜冷饮，属热重于湿，配白头翁、秦皮、黄柏清热解毒；若瘀热较重，痢下鲜红者加地榆、丹皮、苦参凉血行瘀；若痢下白多赤少，舌苔白腻，属湿重于热者，可去当归，加茯苓、苍术、厚朴、陈皮等健脾燥湿；若兼饮食积滞，嗳腐吞酸，腹部胀满者加莱菔子、神曲、山楂等消食化滞；若食积化热，痢下不爽，腹痛拒按者，可加用枳实导滞丸行气导滞，泄热止痢，乃通因通用之法。

初起若兼见表证，恶寒发热，头身痛者，可用解表法，用荆防败毒散，解表举陷，逆流挽舟；如表邪未解，里热已盛，症见身热汗出、脉象急促者，则用葛根芩连汤表里双解。

2. 下利（肠热）

【临床表现】身热，下利稀便，色黄秽臭，肛门灼热，咳嗽，胸脘烦热，口渴。苔黄，脉数。

【证机概要】肺胃邪热，迫注大肠。

【治法】清热止利。

【方药】葛根芩连汤。

临证运用时，如恶心呕吐，加半夏、姜竹茹和胃降逆止呕；腹痛较重加白芍、木香行气和营止痛；若下利赤白加白头翁、败酱草清热解毒，凉血止痢；肺热较甚，加桑叶、金银花以清宣肺热；胃热较甚加生石膏、知母、竹茹清泄胃热。如肺中燥热下移大肠，见咳嗽痰少黏，甚至咳痰带血，胸胁疼痛，腹部灼热，大便泄泻，舌红苔黄干，脉数者，宜选用阿胶黄芩汤以润肺清肠。

3. 小儿泄泻（湿热泻）

泄泻是以大便次数增多，粪质稀薄或如水样为特征的一种小儿常见病。轻者治疗得当，预后良好；重者下泄过度，易见气阴两伤，甚至阴竭阳脱；久泻迁延不愈者，则易转为疳证。

【临床表现】大便水样，或如蛋花汤样，泻下急迫，量多次频，气味秽臭，或见少许黏液，腹痛时作，食欲不振，或伴呕恶，神疲乏力，或发热烦闹，口渴，小便短黄。舌质红，苔黄腻，脉滑数，指纹紫。

【证机概要】湿热毒邪，蕴结肠腑。

【治法】清肠解热，化湿止泻。

【方药】葛根黄芩黄连汤加减。方中葛根解表退热，生津升阳；黄芩、黄连清解胃肠湿热；地锦草、豆卷清肠化湿；甘草调和诸药。

热重泻频加鸡苏散、辣蓼、马鞭草清热解毒；发热口渴加生石膏、芦根清热生津；湿重水泻加车前子、苍术燥湿利湿；泛恶苔腻加藿香、佩兰芳化湿浊；呕吐加竹茹、半夏降逆止呕；腹痛加木香理气止痛；纳差加焦山楂、焦神曲运脾消食。

4. 肛漏（湿热下注）

肛漏是指直肠或肛管与周围皮肤相通所形成的瘘管，也称肛瘘。

【临床表现】肛周经常流脓液，脓质稠厚，肛门胀痛，局部灼热；肛周有溃口，按之有索状物通向肛内。舌红，苔黄，脉弦或滑。

【证机概要】湿热之邪，下注肛门。

【治法】清热利湿。

【方药】二妙丸合萆薢渗湿汤加减。

5. 肛隐窝炎（湿热下注）

肛隐窝炎是肛隐窝、肛门瓣发生的急、慢性炎症性疾病，又称肛窦炎，常并发肛乳头炎、肛乳头肥大。

【临床表现】常见肛门坠胀不适，或可出现灼热刺痛，便时加剧，粪便夹有黏液，肛门湿痒；伴口干、便秘。苔黄腻，脉滑数。

【证机概要】湿热毒邪，下注肛门。

【治法】清热利湿。

【方药】止痛如神汤或凉血地黄汤加减。

6. 内痔

内痔是指肛门齿线以上，直肠末端黏膜下的痔内静脉丛扩大曲张和充血所形成的柔软静脉团。

①湿热下注

【临床表现】便血色鲜红，量较多，肛内肿物外脱，可自行回纳，肛门灼热，重坠不适。苔黄腻，脉弦数。

【证机概要】湿热之邪，蕴结下焦，损伤血络。

【治法】清热利湿止血。

【方药】脏连丸加减。出血多者加地榆炭、仙鹤草。

②湿热内结

【临床表现】肛内肿物脱出，甚或嵌顿，肛管紧缩，坠胀疼痛，甚则内有血栓形成，肛缘水肿，触痛明显。舌质红，苔白，脉弦细涩。

【证机概要】湿热内结，气滞血瘀。

【治法】清热利湿，行气活血止痛。

【方药】止痛如神汤加减。

7. 静脉曲张性外痔（湿热下注）

静脉曲张性外痔是齿状线以下的痔外静脉丛发生扩大曲张在肛缘形成的柔软团块，以肛门坠胀不适为主要症状。

【临床表现】便后肛缘肿物隆起不缩小，坠胀明显，甚则灼热疼痛，便秘溲赤。舌红，苔黄腻，脉滑数。

【证机概要】湿热下注化瘀。

【治法】清热利湿，活血散瘀。

【方药】萆薢化毒汤合活血散瘀汤加减。

8. 锁肛痔（湿热蕴结）

本病是发生在肛管直肠的恶性肿瘤。相当于西医学的肛管直肠癌。

【临床表现】肛门坠胀，便次增多，大便带血，色泽暗红，或夹黏液，或下痢赤白，里急后重。舌红，苔黄腻，脉滑数。

【证机概要】湿热毒邪，下注肛门，损伤血络。

【治法】清热利湿止血。

【方药】槐角地榆丸加减。

9. 脱肛（湿热下注）

脱肛是直肠黏膜、肛管、直肠全层和部分乙状结肠向下移位而脱出肛门外的一种疾病。相当于西医学的直肠脱垂。

【临床表现】肛内肿物脱出，色紫黯或深红，甚则表面溃破、糜烂，肛门坠痛，肛内指检有灼热感。舌红，苔黄腻，脉弦数。

【证机概要】湿热下注肛门。

【治法】清热利湿。

【方药】萆薢渗湿汤加减。

出多者加地榆、槐花、侧柏炭。

10. 息肉痔（胃肠湿热）

息肉痔是指直肠内黏膜上的赘生物，是一种常见的直肠良性肿瘤。部分患者可以发生癌变，尤以多发性息肉恶变较多。

【临床表现】大便不爽，小腹胀痛，便内有鲜血或黏液，气味臭秽。舌红苔黄，脉滑数。

【证机概要】湿热毒邪，郁结胃肠。

【治法】清热利湿，解毒散结。

【方药】萆薢渗湿汤加减。

腹泻加黄连、马齿苋；便血加地榆、槐角、炒荆芥。

11. 便血（肠道湿热）

便血系胃肠脉络受损，出现血液随大便而下，或大便呈柏油样为主要临床表现的病证。便血均由胃肠之脉络受损所致。内科杂病的便血主要见于胃肠道的炎症、溃疡、肿瘤、息肉、憩室炎等。

【临床表现】便血色红，大便不畅或稀溏，或有腹痛，口苦。舌质红，苔黄腻，脉濡数。

【证机概要】湿热蕴结，脉络受损，血溢肠道。

【证机概要】湿热毒邪，下注肠道，损伤血络。

【治法】清化湿热，凉血止血。

【方药】地榆散合槐角丸加减。两方比较，地榆散清化湿热之力较强，槐角丸兼能理气活血，可根据临床需要酌情选用或合用。方中地榆、茜草、槐角凉血止血；栀子、黄芩、黄连清热燥湿，泻火解毒；茯苓淡渗利湿；防风、枳壳、当归疏风理气活血。

若便血日久，湿热未尽而营阴已亏，应清热除湿与补益阴血双管齐下，虚实兼顾，扶正祛邪，可酌情选用清脏汤或脏连丸。

12. 肠痈（肠腑湿热）

肠痈是指发生于肠道的痈肿，属内痈范畴。西医的急性阑尾炎、回肠末端憩室炎、克罗恩病等均属肠痈范畴。

【临床表现】腹痛渐剧，右下腹或全腹压痛、反跳痛，腹皮挛急；右下腹可摸及包块；壮热，纳呆，恶心呕吐，便秘或腹泻。舌红苔黄腻，脉弦数或滑数。

【证机概要】湿热毒邪，壅滞肠腑。

【治法】通腑泄热，利湿解毒。

【方药】复方大柴胡汤加减。或大黄牡丹汤合红藤煎剂加败酱草、白花蛇舌草、蒲公英。

湿重者加藿香、佩兰、薏苡仁；热甚者加黄芩、黄连、蒲公英、生石膏；右下腹包块加炮山甲、皂角刺。

13. 腹痛（湿热壅滞）

腹痛是指胃脘以下、耻骨毛际以上部位发生疼痛为主症的病证。内科腹痛常见于西医学的肠易激综合征、消化不良、胃肠痉挛、不完全性肠梗阻、肠粘连、肠系膜和腹膜病变、泌尿系结石、急慢性胰腺炎、肠道寄生虫等，凡以腹痛为主要表现者，均可参照本节内容辨证施治。

【临床表现】腹痛拒按，烦渴引饮，大便秘结，或溏滞不爽，潮热汗出，小便短黄。舌质红，苔黄燥或黄腻，脉滑数。

【证机概要】湿热内结，气机壅滞，腑气不通。

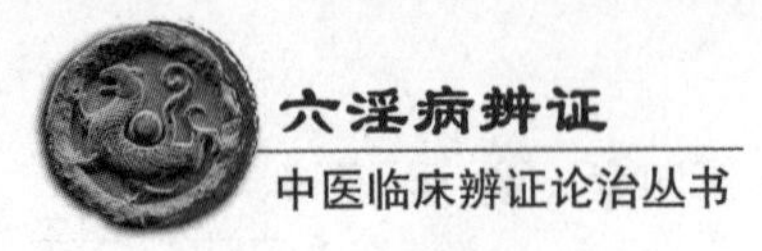

【治法】泄热通腑，行气导滞。

【方药】大承气汤加减。方中大黄攻下燥屎；芒硝咸寒泄热，软坚散结；厚朴、枳实导滞消痞。

若燥热不甚，湿热偏重，大便不爽者，可去芒硝，加栀子、黄芩等；若痛引两胁，可加郁金、柴胡；如腹痛剧烈，寒热往来，恶心呕吐，大便秘结者，改用大柴胡汤表里双解。

14. 痞满（湿热阻胃）

痞满是指以自觉心下痞塞，胸膈胀满，触之无形，按之柔软，压之无痛为主要症状的病证。按部位痞满可分为胸痞、心下痞等。心下痞即胃脘部。本节主要讨论以胃脘部出现上述症状的痞满，又可称胃痞。根据痞满的临床表现，西医学的慢性胃炎（包括浅表性胃炎和萎缩性胃炎）、功能性消化不良、胃下垂等疾病，若以上腹胀满不舒为主症时，可参照本节内容辨证论治。

【临床表现】脘腹痞闷，或嘈杂不舒，恶心呕吐，口干不欲饮，口苦，纳少。舌红，苔黄腻，脉滑数。

【证机概要】湿热内蕴，困阻脾胃，气机不利。

【治法】清热化湿，和胃消痞。

【方药】泻心汤合连朴饮加减。前方泄热破结，后方清热燥湿，理气化浊。方中大黄泄热散痞，和胃开结；黄连、黄芩苦降泄热和阳；厚朴理气祛湿；石菖蒲芳香化湿，醒脾开胃；半夏和胃燥湿；芦根清热和胃，止呕除烦；栀子、豆豉清热除烦。

若恶心呕吐明显者加竹茹、生姜、旋覆花以止呕；纳呆不食者加鸡内金、谷芽、麦芽以开胃导滞；嘈杂不舒者，可合用左金丸；便溏者，去大黄，加扁豆、陈皮以化湿和胃；如寒热错杂，用半夏泻心汤苦辛通降。

15. 小儿病毒性心肌炎（湿热壅滞）

病毒性心肌炎是由病毒感染引起的以局限性或弥漫性心肌炎性病变为主的疾病。部分患儿因治疗不及时或病后调养失宜，可迁延不愈而致顽固性心律失常。本病属于中医学风温、心悸、怔忡、胸痹、猝死等范畴。

【临床表现】寒热起伏，全身肌肉酸痛，恶心呕吐，腹痛泄泻，心悸胸闷，肢体乏力。舌质红，苔黄腻，脉濡数或结代。

【证机概要】湿热邪毒蕴于脾胃，留滞不去，上犯于心。

【治法】清热化湿，宁心安神。

【方药】葛根黄芩黄连汤加减。方中葛根清热解表；黄连、板蓝根清热解毒化湿；苦参、黄芩清化湿热；陈皮、石菖蒲、茯苓、郁金行气化湿安神。

胸闷气憋加瓜蒌、薤白理气宽胸；肢体酸痛加独活、羌活、木瓜祛湿通络；心悸、脉结代加丹参、珍珠母、龙骨宁心安神。

16. 鼓胀

鼓胀是指腹部胀大如鼓的一类病证，临床以腹大胀满，绷急如鼓，皮色苍黄，脉络显露为特征，故名鼓胀。本病类似西医学所指的肝硬化腹水。其他疾病出现的腹水，符合鼓胀特征者，亦可参照本节内容辨证论治。

①气滞湿阻

【临床表现】腹胀按之不坚，胁下胀满或疼痛，饮食减少，食后胀甚，得嗳气、矢气稍减，小便短少。舌苔薄白腻，脉弦。

【证机概要】肝郁气滞，脾运不健，湿浊中阻。

【治法】疏肝理气，运脾利湿。

【方药】柴胡疏肝散合胃苓汤加减。前方以疏肝理气为主，适用于胸胁闷胀疼痛较著者；后方以运脾利湿消胀为主，适用于腹胀、尿少、苔腻较著者。方中柴胡、香附、郁金、青皮疏肝理气；川芎、白芍养血和血；苍术、厚朴、陈皮运脾化湿消胀；茯苓、猪苓利水渗湿。

胸脘痞闷，腹胀，气滞偏甚者，可酌加佛手、沉香、木香调畅气机；如尿少腹胀，苔腻者加砂仁、大腹皮、泽泻、车前子以加强运脾利湿作用；若神倦，便溏，舌质淡者，宜酌加党参、附片、干姜、川椒以温阳益气，健脾化湿；如兼胁下刺痛，舌紫，脉涩者，可加延胡索、莪术、丹参等活血化瘀药物。

②湿热壅盛

【临床表现】腹大坚满，脘腹胀急，烦热口苦，渴不欲饮，或有面、目、皮肤发黄，小便赤涩，大便秘结或溏泄。舌边尖红，苔黄腻或兼灰黑，脉象弦数。

【证机概要】湿热壅盛，蕴结中焦，浊水内停。

【治法】清热利湿，攻下逐水。

【方药】中满分消丸合茵陈蒿汤加减。中满分消丸有清热化湿、行气利水作用，适用于湿热蕴结、脾气阻滞所致胀满；茵陈蒿汤清泄湿热，通便退黄，用于湿热黄疸。方中茵陈、金钱草、山栀、黄柏清化湿热；苍术、厚朴、砂仁行气健脾化湿；大黄、猪苓、泽泻、车前子、滑石分利二便。

热势较重，常加连翘、龙胆草、半边莲清热解毒；小便赤涩不利者加陈葫芦、蟋蟀粉行水利窍；如腹部胀急殊甚，大便干结，可用舟车丸行气逐水，但其作用峻烈，不可过用。

17. 胁痛（肝胆湿热）

胁痛是指以一侧或两侧胁肋部疼痛为主要表现的病证。西医学的多种疾病，如急慢性肝炎、胆囊炎、胆系结石、胆道蛔虫、肋间神经痛等，凡以胁痛为主要表现者，均可参考本节辨证论治。

【临床表现】胁肋胀痛或灼热疼痛，口苦口黏，胸闷纳呆，恶心呕吐，小便黄赤，大便不爽，或兼有身热恶寒，身目发黄。舌红苔黄腻，脉弦滑数。

【证机概要】湿热蕴结，肝胆失疏，络脉失和。

【治法】清热利湿。

【方药】龙胆泻肝汤加减。方中龙胆草清利肝胆湿热；山栀、黄芩清肝泻火；川楝子、枳壳、延胡索疏肝理气止痛；泽泻、车前子渗湿清热。

若兼见发热，黄疸者加茵陈、黄柏以清热利湿退黄；若肠胃积热，大便不通，腹胀腹满者加大黄、芒硝；若湿热煎熬，结成砂石，阻滞胆道，症见胁肋剧痛，连及肩背者，可加金钱草、海金沙、郁金、川楝子，或酌配硝石矾石散；胁肋剧痛、呕吐蛔虫者，先以乌梅丸安蛔，再予驱蛔。

18. 黄疸（阳黄）

黄疸是以目黄、身黄、小便黄为主症的一种病证，其中目睛黄染尤为本病的重要特征。本节讨论以身目黄染为主要表现的病证。黄疸常与胁痛、癥积、鼓胀等病证并见，应与之互参。本病证与西医所述黄疸意义相同，可涉及西医学中肝细胞性黄疸、阻塞性黄疸和溶血性黄疸。临床常见的急慢性肝炎、肝硬化、胆囊炎、胆结石、钩端螺旋体病、蚕豆黄及某些消化系统肿瘤等，凡出现黄疸者，均可参照本节辨证施治。

①热重于湿

【临床表现】身目俱黄，黄色鲜明，发热口渴，或见心中懊憹，腹部胀闷，口干而苦，恶心呕吐，小便短少黄赤，大便秘结。舌苔黄腻，脉象弦数。

【证机概要】湿热熏蒸，困遏脾胃，壅滞肝胆，胆汁泛溢。

【治法】清热通腑，利湿退黄。

【方药】茵陈蒿汤加减。本方为治疗湿热黄疸的主方。方中茵陈蒿为清热利湿退黄之要药；栀子、大黄、黄柏、连翘、垂盆草、蒲公英清热泻下；茯苓、滑石、车前草利湿清热，使邪从小便而去。

如胁痛较甚，可加柴胡、郁金、川楝子、延胡索等疏肝理气止痛；如热毒内盛，心烦懊憹，可加黄连、龙胆草，以增强清热解毒作用；如恶心呕吐，可加橘皮、竹茹、半夏等和胃止呕。

②湿重于热

【临床表现】身目俱黄，黄色不及前者鲜明，头重身困，胸脘痞满，食欲减退，恶心呕吐，腹胀或大便溏泄。舌苔厚腻微黄，脉象濡数或濡缓。

【证机概要】湿遏热伏，困阻中焦，胆汁不循常道。

【治法】利湿化浊运脾，佐以清热。

【方药】茵陈五苓散合甘露消毒丹加减。两方比较，前者作用在于利湿退黄，使湿从小便中去；后者作用在于利湿化浊，清热解毒，是湿热并治的方剂。方中藿香、白蔻仁、陈皮芳香化浊，行气悦脾；茵陈蒿、车前子、茯苓、苡仁、黄芩、连翘利湿清热退黄。

如湿阻气机，胸腹痞胀，呕恶纳差等症较著，可加入苍术、厚朴、半夏，以健脾燥湿，行气和胃。

本证湿重于热，湿为阴邪，黏腻难解，治法当以利湿化浊运脾为主，佐以清热，不可过用苦寒，以免脾阳受损。如治疗失当，迁延日久，则易转为阴黄。如邪郁肌表，寒热头痛，宜先用麻黄连翘赤小豆汤疏表清热，利湿退黄，方中麻黄、藿香疏表化湿；连翘、赤小豆、生梓白皮清热利湿解毒；甘草和中。

③湿热留恋

【临床表现】脘痞腹胀，胁肋隐痛，饮食减少，口中干苦，小便黄赤。苔腻，脉濡数。

【证机概要】湿热留恋，余邪未清。

【治法】清热利湿。

【方药】茵陈四苓散加减。方中茵陈、黄芩、黄柏清热化湿；茯苓、泽泻、车前草淡渗分利；苍术、苏梗、陈皮化湿行气宽中。

19. 胎黄（湿热郁蒸）

胎黄是以婴儿出生后皮肤、面目出现黄疸为特征的病证。西医学称胎黄为新生儿黄疸，包括新生儿生理性黄疸和血清胆红素增高等一系列疾病，如溶血性黄疸、胆道畸形、胆汁瘀阻、肝细胞性黄疸等。

【临床表现】面目、皮肤发黄，色泽鲜明如橘，哭声响亮，不欲吮乳，口渴唇干，或有发热，大便秘结，小便深黄。舌质红，苔黄腻。

【证机概要】属阳黄证，湿热蕴阻脾胃，肝胆疏泄失常。

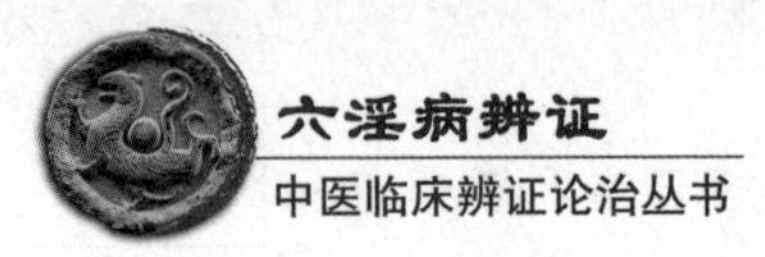

【治法】清热利湿。

【方药】茵陈蒿汤加味。方中茵陈蒿、栀子、大黄清热利湿退黄；泽泻、车前子利水化湿；黄芩、金钱草清热解毒。

热重加虎杖、龙胆草清热泻火；湿重加猪苓、茯苓、滑石渗湿利水；呕吐加半夏、竹茹和中止呕；腹胀加厚朴、枳实行气消痞。

20. 肾病综合征（湿热蕴结三焦）

肾病综合征（简称肾病）是一组由多种病因引起的临床证候群，以大量蛋白尿、低蛋白血症、高脂血症及不同程度的水肿为主要特征。

【临床表现】皮肤脓疱疮、疖肿、疮疡、丹毒等；或口黏口苦，口干不欲饮，脘闷纳差等；或小便频数不爽、量少、有灼热或刺痛感、色黄赤混浊，小腹坠胀不适，或有腰痛、恶寒发热、口苦便秘。舌质红，苔黄腻，脉滑数。

【证机概要】湿热内蕴，郁结三焦。

【治法】上焦湿热，清热解毒；中焦湿热，清热解毒，化浊利湿；下焦湿热，清热利湿。

【方药】上焦湿热：五味消毒饮加减。方中金银花、菊花、蒲公英、紫花地丁、天葵子清热解毒；黄芩、黄连、半枝莲燥湿清热。

中焦湿热：甘露消毒丹加减。方中黄芩、茵陈蒿、滑石清热利湿，泻火解毒；藿香、厚朴、白蔻仁行气畅中利湿；薏苡仁、猪苓、车前子等利湿。

下焦湿热：八正散加减。方中通草、车前子、萹蓄、滑石清热利湿通淋；栀子、大黄清热泻火；连翘、黄柏、金钱草、半枝莲清热解毒利湿。

21. 急性肾小球肾炎（湿热内侵）

急性肾小球肾炎简称急性肾炎，是儿科常见的免疫反应性肾小球疾病，临床以急性起病，浮肿、少尿、血尿、蛋白尿及高血压为主要特征。

【临床表现】头面、肢体浮肿或轻或重，小便黄赤而少，尿血，烦热口渴，头身困重，常有近期疮毒史。舌质红，苔黄腻，脉滑数。

【证机概要】湿热毒盛或疮毒内归，导致血热血瘀。

【治法】清热利湿，凉血止血。

【方药】五味消毒饮合小蓟饮子加减。方中金银花、野菊花、蒲公英、紫花地丁清热解毒；栀子清泄三焦之火；猪苓、淡竹叶利湿清热；小蓟、蒲黄、当归凉血止血并能散瘀，使血止而不留瘀。

小便赤涩加白花蛇舌草、石韦、金钱草清热利湿；口苦口黏，加茵陈蒿、龙胆草燥湿清热；皮肤湿疹加苦参、白鲜皮、地肤子燥湿解毒，除风止痒；大便秘结加生大黄泻火降浊；口苦心烦加龙胆草、黄芩泻火除烦。

22. 水肿（阳水）

水肿是体内水液潴留，泛滥肌肤，表现以头面、眼睑、四肢、腹背，甚至全身浮肿为特征的一类病证。水肿在西医学中是多种疾病的一个症状。本节论及的水肿主要以肾性水肿为主，包括急慢性肾小球肾炎、肾病综合征、继发性肾小球疾病等。

①湿热壅盛

【临床表现】遍体浮肿，皮肤绷紧光亮，胸脘痞闷，烦热口渴，小便短赤，或大便干结。舌红，苔黄腻，脉沉数或濡数。

【证机概要】湿热内盛，三焦壅滞，气滞水停。

【治法】分利湿热。

【方药】疏凿饮子加减。方中羌活、秦艽、防风、大腹皮、茯苓皮、生姜皮疏风解表，发汗消肿，使在表之水从汗而疏解；猪苓、茯苓、泽泻、木通、椒目、赤小豆、黄柏清热利尿消肿；商陆、槟榔、生大黄通便逐水消肿。

腹满不减，大便不通者，可合己椒苈黄丸，以助攻泻之力，使水从大便而泄；若肿势严重，兼见喘促不得平卧者加葶苈子、桑白皮泻肺利水；若湿热久羁，化燥伤阴，症见口燥咽干，可加白茅根、芦根，不宜过用苦温燥湿、攻逐伤阴之品。

②湿毒浸淫

【临床表现】眼睑浮肿，延及全身，皮肤光亮，尿少色赤，身发疮痍，甚则溃烂，恶风发热。舌质红，苔薄黄，脉浮数或滑数。

【证机概要】疮毒内侵脾肺，三焦气化不利，水湿内停。

【治法】宣肺解毒，利湿消肿。

【方药】麻黄连翘赤小豆汤合五味消毒饮加减。前方宣肺利尿，治风水在表之水肿；后方清热解毒，治疮毒内侵之水肿。方中麻黄、杏仁、桑白皮、赤小豆宣肺利水；金银花、野菊花、蒲公英、紫花地丁、紫背天葵清热解毒。

脓毒甚者重用蒲公英、紫花地丁清热解毒；湿盛糜烂者加苦参、土茯苓；风盛者加白鲜皮、地肤子；血热而红肿加丹皮、赤芍；大便不通加大黄、芒硝；尿痛、尿血加石韦、大蓟、荠菜花等凉血止血。

23. 汗证（湿热迫蒸）

汗证是指小儿在安静状态下，正常环境中，全身或局部出汗过多，甚则大汗淋漓的一种病证。多发生于5岁以内的小儿。小儿汗证多属西医学植物神经功能紊乱，维生素D缺乏性佝偻病、结核病、风湿病等也常见多汗。

【临床表现】自汗或盗汗，以头部或四肢为多，汗出肤热，汗渍色黄，口臭，口渴不欲饮，小便色黄。舌质红，苔黄腻，脉滑数。

【证机概要】脾胃湿热蕴积，热迫津液外泄。

【治法】清热泻脾。

【方药】泻黄散加减。方中石膏、栀子清泻脾胃积热；防风疏散伏热；藿香化湿和中；甘草调和诸药；麻黄根、糯稻根敛汗止汗。

尿少色黄者加滑石、车前草清利湿热；汗渍色黄者加茵陈蒿、佩兰清化湿热；口臭口渴者加胡黄连、丹皮清胃降火。

小　结

1. 湿热蕴结肠胃、肝胆、三焦的病证与类型

湿热蕴结肠胃、肝胆、三焦的病证与类型有痢疾（湿热痢）、下利（肠热）、小儿泄泻（湿热泻）、肛瘘（湿热下注）、肛隐窝炎（湿热下注）、内痔（湿热下注、湿热内结）、静脉曲张性外痔（湿热下注）、锁肛痔（湿热蕴结）、脱肛（湿热下注）、息肉痔（胃肠湿热）、便血（肠道湿热）、肠痈（肠腑湿热）、腹痛（湿热壅滞）、痞满（湿热阻胃）、小儿病毒性心肌炎（湿热壅滞）、鼓胀（气滞湿阻、湿热壅盛）、胁痛（肝胆湿热）、黄胆（热重于湿、湿重于热、湿热留恋）、胎黄（湿热郁蒸）、肾病综合征（湿热蕴结三焦）、急性肾小球肾炎（湿热内侵）、水肿（湿热壅盛、湿毒浸淫）和汗证

（湿热迫蒸）。

2. 临床表现

主症（局部症状）：湿热蕴结肠胃、肝胆、三焦除病毒性心肌炎外，病变多在腹部（包括肛门）。表现在肠有腹部疼痛、里急后重、下痢赤白脓血黏稠、腥臭或下利稀便、色黄秽臭，或泻下迫急或泻而不爽，或大便水样或蛋花汤样、泻下急迫、量多次频味秽臭，或有少许黏液，下痢赤白、泄泻或水样或蛋花汤样便。另肠痈为腹痛渐剧、右下腹或全腹有压痛反跳痛、腹皮挛急，右下腹有包块腹痛拒按；蕴结在胃有脘腹疼痛、痞满或嘈杂不舒、恶心呕吐；累及心脏可有心悸、胸闷；鼓胀则腹胀按之不坚，胁下胀满或疼痛或腹大坚满、脘腹胀痛等。

湿热蕴结肛门：根据不同病证，表现为肛周常流脓液，质稠厚，肛门胀痛灼热，有溃口、按之有条索物通向肛内，肛门坠胀不适湿痒。或灼热刺痛、便时加剧、便夹黏液、便血鲜红量较多、肛内肿物外脱可回纳，或肛内肿物脱出，甚或嵌顿、肛管紧缩、坠胀疼痛，甚则内有血栓形成、肛缘水肿触痛，或便后肛缘肿物隆起不缩小，坠胀明显，甚则灼热疼痛、肛门坠胀、便次增加、带血或夹黏液，或下利赤白或肛内肿物脱出，色紫暗或深红，甚则表面破溃糜烂等。共同特点为肛门红、肿、热、痛，或有脓液、或有便血、或有肿物脱出等。

蕴结肝胆则身目俱黄，黄色根据热、湿多少而鲜明或不鲜明。黄疸消退后湿热留恋则脘痞腹胀、胁肋隐痛；湿热累及胁肋，则局部胀痛或灼热疼痛，口苦口黏，胸闷纳呆。

蕴结肾脏：根据病情或有蛋白尿、低蛋白血症、高脂血症、不同程度水肿、小腹坠胀不适，或有腰痛、发热恶寒、口苦、便秘，或有头面、肢体浮肿或轻或重，或有遍体浮肿，皮肤绷紧光亮，或有眼睑浮肿延及全身，皮肤光亮，多为水肿与全身的湿热表现。

汗证：黄汗则衣服黄染、自汗或盗汗，以头部、四肢为多。

全身症状：肠病泻痢则有肛门灼热、小便短赤、烦热口渴、身热等症；肛门病证则有烦热口渴、便秘溲赤等湿热症状；肝胆病则烦热口苦、渴不欲饮，或有面、目、皮肤发黄，尿赤便结或溏泄或恶心呕吐，尿黄赤便不爽或身热恶寒、身目发黄、得嗳气失气稍减；腹痛、痞满则发热口渴或心中懊侬、腹部胀闷、口干口苦、恶心呕吐、溲少黄赤、便秘，或头重身困、纳呆呕恶、腹胀或便溏垢；小儿病毒性心肌炎则哭声响亮、不欲吮乳、口渴唇干，或有发热、溲深黄、便秘；肾病综合征于上焦则皮肤疮毒；中焦则口黏口苦、脘闷纳差；下焦则小便频数不爽、量少尿痛，亦可无明显症状；水肿、小便黄赤而少、尿血、烦热口渴、头身困重或胸满痞闷常有疮疡史；汗证可有烦躁口苦、尿色黄、汗出肤热、口臭口渴或不欲饮，黄汗则汗渍色黄、尿黄。

3. 舌象与脉象

舌象：多数为舌质红，苔黄、黄腻，个别有白苔或黄燥苔及灰黑苔。脉象：多数为滑数、弦数、弦细数，湿盛可有濡数，心肌炎可有结代脉。指纹紫。

4. 代表方

在选用的方剂中都有清热利湿或燥湿的功能。在此基础上，根据疾病部位、性质、程度、并发症的不同，合用相应的药物。

芍药汤、葛根芩连汤、龙胆泻肝汤、清胃汤的附方泻黄散皆是清热剂中的清脏腑热的方剂。

（1）芍药汤：功用：清热燥湿，调气和血。主治：湿热痢疾。现代常用于细菌性痢疾、阿米巴痢疾、过敏性结肠炎、急性肠炎等属湿热为患者。本节用于痢疾的湿热痢。

（2）葛根芩连汤：功用：解表清里。主治：邪热下利。现代用于急性肠炎、细菌性痢疾、肠伤寒、胃肠型感冒等属表证未解里热甚者。本节用于肠热下痢、小儿湿热泻及湿热壅于脾胃犯心的小儿病毒性心肌炎。

（3）龙胆泻肝汤：功用：清泻肝胆实火，清利肝胆湿热。主治：肝胆实火上炎和肝经湿热下注。现代常用于治疗顽固性偏头痛、头部湿疹、高血压、急性结膜炎、虹膜睫状体炎、外耳道疖肿、鼻炎、急性黄疸性肝炎、急性胆囊炎，以及泌尿生殖系炎症、急性肾盂肾炎、急性膀胱炎、尿道炎、外阴炎、睾丸炎、腹股沟淋巴结炎、急性盆腔炎、带状疱疹等属肝经实火、湿热者。本节用于肝胆湿热的胁痛。

（4）泻黄散：泻脾胃伏火。主治：脾胃伏火证。本节用于治疗湿热迫蒸之汗证。

泻心汤与五味消毒饮是清热剂中的清热解毒方。

（5）泻心汤：是黄连解毒汤的附方。功用：泻火消痞。主治：邪热壅滞心下，气机痞塞证。本节合连朴饮用于湿热阻胃的痞满。

（6）五味消毒饮：是仙方活命饮的附方。功用：清热解毒，消散疔疮。主治：疔疮初起，以及疮疡疖肿、红肿热痛等。本节用于湿热蕴结上焦之肾病综合征，合麻黄连翘赤小豆汤治疗湿毒浸淫的水肿（阳水），合小蓟饮子治疗湿热内侵之急性肾小球肾炎。

茵陈蒿汤、甘露消毒丹、连朴饮、二妙散是祛湿剂中的清热祛湿的方剂。

（7）茵陈蒿汤：功用：清热、利湿、退黄。主治：湿热黄疸。现代常用于急性黄疸型传染性肝炎、胆囊炎、胆石症、钩端螺旋体病等所引起的黄疸，证属湿热内蕴者。本节用于阳黄湿盛，多与利湿渗水剂的五苓散合用。除用于黄疸（湿热郁蒸）及胎黄（湿热郁蒸）外，还与中满分消丸合用治疗水热蕴结之鼓胀。

（8）甘露消毒丹：功用：利湿化浊，清热解毒。主治：湿温、时疫之邪留恋气分，湿热并重之证。现代运用于肠伤寒、急性胃肠炎、黄疸型传染性肝炎、钩端螺旋体病、胆囊炎等属湿热并重者。本节用于湿热蕴结三焦（中焦）之肾病综合征，与茵陈五苓散合用治疗湿重于热的黄疸（阳黄）。

（9）连朴饮：功用：清热化湿，理气和中。主治：湿热霍乱。现代用于急性胃肠炎、肠伤寒、副伤寒等证属湿热并重者。本节合泻心汤用于湿热阻胃的痞满。

（10）二妙丸：功用：清热燥湿。主治：湿疮、臁疮属湿热内盛者。本节合萆薢渗湿汤治湿热下注的肛瘘。

（11）五苓散：是清热祛湿剂中的利湿渗水剂。功用：利水渗湿，温阳化湿。主治：膀胱气化不利的蓄水证。茵陈五苓散是五苓散的附方，是五苓散与倍量的茵陈相合。功用：利湿退黄。主治：湿热黄疸，湿重于热、小便不利者。四苓散是五苓散去桂枝。功用：健脾渗湿。主治：脾胃虚弱，水湿内停证。胃苓汤是平胃散（祛湿剂中燥湿和胃方由苍术、厚朴、陈皮、甘草组成）与五苓散的合方。功用：祛湿和胃，行气利水。主治：夏秋之间，脾胃伤冷，水谷不分，泄泻如水，以及水肿、腹胀、小便不利者。

（12）萆薢渗湿汤：功用：清利湿热。主治：脚湿气、下肢丹毒及湿疮等症。本节多用于肛门疾病。

（13）萆薢化毒汤：功用：清热利湿。主治：湿热所致疮疡。

（14）止痛如神汤：功用：清热、祛风、除湿。主治：诸痔发作时肿胀疼痛者。

（15）脏连丸：功用：清化大肠湿热。主治：新久痔疮之便血作痛、肛门重坠者。

（16）活血散瘀汤：功用：活血逐瘀。主治：瘀血流注及委中痈。本节合萆薢化毒汤，治疗湿热下注之静脉曲张外痔。

（17）槐角地榆丸：功用：清热止血，消肿止痛。主治：大便下血、大肠积热、痔疮肿痛。本节用于湿热蕴结之锁肛痔。

（18）复方大柴胡汤：功用：和解表里，清泄热结。主治：肠痈、溃疡病穿孔缓解后腹腔感染。

（19）大承气汤：为泻下剂的寒下方。功用：峻下热结。主治：阳明腑实证、热结旁流证及里热实证之热厥、痉病或发狂等。本节用于湿热壅滞之腹痛。

（20）槐角丸：功用：清化湿热。主治：痔漏。本节合地榆散治疗肠道湿热之便血。

（21）柴胡疏肝汤：功用：疏肝行气，活血止痛。主治：肝气郁滞证。本节合胃苓汤用于气滞湿阻之鼓胀。

（22）疏凿饮子：分利湿热，治疗湿热壅盛的水肿（阳水）。

以上方剂均为祛湿剂，都有清热利湿的作用。根据病情加用调（行）气和血、止痛、解毒、凉血止血、导滞、和胃、消痞等药物。

三、湿热蕴结膀胱、外阴

1. 淋证（湿热）

淋证是指以小便频数短涩、淋沥刺痛、小腹拘急引痛为主症的病证。本病相当于西医学所指的急慢性尿路感染，尿道结核，尿路结石，急慢性前列腺炎，乳糜尿以及尿道综合征等病证。凡是具有淋证特征者，均可参照本节内容辨证论治。

①热淋

【临床表现】小便频数短涩，灼热刺痛，溺色黄赤，少腹拘急胀痛，或有寒热，口苦，呕恶，或有腰痛拒按，或有大便秘结。苔黄腻，脉滑数。

【证机概要】湿热蕴结下焦，膀胱气化失司。

【治法】清热利湿通淋。

【方药】八正散加减。方中瞿麦、萹蓄、车前子、滑石、萆薢利湿通淋；大黄、黄柏、蒲公英、紫花地丁清热解毒。

伴寒热、口苦、呕恶者，可加黄芩、柴胡以和解少阳；若大便秘结、腹胀者，可重用生大黄、枳实以通腑泄热；若阳明热证，加知母、石膏清气分之热；若热毒弥漫三焦，用黄连解毒汤合五味消毒饮清热泻火解毒；若气滞者加青皮、乌药；若湿热伤阴者去大黄，加生地黄、知母、白茅根以养阴清热。

②石淋

【临床表现】尿中夹砂石，排尿涩痛，或排尿时突然中断，尿道窘迫疼痛，少腹拘急，往往突发，一侧腰腹绞痛难忍，甚则牵及外阴，尿中带血。舌红，苔薄黄，脉弦或带数。若病久砂石不去，可伴见面色少华，精神委顿，少气乏力，舌淡边有齿印，脉细而弱；或腰腹隐痛，手足心热。舌红少苔，脉细带数。

【证机概要】湿热蕴结下焦，尿液煎熬成石，膀胱气化失司。

【治法】清热利湿，排石通淋。

【方药】石韦散加减。方中瞿麦、萹蓄、通草、滑石清热利湿通淋；金钱草、海金沙、鸡内金、石韦排石化石；穿山甲、虎杖、王不留行、牛膝活血软坚；青皮、乌药、沉香理气导滞。

腰腹绞痛者加芍药、甘草以缓急止痛；若尿中带血，可加小蓟草、生地黄、藕节以凉血止血，去山甲、王不留行；小腹胀痛加木香、乌药行气通淋；伴有瘀滞，舌质紫者加桃仁、红花、炮山甲、皂角刺，加强破气活血、化瘀散结作用。石淋日久，症见神疲乏力，少腹坠胀者，为虚实夹杂，当标本兼顾，补中益气汤加金钱草、海金沙、冬葵子益气通淋；腰膝酸软，腰部隐痛者加杜仲、续断、补骨脂补肾益气；形寒肢冷，夜尿清长，加巴戟肉、肉苁蓉、肉桂以温肾化气。舌红，口干，肾阴亏耗者，配生熟地黄、麦冬、鳖甲滋养肾阴。

伴有湿热见症时，参照热淋治疗。绞痛缓解，多无明显自觉症状，可常用金钱草煎汤代茶。若结石过大，阻塞尿路，肾盂严重积水者，宜手术治疗。

③血淋

【临床表现】小便热涩刺痛，尿色深红，或夹有血块，疼痛满急加剧，或见心烦。舌尖红，苔黄，脉滑数。

【证机概要】湿热下注膀胱，热甚灼络，迫血妄行。

【治法】清热通淋，凉血止血。

【方药】小蓟饮子加减。方中小蓟、生地黄、白茅根、旱莲草凉血止血；木通、生草梢、山栀、滑石清热泻火通淋；当归、蒲黄、土大黄、三七、马鞭草通络止血。

有瘀血征象，加三七、牛膝、桃仁以化瘀止血；若出血不止，可加仙鹤草、琥珀粉以收敛止血；若久病肾阴不足，虚火扰动阴血，症见尿色淡红，尿痛涩滞不显著，腰膝酸软，疲乏力者，宜滋阴清热，补虚止血，用知柏地黄丸加减；肾阴亏耗严重者加熟地黄、麦冬、鳖甲、旱莲草滋养肾阴；若久病脾虚气不摄血，症见神疲乏力，面色少华者，用归脾汤加仙鹤草、泽泻、滑石益气养血通淋。

④膏淋

【临床表现】小便浑浊，乳白或如米泔水，上有浮油，置之沉淀，或伴有絮状凝块物，或混有血液、血块，尿道热涩疼痛，尿时阻塞不畅，口干。苔黄腻，舌质红，脉濡数。

【证机概要】湿热下注，阻滞络脉，脂汁外溢。

【治法】清热利湿，分清泄浊。

【方药】程氏萆薢分清饮加减。方中萆薢、石菖蒲、黄柏、车前子清热利湿；蜈蚣、向日葵心分清泌浊；莲子心、连翘心、丹皮、灯心清心泄热。

小腹胀，尿涩不畅，加台乌药、青皮疏利肝气；伴有血尿，加小蓟、藕节、白茅根凉血止血；小便黄赤，热痛明显，加甘草梢、竹叶、通草清心导火；兼肝火者，配龙胆草、山栀泻肝清火，导热下行；病久湿热伤阴，加生地、麦冬、知母滋养肾阴。

膏淋病久不已，反复发作，淋出如脂，涩痛不甚，形体日见消瘦，头昏无力，腰膝酸软，舌淡，苔腻，脉细无力，此为脾肾两虚，气不固摄，用膏淋汤补脾益肾固涩。偏于脾虚中气下陷者，配用补中益气汤。偏于肾阴虚者，配用七味都气丸。偏于肾阳虚者，用金匮肾气丸加减。伴有血尿者加仙鹤草、阿胶补气摄血。夹瘀者加参三七、当归活血通络。

2. 急性淋病（湿热毒蕴）

淋病是由淋病双球菌（简称淋球菌）所引起的泌尿生殖系感染的性传播疾病，中医称之为“花柳毒淋”。

【临床表现】尿道口红肿，尿液混浊如脂，尿道口溢脓，尿急，尿频，尿痛，淋沥不止，严重者尿道黏膜水肿，附近淋巴结红肿疼痛，女性宫颈充血、触痛，并有脓性分泌物，可有前庭大腺红肿热痛等；可伴有发热等全身症状。舌红，苔黄腻，脉滑数。

【证机概要】湿热毒邪，蕴及外阴。

【治法】清热利湿，解毒化浊。

【方药】龙胆泻肝汤酌加土茯苓、红藤、萆薢等。

热毒入络者，合清营汤加减。

3. 产后小便淋痛（湿热蕴结）

产后出现尿频、尿急、淋沥涩痛等症状称“产后小便淋痛”，又称“产后淋”、“产后溺淋”。本病可与西医学的产褥期泌尿系感染互参。

【临床表现】产时不顺，产后突感小便短涩，淋沥灼痛，尿黄赤或混浊，口渴不欲饮，心烦。舌红，苔黄腻，脉滑数。

【证机概要】产后感染湿热，或脾虚湿盛，积湿生热，湿热下注。

【治法】清热利湿通淋。

【方药】加味五淋散加益母草，或八正散，或分清饮。

若热伤胞络，尿色红赤者加白茅根、小蓟、地榆、益母草、旱莲草清热利尿止血；小便混浊者加萆薢、菖蒲分清别浊；口渴引饮，舌红少津者加知母、天花粉、石斛以养阴生津；若虚火内盛，潮热明显者加地骨皮、白薇、玄参滋阴清热；尿中带血者加白茅根、小蓟、女贞子、旱莲草清热凉血止血；头晕耳鸣、心烦少寐者加枸杞、白芍、酸枣仁滋肾养血，交通心肾。

4. 小儿尿频（湿热下注）

小儿尿频是以小便频数为特征的疾病，多发于学龄前儿童。尿频属于中医淋证的范畴，其中以热淋为多。儿科以尿路感染和白天尿频综合征最为常见。

【临床表现】起病较急，小便频数短赤，尿道灼热疼痛，尿液淋沥混浊，小腹坠胀，腰部酸痛，婴儿则时时啼哭不安，常伴有发热、烦躁口渴、头痛身痛、恶心呕吐。舌质红，苔薄腻微黄或黄腻，脉数有力。

【证机概要】湿热下注膀胱。

【治法】清热利湿，通利膀胱。

【方药】八正散加减。方中萹蓄、瞿麦、滑石、车前子、金钱草清利湿热；栀子、大黄泄热降火；地锦草解毒凉血；甘草调和诸药。

发热恶寒加柴胡、黄芩解肌退热；腹满便溏者去大黄，加大腹皮、焦山楂；恶心呕吐者加竹茹、藿香降逆止呕；小便带血，尿道刺痛，排尿突然中断者，可重用金钱草，加海金砂、鸡内金、大蓟、小蓟、白茅根，加强清热利湿功能，以排石止血；若小便赤涩，尿道灼热刺痛，口渴烦躁，舌红少苔，为心经热盛，移于小肠，可用导赤散清心火，利小便；若小便频数短涩，小腹作胀，为肝失疏泄，可加柴胡、香附、川楝子以疏肝理气。

5. 前列腺增生（湿热下注）

前列腺增生俗称前列腺肥大，是老年常见病之一。本病属于中医的“癃闭”范畴，现称之为“精癃”。

【临床表现】小便频数黄赤，尿道灼热或涩痛，排尿不畅，甚或点滴不通，小腹胀满；或大便干燥，口苦口黏。舌暗红，苔黄腻，脉滑数或弦数。

【证机概要】湿热下注，尿道不畅。

【治法】清热利湿，消癃通闭。

【方药】八正散加减。

6. 慢性前列腺炎（湿热蕴结）

慢性前列腺炎是中青年男性常见的一种生殖系统综合征。前列腺炎临床上有急性和慢性、有菌性和无菌性、特异性和非特异性的区别，其中以慢性无菌性非特异性前列腺炎最为多见。

【临床表现】尿频，尿急，尿痛，尿道有灼热感，排尿终末或大便时偶有白浊，会阴、腰骶、睾丸、少腹坠胀疼痛。苔黄腻，脉滑数。

【证机概要】湿热蕴结肝经。

【治法】清热利湿。

【方药】八正散或龙胆泻肝汤加减。

7. 尖锐湿疣（湿热下注）

尖锐湿疣又称生殖器疣、性病疣，是由人类乳头瘤病毒所引起的一种良性赘生物，属于中医“臊疣”、“瘙瘊”的范畴，少数尖锐湿疣有癌变的可能。

【临床表现】外生殖器或肛门等处出现疣状赘生物，色灰或褐或淡红，质软，表面秽浊潮湿，触之易出血，恶臭；伴小便黄或不畅。苔黄腻，脉滑或弦数。

【证机概要】湿热毒邪，下注阴部。

【治法】利湿化浊，清热解毒。

【方药】萆薢化毒汤酌加黄柏、土茯苓、大青叶。

8. 囊痈（湿热下注）

囊痈是发于阴囊部位的急性化脓性疾病，相当于西医的阴囊蜂窝织炎。

【临床表现】阴囊红肿焮热，坠胀疼痛，拒按，酿脓时局部胀痛、跳痛，指压有应指感；伴发热，口干喜冷饮，小便赤热或红。苔黄腻或黄燥，脉弦数或紧数。

【证机概要】湿热毒邪，下注阴囊。

【治法】清热利湿，解毒消肿。

【方药】龙胆泻肝汤或泄热汤加减。

9. 子痈（湿热下注）

子痈是指睾丸及附睾的化脓性疾病。相当于西医的急、慢性附睾炎或睾丸炎。

【临床表现】多见于成年人。睾丸或附睾肿大疼痛，阴囊皮肤红肿，焮热疼痛，少腹抽痛，局部触痛明显，脓肿形成时按之应指；伴恶寒发热。苔黄腻，脉滑数。

【证机概要】湿热毒邪，下注阴囊。

【治法】清热利湿，解毒消肿。

【方药】枸橘汤或龙胆泻肝汤加减。疼痛剧烈者加延胡索、金铃子。

10. 生殖器疱疹（肝经湿热）

生殖器疱疹是由单纯疱疹病毒感染所引起的一种性传播疾病。中医称之为“阴部热疮”，主要损害男女生殖器的皮肤黏膜处。其特点是以局部出现群集小泡、糜烂，自觉灼痛为主要表现。本病多为性行为传播。

【临床表现】生殖器部位出现红斑、群集小泡、糜烂或溃疡，甚至出现脓疱，灼热，轻痒或疼痛；伴口干口苦，小便黄，大便秘结，或腹股沟淋巴结肿痛。舌质红，苔黄腻，脉弦数。

【证机概要】肝胆湿热，下注阴部。

【治法】清热利湿，化浊解毒。

【方药】龙胆泻肝汤加大青叶、板蓝根、马齿苋等。

11. 梅毒（肝经湿热）

梅毒是由梅毒螺旋体所引起的一种全身性、慢性性传播疾病，属于中医的“霉疮”、“疳疮”、“花柳病”等范畴。

【临床表现】多见于一期梅毒。外生殖器疳疮质硬而润，或伴有横痃，杨梅疮多在下肢、腹部、阴部；兼见口苦口干，小便黄赤，大便秘结。舌质红，苔黄腻，脉弦滑。

【证机概要】湿热毒邪，侵及肝胆。

【治法】清热利湿，解毒驱梅。

【方药】龙胆泻肝汤酌加土茯苓、虎杖。

12. 阳痿（湿热下注）

阳痿是指成年男子性交时，由于阴茎痿软不举，或举而不坚，或坚而不久，无法进行正常性生活的病证。西医学中各种功能及器质性疾病造成的阳痿可参照本节辨证论治。

【临床表现】阴茎痿软，阴囊潮湿，瘙痒腥臭，睾丸坠胀作痛，小便赤涩灼痛，胁胀腹闷，肢体困倦，泛恶口苦。舌红苔黄腻，脉滑数。

【证机概要】湿热下注肝经，宗筋经络失畅。

【治法】清利湿热。

【方药】龙胆泻肝汤加减。方中龙胆草、丹皮、山栀、黄芩清肝泻火；木通、车前子、泽泻、土茯苓清利湿热；柴胡、香附疏肝理气；当归、生地黄、牛膝凉血坚阴。

阴部瘙痒，潮湿重者，可加地肤子、苦参、蛇床子以燥湿止痒；若湿盛，困遏脾肾阳气者，可用右归丸合平胃散；若湿热久恋，灼伤肾阴，阴虚火旺者，可合用知柏地黄丸以滋阴降火。

小　　结

1. 湿热蕴结膀胱、外阴的病证与类型

湿热蕴结膀胱、外阴的病证与类型有淋证（热淋、石淋、血淋、膏淋）、急性淋病（湿热毒蕴）、产后小便淋痛（湿热蕴结）、小儿尿频（湿热下注）、前列腺增生（湿热下注）、慢性前列腺炎（湿热蕴结）、尖锐湿疣（湿热下注）、囊痈（湿热下注）、子痈（湿热下注）、生殖器疱疹（肝经湿热）、梅毒（肝经湿热）和阳痿（湿热下注）。

2. 临床表现

主症：临床表现的部位在泌尿系统及外阴部。如排尿障碍、外生殖器的病变。其疾病性质为湿热，故有排尿的频、痛、急、涩、淋，尿色为赤。前后阴则有红、肿、热、痛，或有糜烂、溃疡。男性可有阳事不兴和痿软不起。

兼症：全身可伴有发热、口苦、口干等症。由于湿和热的程度不同，故有欲饮与不欲饮、呕恶、心烦或烦躁、尿黄或赤或赤涩灼痛、便结或不畅，或面赤口疮、夜寐不安、腰痛拒按、局部坠胀疼痛、腹股沟淋巴结肿痛，久病则面色少华、精神委顿、少气乏力、消瘦纳差等。

3. 舌象与脉象

舌象：舌质红或舌尖红，苔薄黄、黄、薄腻微黄、黄腻或黄燥。脉象：数、滑、滑数、弦数、濡数或紧数。

4. 代表方

八正散是清热祛湿方，萆薢分清饮是温化寒湿方，五苓散为利水渗湿方。

（1）八正散：功用：清热泻火，利水通淋。主治：湿热淋证。现代应用于膀胱炎、尿道炎、急性前列腺炎、泌尿系结石、肾盂肾炎、术后或产后尿潴留等属湿热下注者。本节选用八正散的病证有淋病的热淋、湿热下注的小儿尿频和前列腺增生、湿热蕴结的慢性前列腺炎。

（2）萆薢分清饮：有杨氏家藏方与《医学心悟》的程氏方。两方主药都用萆薢、菖蒲以利湿分清化浊。杨氏配益智、乌药，意在温暖下元，主治下焦虚寒的病证；程氏配黄柏、车前等，功在清热利湿，分清化浊。主治：湿热白浊。本节用于湿热下注之膏淋。

（3）五苓散：功用：利水渗湿，温阳化气。主治：膀胱气化不利之蓄水证。去猪苓、桂枝，加黑栀子、当归、黄芩、白芍、甘草梢、生地、车前子、木通、滑石为加味五苓散。本节去滑石，用于治疗湿热下注之妊娠小便淋痛。

（4）龙胆泻肝汤：清热剂中清脏腑热的方剂。功用：清泻肝胆实火，清利肝胆湿热。主治：肝胆实火上炎证和肝经湿热下注证。本节用于湿热下注之囊痈、阳痿，肝经湿热的生殖器疱疹、梅毒与湿热毒蕴之急性淋病等。

（5）小蓟饮子：理血剂中的治血方。功用：凉血止血，利水通淋。主治：热结下焦之血淋、尿血。现代常用于急性泌尿系感染、泌尿系结石等属下焦瘀热蓄聚膀胱者。本节用于下焦湿热之血淋与血尿。

（6）石韦散：功用：利尿通淋。主治：热淋、砂淋、小便不利、赤涩疼痛。本节用于石淋。

（7）加味五淋散：《医宗金鉴·妇科要诀》方。功用：清热除湿，利尿通淋。原方治疗孕妇小便频数痛涩，本节加益母草治疗湿热蕴结之产后小便淋痛。

（8）萆薢化毒汤：功用：清热利湿。主治：湿热所致的疮疡。本节加黄柏、土茯苓、大青叶治疗湿热下注之尖锐湿疣。

（9）枸橘汤：功用：疏肝理气，化湿清热。主治：子痈、睾丸肿痛。本节用于湿热下注之子痈。

第二节　痰湿、湿瘀证

1. 肥胖（痰湿内盛）

肥胖是由于多种原因导致体内膏脂堆积过多，体重异常增加，并伴有头晕乏力、神疲懒言、少动气短等症状的一类病证。现代医学的单纯性（体质性）肥胖病、继发性肥胖病（如继发于下丘脑及垂体病、胰岛病及甲状腺功能低下等的肥胖病），可参照本节治疗。

【临床表现】形盛体胖，身体重着，肢体困倦，胸膈痞满，痰涎壅盛，头晕目眩，口干而不欲饮，嗜食肥甘醇酒，神疲嗜卧。苔白腻或白滑，脉滑。

【证机概要】痰湿内盛，困遏脾运，阻滞气机。

【治法】燥湿化痰，理气消痞。

【方药】导痰汤加减。方中半夏、制南星、生姜燥湿化痰和胃；橘红、枳实理气化痰；冬瓜皮、泽泻淡渗利湿；决明子通便；莱菔子消食化痰；白术、茯苓健脾化湿；甘草调和诸药。

湿邪偏盛者，可加苍术、薏苡仁、赤小豆、防己、车前子；痰湿化热，症见心烦少寐、纳少便秘，舌红苔黄，脉滑数，可酌加竹茹、浙贝母、黄芩、黄连、瓜蒌仁等，并以胆南星易制南星；痰湿郁久，壅阻气机，以致痰瘀交阻，伴见舌暗或有瘀斑者，可酌加当归、赤芍、川芎、桃仁、红花、丹参、泽兰等。

2. 粉刺（痰湿瘀滞）

粉刺是一种以颜面、胸、背等处生丘疹如刺，可挤出白色碎米样粉汁为主要临床表现的皮肤病，是毛囊、皮脂腺的慢性炎症。相当于西医的痤疮。

【临床表现】皮疹颜色暗红，以结节、脓肿、囊肿、瘢痕为主，或见窦道，经久难愈；伴纳呆腹胀。舌质暗红，苔黄腻，脉弦滑。

【证机概要】痰湿瘀滞肌肤。

【治法】除湿化痰，活血散结。

【方药】二陈汤合桃红四物汤加减。

伴妇女痛经者加益母草、泽兰；伴囊肿成脓者加贝母、穿山甲、皂角刺、野菊花；伴结节、囊肿难消者加三棱、莪术、皂角刺、夏枯草。

3. 内伤咳嗽（痰湿蕴肺）

咳嗽是指肺失肃降，肺气上逆作声，咳出痰液而言，为肺系疾病的主要证候之一。咳嗽既是独立性的病证，又是肺系多种疾病的一个症状。本节所论重点是以咳嗽为主要表现的一类疾病，现代医学中急慢性支气管炎、部分支气管扩张症、慢性咽炎等可参考本节辨证论治。中医将咳嗽分为外感与内伤。

【临床表现】咳嗽反复发作，咳声重浊，痰多，因痰而嗽，痰出咳平，痰黏腻或稠厚成块，色白或带灰色，每于早晨或食后则咳甚痰多，进甘甜油腻食物加重，胸闷，脘痞，呕恶，食少，体倦，大便时溏。舌苔白腻，脉象濡滑。

【证机概要】脾湿生痰，上渍于肺，壅遏肺气。

【治法】燥湿化痰，理气止咳。

【方药】二陈平胃散合三子养亲汤加减。二陈平胃散燥湿化痰，理气和中，用于咳而痰多，痰质稠厚，胸闷脘痞，苔腻者。三子养亲汤降气化痰，用于痰浊壅肺，咳逆痰涌，胸满气急，苔浊腻者。两方同治痰湿，前者重点在胃，痰多脘痞者适用；后者重点在肺，痰涌气急者较宜。方中法半夏、陈皮、茯苓、苍术、川朴燥湿化痰；杏仁、佛耳草、紫菀、款冬花温肺降气。

咳逆气急，痰多胸闷，加白前、苏子、莱菔子化痰降气；寒痰较重，痰黏白如沫，怯寒带冷，加干姜、细辛、白芥子温肺化痰；久病脾虚，神疲，加党参、白术、炙甘草。症状平稳后可服六君子丸以资调理，或合杏苏二陈丸标本兼顾。

4. 青风内障

青风内障是指眼无明显不适，或时有轻度眼胀及视物昏朦，视野渐窄，终致失明的内障眼病，又名青风、青风障症等。青风内障相当于西医学之原发性开角型青光眼。

①痰湿泛目

【临床表现】早期偶有视物昏朦，或瞳神稍大，严重时视盘苍白，可见视野缺损，甚或成管状，眼压偏高；全身可伴头昏眩晕，欲呕恶。舌淡苔白腻，脉滑。

【证机概要】脾阳失养，气机凝滞，水湿运化无力，痰湿犯目。

【治法】温阳化痰，利水渗湿。

【方药】温胆汤合五苓散加减。

若痰湿上泛，头眼胀痛者，可加川芎、车前草、通草以利水渗湿。

②痰湿血瘀

【临床表现】时有视物昏朦，目珠微胀，轻度抱轮红赤，或瞳神稍大，可见视野缺损，眼压偏高；或兼情志不舒，心烦口苦。舌红苔黄，脉象弦细。

【证机概要】痰湿血瘀，阻滞目中脉络。

【治法】疏肝解郁，利湿化痰。

【方药】舒肝解郁益阴汤加减。

可于方中加香附行气以助解气郁；加川芎活血祛瘀以理血瘀；加半夏、竹茹利水渗湿以治痰郁。若头眼时有胀痛，视力渐降，加丹皮、菊花以清肝明目止痛。

5. 视瞻昏渺（痰湿蕴结）

视瞻昏渺是指眼外观无异常，视物昏朦，随年龄增长而视力减退日渐加重，终致失明的眼病。多发生于50岁以上的中老年人，相当于西医学的老年性黄斑变性。

【临床表现】视物昏朦，视物变形，眼底检查早期可见后极部视网膜有散在、边界欠清的玻璃膜疣，可见黄斑区色素紊乱，呈现色素脱失的浅色斑点和色素沉着小点，中心凹光反射减弱或消失；后期视网膜色素紊乱或呈地图状色素上皮萎缩区；全身可伴胸膈胀满，眩晕心悸，肢体乏力。舌苔白腻或黄腻，脉沉滑或弦滑。

【证机概要】脾胃受损，痰湿聚结，浊气上犯。

【治法】燥湿化痰，软坚散结。

【方药】二陈汤加减。可酌加浙贝母、生牡蛎以软坚散结。

6. 视瞻有色

视瞻有色是指外眼无异常，唯视物昏朦不清，中心有灰暗或棕黄色阴影遮挡，或视物变形的内障眼病。相当于西医学的中心性浆液性脉络膜视网膜病变。

①水湿上泛

【临床表现】视物模糊，眼前出现有色阴影，视物变小或变形，眼底可见视网膜反光晕轮明显，黄斑水肿、中心凹光反射减弱或消失；胸闷，纳呆，呕恶，大便稀溏。舌苔滑腻，脉濡或滑。

【证机概要】饮食不节，脾失健运，水湿上泛。

【治法】利水渗湿。

【方药】四苓散加减。

黄斑区水肿明显者加车前子、琥珀末利水化痰；纳呆便溏者加莲子、芡实、苡仁以健脾除湿。

②痰湿化热

【临床表现】视物模糊，眼前棕黄色阴影，视物变小或变形，眼底可见黄斑水肿及黄白色渗出；脘腹痞满，纳呆呕恶，小便短赤。舌红苔黄腻，脉濡数。

【证机概要】偏嗜肥甘，或嗜食烟酒，聚湿生痰，郁而化热。

【治法】疏肝解郁，健脾利湿。

【方药】三仁汤加减。

黄斑区黄白色点状渗出较多者，加丹参、郁金、山楂理气化瘀；脘腹痞满者，加鸡内金、莱菔子消食散结；小便短赤者加车前草、泽泻、黄柏助清热利湿。

7. 胞生痰核（痰湿郁结）

胞生痰核是指胞睑内生硬核，触之不痛，皮色如常的眼病。相当于西医学的睑板腺囊肿，也称散粒肿。

【临床表现】胞睑内生硬核，皮色如常，按之不痛，与胞睑皮肤无粘连，若大者硬核凸起，胞睑有重坠感，睑内呈灰蓝色隆起。舌苔薄白，脉缓。

【证机概要】痰湿阻滞胞睑脉络，混结成核状。

【治法】化痰散结。

【方药】化坚二陈汤加减。

常于方中加炒白术、焦山楂、鸡内金以助健脾消食，化痰散结。

8. 眩晕（痰湿中阻）

眩是指眼花或眼前发黑，晕是指头晕甚或感觉自身或外界景物旋转。二者常同时并见，故统称为“眩晕”。眩晕是临床常见症状，可见于西医的多种疾病。凡梅尼埃综合征、高血压病、低血压、脑动脉硬化、椎－基底动脉供血不足、贫血、神经衰弱等，临床表现以眩晕为主症者，均可参考本节有关内容辨证论治。

【临床表现】眩晕，头重昏矇，或伴视物旋转，胸闷恶心，呕吐痰涎，食少多寐。舌苔白腻，脉濡滑。

【证机概要】痰浊中阻，上蒙清窍，清阳不升。

【治法】化痰祛湿，健脾和胃。

【方药】半夏白术天麻汤加减。方中半夏、陈皮健脾燥湿化痰；白术、苡仁、茯苓健脾化湿；天麻化痰息风，止头眩。

若眩晕较甚，呕吐频作，视物旋转，可酌加代赭石、竹茹、生姜、旋覆花以镇逆止呕；若脘闷纳呆，加砂仁、白蔻仁等芳香和胃；若兼见耳鸣重听，可酌加郁金、菖蒲、葱白以通阳开窍；若痰郁化火，头痛头胀，心烦口苦，渴不欲饮，舌红苔黄腻，脉弦滑者，宜用黄连温胆汤清化痰热。

9. 癥瘕（痰湿瘀结）

妇人下腹结块，伴有或胀、或痛、或满、或异常出血者，称为癥瘕。本节仅讨论良性癥瘕。西医学的子宫肌瘤、卵巢肿瘤、盆腔炎性包块、子宫内膜异位症结节包块、结核性包块及陈旧性宫外孕血肿等，若非手术治疗，可参考此节辨治处理。

【临床表现】下腹结块，触之不坚，固定难移，经行量多，淋沥难净，经间带下增多；胸脘痞闷，腰腹疼痛。舌体胖大，紫黯，有瘀斑、瘀点。苔白厚腻，脉弦滑或沉涩。

【证机概要】痰湿内结，阻滞胞宫冲任，血行受阻，痰湿瘀血结于下腹，日久成块。

【治法】化痰除湿，活血消癥。

【方药】苍附导痰丸合桂枝茯苓丸。苍附导痰丸化痰除湿健脾，桂枝茯苓丸活血化瘀。

若脾胃虚弱，正气不足，加党参、白术、黄芪；胸脘痞闷食少加鸡内金、神曲；腰痛加寄生、续断；腹坠痛加槟榔；顽痰胶结，日久不去，加瓦楞子、昆布、急性子。

10. 断经复来（湿毒蕴结）

绝经期妇女月经停止 1 年或 1 年以上又再次出现子宫出血，称为经断复来，亦称为“年老经水复行”，或称为“妇人经断复来”。若因生殖器官恶性病变所致者，预后不良。

【临床表现】绝经后复见阴道出血，量少，淋沥不断，夹有杂色带下，恶臭，小腹疼痛，低热起伏，神疲，形体消瘦。舌质黯，或有瘀斑。苔白腻，脉细弱。

【证机概要】禀赋及养生失当，感受湿毒，日久瘀结，损伤胞宫胞络。

【治法】利湿解毒，化瘀散结。

【方药】萆薢渗湿汤合桂枝茯苓丸加黄芪、三七。方中萆薢、赤茯苓、泽泻、通草淡渗利湿；黄柏清下焦湿热，且能解毒；生苡仁健脾利湿，清热解毒；桂枝温经通阳以行滞；丹皮、赤芍、桃仁活血化瘀散结；生黄芪健脾益气，且可利水祛湿；三七粉化瘀止血。

若带下恶臭明显者加败酱草、白花蛇舌草以清热解毒；下腹包块，疼痛拒按者加三棱、莪术以化瘀消癥，活血止痛。

小　结

1. 痰湿、湿瘀证的病证与类型

痰湿、湿瘀证的病证与类型有肥胖（痰湿内盛）、粉刺（痰湿瘀滞）、内伤咳嗽（痰湿壅肺）、青风内障（痰湿泛目、痰湿血瘀）、视瞻昏渺（痰湿蕴结）、视瞻有色（水湿上泛、痰湿化热）、胞生痰核（痰湿郁结）、眩晕（痰湿中阻）、癥瘕（痰湿瘀结）和经断复来（湿毒蕴结）。

2. 临床表现

痰湿是湿热与痰相结合而致病，湿瘀是湿热与血瘀相结合而致病的病证。

中医将痰分为有形与无形。有形之痰是指由肺咳出之痰；无形之痰是指由于痰邪阻塞某一器官，而影响其功能出现的病理表现。

主症（局部症状）：有形之痰多在肺，其表现为咳嗽、咳痰，如肺癌、内伤及痰湿咳嗽。其痰多稀薄、色白、量多。无形之痰由于壅阻部位不同可出现不同症状，多数病证名称即为其症状及表现，如不孕症、肥胖、粉刺、痞满、臀痈等。在眼则有相应的视物障碍。一般多有病程较长、反复发作等特点。有些是恶性肿瘤的后期表现。

兼症（全身症状）：多有神疲乏力嗜卧、头痛头晕、胸闷泛恶、纳呆、便溏、腹胀或情志不舒、心烦口苦、眩晕心悸、胸脘痞闷、食少多寐、消瘦等表现。

3. 舌象与脉象

舌象：舌质淡、淡胖，也可有淡红或暗红，有瘀血者可有黯、紫暗，有瘀斑瘀点。舌苔白、白厚腻、白滑或黄、黄腻。脉象：有濡、缓、濡数、滑、濡滑、弦滑，也可有细弱等。

4. 代表方

在《方剂学》中，二陈汤及其附方导痰汤、温胆汤是祛痰剂中的燥湿化痰方，三子养亲汤是温化寒痰方，半夏白术天麻汤是化痰息风方。三仁汤是祛湿剂中的清热祛湿方，五苓散

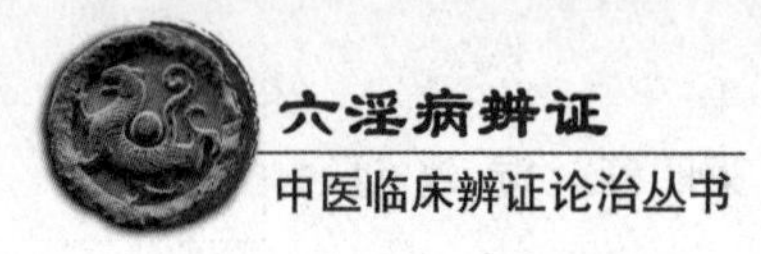

与其附方四苓散是利水渗湿方；三拗汤为解表剂中辛温解表剂麻黄汤的附方；仙方活命饮是清热剂中的清热解毒方；桃红四物汤是补益剂之补血剂四物汤的附方；桂枝茯苓丸是理血剂中的活血祛瘀方。

（1）二陈汤：是燥湿化痰的方剂。功用：燥湿化痰，理气和中。主治：湿痰证。现代用于慢性支气管炎、慢性胃炎、美尼埃病、神经性呕吐等属湿痰者。本节用于痰湿蕴结的视瞻昏渺，合桃红四物汤用于痰湿瘀滞的粉刺。

（2）导痰汤：二陈汤加南星、枳实，服用时加生姜。功用：燥湿祛痰，行气开郁。主治：痰厥证。本节用于治疗痰湿内盛之肥胖症。

（3）温胆汤：二陈汤加竹茹、枳实。功用：理气化痰，和胃利胆。主治：胆郁痰扰证。本节合五苓散治疗痰湿泛目之青风内障。

（4）半夏白术天麻汤：二陈汤加天麻、白术。功用：化痰息风，健脾祛湿。主治：风痰上扰证。本节用于痰湿瘀结之眩晕证。

（5）苍附导痰丸：为二陈汤加苍术健脾燥湿；枳壳、香附行气化痰；胆星清热化痰；生姜、甘草和中。原方为行气导痰通经，治肥盛之妇，痰涎壅盛，血滞而经不行。本节加仙灵脾、巴戟天、黄芪、党参等治疗痰湿内阻之妇人不孕症。

（6）二陈平胃散：是二陈汤与平胃散合用加藿香。苍术、藿香加强半夏之燥湿化痰的作用；厚朴以增强陈皮的理气消胀作用，除湿化痰，理气和中。本节用于痰湿中阻的痞满，合三子养亲汤用于痰湿壅肺的内伤咳嗽。

（7）化坚二陈汤：为二陈汤加白僵蚕、川连。本节加炒白术、焦山楂、鸡内金治疗痰湿中阻之胞生痰核。

（8）三仁汤：功用：宣畅气机，清利湿热。主治：湿温初起及暑温夹湿之湿重于热者。现代常用于肠伤寒、胃肠炎、肾盂肾炎、布氏杆菌病、肾小球肾炎以及关节炎等属湿重于热者。本节用于痰湿化热之视瞻有色。

（9）五苓散：功用：利水渗湿，温阳化气。主治：膀胱气化不利之蓄水证。与温胆汤合用治疗痰湿泛目之青风内障。

（10）四苓散：五苓散去桂枝，减去温阳的功能。功用：健脾渗湿。主治：脾胃虚弱，水湿内停证。本节用于水湿上泛之视瞻有色。

（11）三拗汤：麻黄汤去桂枝。功用：宣肺解表。主治：外感风寒肺气不宣证。本节合二陈汤治疗痰湿咳嗽。

（12）桂枝茯苓丸：功用：活血化瘀，缓消癥块。主治：瘀阻胞宫证。本节合苍附导痰丸治疗湿热瘀毒之癥瘕；合萆薢渗湿汤治疗湿毒瘀结之经断复来。

此外，还有仙方活命饮合桃红四物汤治疗湿痰凝滞之臀痈。

第三节　虚夹湿证

1. 休息痢（正伤邪恋）

【临床表现】下痢时发时止，迁延不愈，常因饮食不当、受凉、劳累而发，发时大便次数增多，夹有赤白黏冻，腹胀食少，倦怠嗜卧。舌质淡苔腻，脉濡软或虚数。

【证机概要】病久正伤，邪恋肠腑，传导不利。

【治法】温中清肠，调气化滞。

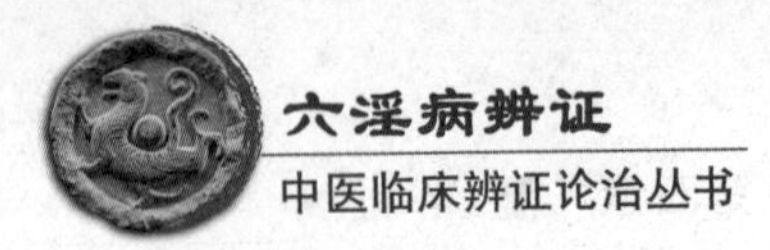

【方药】连理汤加减。方中人参、白术、干姜、茯苓、甘草温中健脾；黄连清除肠中湿热余邪；加枳实、木香、槟榔行气化滞。

若脾阳虚极，肠中寒积不化，遇寒即发，症见下痢白冻，倦怠少食，舌淡苔白，脉沉者，用温脾汤加减以温中散寒，消积导滞；若久痢兼见肾阳虚衰，关门不固者，加肉桂、熟附子、吴茱萸、五味子、肉豆蔻以温肾暖脾，固肠止痢。

2. 带下过多（阴虚夹湿）

带下过多是指带下量明显增多，色、质、气味异常，或伴有局部及全身症状者。西医学的各类阴道炎、宫颈炎、盆腔炎、内分泌功能失调（尤其是雌激素水平偏高）等疾病引起的阴道分泌物异常与中医学带下过多的临床表现相类似时，可参考本节论治。

【临床表现】带下量多，色黄或赤白相兼，质稠，有气味，阴部灼热感，或阴部瘙痒；腰酸腿软，头晕耳鸣，五心烦热，咽干口燥，或烘热汗出，失眠多梦。舌质红，苔少或黄腻，脉细数。

【证机概要】肾阴不足，相火偏旺，损伤血络，或复感湿邪，损伤任带致任脉不固，带脉失约。

【治法】滋肾益阴，清热利湿。

【方药】知柏地黄汤加减。方中熟地滋阴补肾，益精生血；山茱萸温补肝肾，收涩精气；山药健脾滋肾，涩精止泻；泽泻清泻肾火；丹皮清肝泻火；茯苓健脾利湿；知母、黄柏、清热泻火滋阴。

失眠多梦者加柏子仁、酸枣仁；咽干口燥甚者加沙参、麦冬；五心烦热甚者加地骨皮、银柴胡；头晕目眩者加女贞子、旱莲草、白菊花、钩藤；舌苔厚腻者加薏苡仁、扁豆、车前草。

3. 耳胀、耳闭（脾虚湿浊）

【临床表现】耳内胀闷堵塞感，日久不愈，听力渐降，耳鸣声嘈杂。可伴有胸闷纳呆，腹胀便溏，肢倦乏力，面色不华。舌质淡红，或舌体胖，边有齿印，脉细滑或细缓。检查见鼓膜内陷、浑浊、增厚，鼓膜穿刺可抽出积液。

【证机概要】脾气虚弱，运化失职，湿浊滞留耳窍。

【治法】健脾利湿，化浊通窍。

【方药】参苓白术散加减。方中以四君子平补脾胃；配以扁豆、苡仁、山药、白术健脾渗湿；砂仁芳香醒脾通耳窍；桔梗为引经药，载诸药上行。

耳窍积液黏稠量多者，可加藿香、佩兰以芳香化浊；积液清稀而量多者，宜加泽泻、桂枝以温化水湿；若肝气不舒，心烦胸闷者，可选加柴胡、白芍、香附以疏肝理气通耳窍；脾虚甚者加黄芪以补气健脾。

4. 黄水疮（脾虚湿滞）

黄水疮是一种发于皮肤有传染性的化脓性皮肤病，中医古代文献又称为滴脓大疱疮等。相当于西医的脓疱疮。

【临床表现】皮疹少而脓疱稀疏，色淡黄或淡白，四周红晕不显，破后糜烂面淡红；多有食少、面白无华、大便溏薄。舌淡，苔薄微腻，脉濡细。

【证机概要】病久脾虚，湿邪留滞。

【治法】健脾渗湿。

【方药】参苓白术散加冬瓜仁、广藿香。

5. 蛇串疮（脾虚湿蕴）

蛇串疮是一种皮肤上出现成簇水疱，呈身体单侧带状分布，痛如火燎的急性疱疹性皮肤病，又名缠腰火丹，亦称火带疮、蛇丹、蜘蛛疮等。相当于西医学的带状疱疹。

【临床表现】皮损色淡，疼痛不显，疱壁松弛；口不渴，食少腹胀，大便时溏。舌淡或正常，苔白或白腻，脉沉缓或滑。

【证机概要】病久脾气虚弱，湿邪蕴阻。

【治法】健脾利湿，解毒止痛。

【方药】除湿胃苓汤加减。

发于下肢者加牛膝、黄柏；水疱大而多者加土茯苓、萆薢、车前草。

6. 湿疮（脾虚湿蕴）

湿疮是一种过敏性炎症性皮肤病。相当于西医的湿疹。

【临床表现】发病较缓，皮损潮红，有丘疹，瘙痒，搔后糜烂渗出，可见鳞屑；伴纳少，腹胀便溏，易疲乏。舌淡胖，苔白腻，脉弦缓。

【证机概要】久病脾虚，湿邪滞留。

【治法】健脾利湿止痒。

【方药】除湿胃苓汤或参苓白术散加紫荆皮、地肤子、白鲜皮。

7. 股肿（气虚湿阻）

股肿是指血液在深静脉血管内发生异常凝固而引起静脉阻塞、血液回流障碍的疾病。相当于西医的下肢深静脉血栓形成，以往称血栓性深静脉炎。

【临床表现】表现为下肢肿胀日久，朝轻暮重，活动后加重，休息抬高下肢后减轻，皮色略暗，青筋迂曲；倦怠乏力。舌淡边有齿印，苔薄白，脉沉。

【证机概要】脾虚气弱，湿流经络。

【治法】益气健脾，祛湿通络。

【方药】参苓白术散加味。

8. 黧黑斑（脾虚湿蕴）

黧黑斑是指由于皮肤色素改变，在面部呈现局限性褐色斑的皮肤病。相当于西医的黄褐斑。

【临床表现】斑色灰褐，状如尘土附着；伴有疲乏无力，纳呆困倦，月经色淡，白带量多。舌淡胖边有齿痕，脉濡或细。

【证机概要】脾气虚弱，湿邪郁滞皮肤。

【治法】健脾益气，祛湿消斑。

【方药】参苓白术散加减。伴月经量少色淡者加当归、益母草。

9. 脓耳

脓耳是指以鼓膜穿孔、耳内流脓、听力下降为主要特征的耳病。西医学的急、慢性化脓性中耳炎及乳突炎可参考本病进行辨证施治。

①脾虚湿困

【临床表现】耳内流脓缠绵日久，脓液清稀，量较多，无臭味，多呈间歇性发作，听力下降或有耳鸣。全身可有头晕、头重或周身乏力，面色少华，纳差，大便溏薄。舌质淡，苔白腻，脉缓弱。检查可见鼓膜浑浊或增厚，有白斑，多有中央性大穿孔，通过穿孔部可窥及鼓室，或可见肉芽、息肉。听力检查多呈传导性耳聋。

【证机概要】脾虚运化失健，湿浊内生，困结耳窍。

【治法】健脾渗湿，托毒排脓。

【方药】托里消毒散加减。方中党参、黄芪、茯苓、白术、炙甘草健脾益气祛湿；川芎、当归、生地养血活血；金银花、白芷、皂角刺、桔梗解毒排脓。

若周身倦怠乏力，头晕而沉重，为清阳之气不得上达清窍，可选用补中益气汤加减。若脓液清稀量多、纳差、便溏，为脾虚失于健运，可选用参苓白术散加减。若脓液多可加车前子、地肤子、生苡仁等渗利水湿之品；若脓稠或黄白相间，鼓膜红肿，为湿郁化热，可酌加野菊花、蒲公英、鱼腥草等清热解毒排脓之药。

②肾元亏损

【临床表现】耳内流脓不畅，量不多，耳脓秽浊或呈豆腐渣样，有恶臭气味，日久不愈，反复发作，听力明显减退。全身可见头晕，神疲，腰膝酸软。舌淡红，苔薄白或少苔，脉细弱。检查可见鼓膜边缘部或松弛部穿孔，有灰白色或豆腐渣样脓，听力检查呈传导性耳聋或混合性耳聋，颞骨 CT 或 X 线乳突摄片多示骨质破坏或有胆脂瘤阴影。

【证机概要】湿热邪毒滞留日久，肾元亏损，耳窍失养。

【治法】补肾培元，祛腐化湿。

【方药】肾阴虚者，用知柏地黄丸加减，常配伍祛湿化浊之药，如鱼腥草、金银花、木通、夏枯草、桔梗等。肾阳虚者，用肾气丸加减。若湿热久困，腐蚀骨质，脓液秽浊，有臭味者，宜配合活血祛腐之法，可在前方基础上选用桃仁、红花、乳香、没药、泽兰、穿山甲、皂角刺、马勃、鱼腥草、板蓝根、金银花等。

10. 脓耳眩晕（脾虚湿困）

脓耳眩晕是指因脓耳失治，邪毒流窜内耳引起的眩晕。西医学的化脓性中耳炎及乳突炎并发迷路炎可参考本病进行辨证施治。

【临床表现】眩晕反复发作，头额重胀，耳鸣失聪，耳内流脓日久，缠绵不愈，脓液腐臭。可伴胸闷泛恶，痰涎多，倦怠无力，纳少便溏，面色萎黄。舌质淡红，苔白润，脉缓弱或濡滑。

【证机概要】湿浊脓毒稽留，蒙蔽耳窍。

【治法】健脾祛湿，涤痰止眩。

【方药】托里消毒散合半夏白术天麻汤加减。托里消毒散健脾益气，托毒排脓；半夏白术天麻汤燥湿、涤痰、息风。

湿浊盛者可加泽泻、薏苡仁、石菖蒲以加强利湿化浊的作用。

11. 视衣脱离（脾虚湿泛）

视衣脱离相当于西医学的视网膜脱离。视网膜脱离有原发性与继发性两大类。本节所述为原发性孔源性视网膜脱离。

【临床表现】视物昏朦，玻璃体混浊，视网膜脱离；或术后视网膜下仍有积液者，伴倦怠乏力，面色少华，或有食少便溏。舌淡胖有齿痕，苔白滑，脉细或濡。

【证机概要】脾虚失运，湿浊停聚。

【治法】健脾益气，利水化浊。

【方药】补中益气汤合四苓散加减。

积液多者加苍术、苡仁、车前子以除湿利水。

12. 死胎不下（脾虚湿困）

妊娠 20 周以后胎死宫内，不能自行产出者，称为“胎死

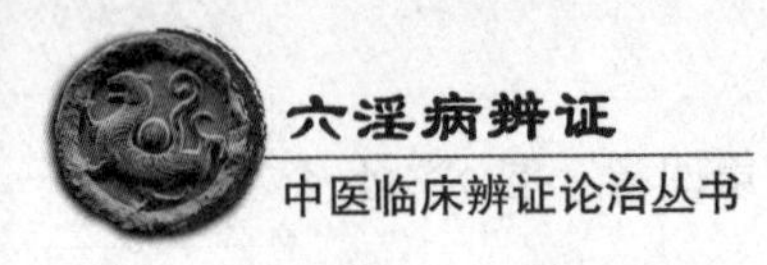

不下”，亦称“胎死腹中”、“子死腹中”。西医学的“死胎”、“胎儿死亡综合征”与本病相似，可互参。

【临床表现】胎死腹中，小腹疼痛或有冷感，或阴道流血，色黯滞，胸腹满闷，精神疲倦，口出秽气。舌苔厚腻，脉濡细。

【证机概要】脾虚失运，水湿内停，湿浊困阻气机。

【治法】运脾燥湿，活血下胎。

【方药】平胃散加芒硝。

方中苍术燥湿健脾，健运中州；甘草健脾和中；厚朴、陈皮燥湿行气；芒硝润下，使中州健运，湿浊瘀邪得以运行，则死胎自下。

脾虚明显者加党参、黄芪、白术以健脾益气，振奋脾阳，消除湿浊，以促死胎外出。

小　结

1. 虚夹湿证的病证与类型

虚夹湿证的病证与类型有休息痢（正伤邪恋）、带下过多（阴虚夹湿）、耳胀耳闭（脾虚湿浊）、黄水疮（脾虚湿滞）、蛇串疮（脾虚湿蕴）、湿疮（脾虚湿蕴）、股肿（气虚湿阻）、黧黑斑（脾虚湿蕴）、脓耳（脾虚湿困、肾元亏损）、脓耳眩晕（脾虚湿困）、视衣脱离（脾虚湿泛）和死胎不下（脾虚湿困）。

2. 临床表现

虚夹湿证可由湿邪影响脏腑功能，是由于正虚而产生或夹杂湿邪。

主要（局部）症状：疾病的部位不同可有不同的表现。

如休息痢：下痢时发时止，迁延不愈。耳胀耳闭：耳内胀闷阻塞感，日久不愈，听力逐降，耳鸣嘈杂。脓耳：耳内流脓缠绵日久。脓耳眩晕：眩晕反复发作。其他如带下过多、死胎不下等。这些病证均具有病程时间长、病情反复、分泌物稀薄、局部颜色淡暗等特点。

全身症状（兼症）：多有精神困倦、怯寒懒动、尿少便溏、肢体乏力、心悸气短、病程缠绵、面色不华或萎黄、失眠多梦、食少纳呆、腰膝酸软等表现。

3. 舌象与脉象

舌象：舌质淡或体胖有齿痕，苔薄微腻、白腻、腻或黄腻。脉象：缓、沉缓、濡细、濡软、细数、细滑、细缓等。

4. 代表方

（1）参苓白术散：益气健脾，渗湿止泻。主治：脾虚湿盛证。现代用于慢性胃肠炎、贫血、慢性支气管炎、慢性肾炎以及妇女带下等属脾虚湿盛者。本节用于治疗脾虚湿浊的耳胀耳闭、脾虚湿滞的黄水疮、气虚湿阻的股肿、脾虚湿蕴的黧黑斑、脾虚湿蕴的湿疮与脾虚失于健运的脓耳。

（2）补中益气汤：功用：补中益气，升阳举陷。主治：脾虚气陷证、气虚发热证。现代用于内脏下垂、久泻、久痢、脱肛、重症肌无力、乳糜尿、慢性肝炎等；以及妇科之子宫脱垂、妊娠及产后癃闭、胎动不安、月经过多；眼科之眼睑下垂、麻痹性斜视等脾胃气虚或中气下陷者。本节合四苓散用于治疗脾虚湿泛的视衣脱离，并用于清阳之气不得上达清窍之脓耳。

（3）连理汤：温中补脾，兼清湿热。用于下痢日久，正虚邪恋之休息痢。

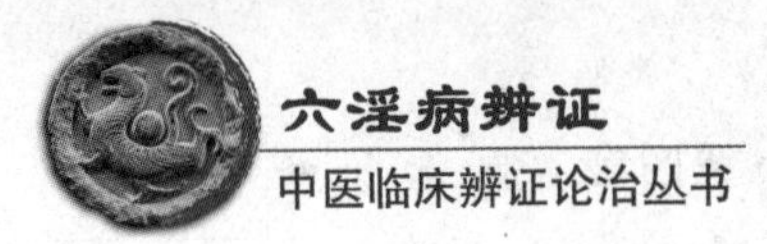

(4) 除湿胃苓汤：乃胃苓汤加滑石、防风、山栀子、木通、灯心草。功用：清热燥湿，理气和中。主治：缠腰火丹、湿疮湿阻中焦者。本节用于脾虚湿蕴的蛇串疮和湿疮。

(5) 无比山药丸：功用：健脾益气。用于久淋造成脾肾两虚之劳淋。

(6) 半夏白术天麻汤：为祛痰剂中的化痰息风方，是二陈汤加天麻、白术。功用：化痰息风，健脾祛湿。主治：风痰上扰证。本节合托里消毒散治疗脾虚湿困之脓耳眩晕。

(7) 平胃散：祛湿剂中的燥湿和胃方。功用：燥湿运脾，行气和胃。主治：湿滞脾胃证。本节用于脾虚湿困之死胎不下。

以上各方均在健脾、和胃、理中及祛湿、利湿（水）、渗湿、燥湿的基础上加用相应的药物。兼有肾阴、肾阳虚者，选用知柏地黄丸、肾气丸。有脓者加用托里消毒散。

第五章　寒 淫 证

六淫为外感病因之一。当自然界气候异常变化，或人体抵抗力下降时，六淫则可侵害人体，导致外感病的发生。

一、寒邪的性质与寒淫证的病因病机

1. 寒邪的基本概念

凡致病具有寒冷、凝结、收引特性的外邪，称为寒邪。由寒邪引起的病证为寒淫证。

寒乃冬季之主气。若寒冷太过，伤人致病则为寒邪。寒邪常见于冬季，当水冰地坼之时，伤于寒者为多，故冬多寒病。但寒邪为病也可见于其他季节，如气温骤降、涉水淋雨、汗出当风、空调过凉，亦常为感受寒邪的重要原因。寒邪侵入所致病证，称为外寒病证。寒客肌表，郁遏卫阳者称为“伤寒”；寒邪直中于里，伤及脏腑阳气者称为“中寒”。

2. 寒邪的性质与致病特征

（1）寒为阴邪，易伤阳气：寒为阴气盛的表现，故称为阴邪。寒邪侵入后，机体的阳气奋起抵抗。阳气本可制阴祛寒，但若寒邪亢盛，则阳气不仅不足以驱除寒邪，反为寒邪所侵害。所以感受寒邪最易损伤人体阳气。寒邪伤阳，可致寒遏卫阳的实寒证，或阳气衰退的虚寒证。如外寒侵袭肌表，卫阳被遏，可见恶寒、发热、无汗、鼻塞、流清涕等症；寒邪直中脾胃，脾阳受损，可见脘腹冷痛、呕吐、腹泻等症；若心肾阳虚，寒邪直中少阴，则可见恶寒蜷卧、手足厥冷、下利清谷、小便清长、精神萎靡、脉微细等症。

（2）寒性凝滞：凝滞，即凝结阻滞。寒性凝滞，即指寒邪侵入，易使气血津液凝结、经脉阻滞之意。人身气血津液之所以畅行不息，全赖一身阳和之气的温煦推动。一旦阴寒之邪侵犯，阳气受损，失其温煦，则易使经脉气血运行不畅，甚或凝结阻滞不通，不通则痛，故疼痛是寒邪致病的重要临床表现。因寒而痛，一则有明显的受寒原因；二是其痛得温则减，遇寒增剧。由于寒邪侵犯部位不同，因而可出现多种疼痛症状。如寒客肌表经络，气血凝滞不通，则头身肢体关节疼痛，痹证中若以关节冷痛为主者，称为“寒痹”或“痛痹”；寒邪直中胃肠，则脘腹剧痛；寒客肝脉，可见少腹或阴部冷痛等。正如《素问·痹论》说：“痛者，寒气多也，有寒故痛也。”因此又有“寒性凝滞而主痛”之说。若寒遏阳气，温煦蒸化失司，则津液凝结而为痰饮。

（3）寒性收引：收引，有收缩牵引之意。寒性收引，即指寒邪侵袭人体，可使气机收敛，腠理、经络、筋脉收缩而挛急。如寒邪侵及肌表，毛窍腠理闭塞、卫阳被郁不得宣泄，可见恶寒、发热、无汗等；寒客血脉，则气血凝滞，血脉挛缩，可见头身疼痛、脉紧；寒客经络关节，则经脉收缩拘急，甚则挛急作痛，屈伸不利，或冷厥不仁等。如《素问·举痛论》说：“寒则气收。”“寒气客于脉外则脉寒，脉寒则缩蜷，缩蜷则脉细急，细急则外引小络，故卒然而痛。”缩蜷、细急，即为寒邪所伤，经络、血脉收引而致。

3. 寒淫证的临床表现与病因病机

寒淫证是指寒邪侵袭机体，阳气被遏，以恶寒甚、无汗、头身或胸腹疼痛、苔白、脉弦紧等为主要表现的实寒证候。

【临床表现】恶寒重，或伴发热无汗，头身疼痛，鼻塞或流清涕，脉浮紧。或见咳嗽、哮喘、咳稀白痰；或为脘腹疼痛、肠鸣腹泻、呕吐；或为肢体厥冷、局部拘急冷痛等。口不渴，小便清长，面色白甚或青，舌苔白，脉弦紧或脉伏。

【病因病机】寒淫证常分为"伤寒"（即伤寒证）和"中寒"（即中寒证）。伤寒证与中寒证在病因、病位、证候表现、病机等方面有异有同。

伤寒证是指寒邪外袭于肤表，阻遏卫阳，阳气抗邪于外所表现的表实寒证，又称外寒证、表寒证、寒邪束表证、太阳表实证、太阳伤寒证等。寒为阴邪，其性清冷，遏制并损伤阳气，寒性凝滞、收引，阻碍气血运行，郁闭肌肤，阳气失却温煦，故见恶寒、头痛、无汗、苔白、脉浮紧等症。

中寒证是指寒邪直接内侵脏腑、气血，遏制及损伤阳气，阻滞脏腑气机和血液运行所表现的里实寒证，又称内寒证、里寒证等。寒邪客于不同脏腑，可有不同的证候特点。寒邪客肺，肺失宣降，可见咳嗽、哮喘、咳稀白痰等症；寒滞胃肠，使胃肠气机失常，运化不利，则见脘腹疼痛、肠鸣腹泻、呕吐等症。此外，临床上寒淫证还有多种类型，如寒滞肝脉证、寒滞心脉证、寒凝胞宫证、寒痹证（痛痹证）等，均可见肢冷、患部拘急冷痛、无汗、面白或青、苔白、脉沉紧甚至脉伏等症。

寒邪常与风、湿、燥、痰、饮等邪共存，而表现为风寒证、寒湿证、凉燥证、寒痰证、寒饮证等。寒邪侵袭常可形成寒凝气滞证、寒凝血痛证，耗伤阳气则可演变成虚寒证，甚至导致亡阳。

二、寒淫证的常见病证

“新世纪全国高等中医院校规划教材”中记载的寒淫证（与其他病邪共存者，在相关部分介绍）有以下诸种。

1. 小儿哮喘（寒邪袭肺）

哮喘是小儿时期的常见肺系疾病，是一种反复发作的痰鸣气喘疾病。哮指声响言，喘指气息言，哮必兼喘，故通称哮喘。本病包括了西医学所称的喘息性支气管炎、支气管哮喘。

【临床表现】咳嗽气喘，喉间哮鸣，痰多白沫，形寒肢冷，鼻流清涕，面色淡白，恶寒无汗。舌淡红，苔白滑，脉浮滑。

【证机概要】寒邪袭肺，肺失宣畅。

【治法】温肺散寒，化痰定喘。

【方药】小青龙汤合三子养亲汤加减。方中麻黄、桂枝宣肺散寒；细辛、干姜、半夏温肺化饮；白芥子、苏子、莱菔子行气化痰；白芍药配桂枝解表和营，缓急平喘；五味子与细辛相伍，敛肺平喘。一般本证不单用白芍、五味子，以免酸敛收涩留邪之弊。

咳甚加紫菀、款冬花、旋覆花化痰止咳；哮吼甚加射干、地龙解痉祛痰平喘。若外寒不甚，表证不著者，可用射干麻黄汤加减。

2. 冷哮（寒痰伏肺）

哮病是一种发作性的痰鸣气喘疾患。发时喉中有哮鸣声，呼吸气促困难，甚则喘息不能平卧。本节所论哮病为一种发作性疾病，属于痰饮病的“伏饮”证，包括西医学的支气管哮喘、喘息性支气管炎、嗜酸性粒细胞增多症（或其他急性肺部过敏性疾患）引起的哮喘。若因肺系或其他多种疾病引起的痰鸣气喘症状，属于喘证、肺胀等病证范围，可参照进行辨证论治。

【临床表现】喉中哮鸣如水鸡声，呼吸急促，喘憋气逆，胸膈满闷如塞，咳不甚，痰少咳吐不爽，色白而多泡沫，口不渴或渴喜热饮，形寒怕冷，天冷或受寒易发，面色青晦。舌苔白滑，脉弦紧或浮紧。

【证机概要】寒痰伏肺，遇感触发，痰升气阻，肺失宣畅。

【治法】宣肺散寒，化痰平喘。

【方药】射干麻黄汤或小青龙汤加减。前方长于降逆平哮，用于哮鸣喘咳，表证不著者；后方解表散寒力强，用于表寒里饮，寒象较重者。方中麻黄、射干宣肺平喘，化痰利咽；干姜、细辛、半夏温肺化饮降逆；紫菀、款冬花化痰止咳；五味子收敛肺气；大枣、甘草和中。

表寒明显，寒热身疼，配桂枝、生姜辛散风寒；痰涌气逆，不得平卧，加葶苈子、苏子泻肺降逆，并酌加杏仁、白前、橘皮等化痰利气；咳逆上气，汗多，加白芍以敛肺。

3. 呕吐（外邪犯胃）

呕吐是指胃失和降，气逆于上，迫使胃中之物从口中吐出的一种病证。呕吐可以出现于西医学的多种疾病之中，如神经性呕吐、急性胃炎、心源性呕吐、胃黏膜脱垂症、幽门痉挛、幽门梗阻、贲门痉挛、十二指肠壅积症等。肠梗阻、急性胰腺炎、急性胆囊炎、尿毒症以及一些急性传染病早期，以呕吐为主要表现时，亦可参考本节辨证论治，同时结合辨病处理。

【临床表现】突然呕吐，胸脘满闷，发热恶寒，头身疼痛。舌苔白腻，脉濡缓。

【证机概要】外邪犯胃，中焦气滞，浊气上逆。

【治法】疏邪解表，化浊和中。

【方药】藿香正气散加减。方中藿香、紫苏、白芷芳香化浊，散寒疏表；大腹皮、厚朴理气除满；半夏、陈皮和胃降逆止呕；白术、茯苓化湿健脾；生姜和胃止呕。

伴见脘痞嗳腐，饮食停滞者，可去白术，加鸡内金、神曲以消食导滞；如风寒偏重，症见寒热无汗，头痛身楚，加荆芥、防风、羌活祛风寒，解表邪；兼气机阻滞，脘闷腹胀者，可酌加木香、枳壳行气消胀。

4. 呃逆（胃中寒冷）

呃逆是指胃气上逆动膈，以气逆上冲，喉间呃声连连，声短而频，难以自制为主要表现的病证。呃逆相当于西医学中的单纯性膈肌痉挛，其他疾病如胃肠神经官能症、胃炎、胃扩张、胸腹腔肿瘤、肝硬化晚期、脑血管病、尿毒症，以及胸腹手术后等所引起的膈肌痉挛之呃逆，均可参考本节辨证论治。

【临床表现】呃声沉缓有力，胸膈及胃脘不舒，得热则减，遇寒更甚，进食减少，喜食热饮，口淡不渴。舌苔白润，脉迟缓。

【证机概要】寒蓄中焦，气机不利，胃气上逆。

【治法】温中散寒，降逆止呃。

【方药】丁香散加减。方中丁香、柿蒂降逆止呃；高良姜、干姜、荜茇温中散寒；香附、陈皮理气和胃。

若寒气较重，脘腹胀痛者加吴茱萸、肉桂、乌药散寒降逆；若寒凝食滞，脘闷嗳腐者加莱菔子、半夏、槟榔行气降逆导滞；若寒凝气滞，脘腹痞满者加枳壳、厚朴、陈皮以行气消痞；若气逆较甚，呃逆频作者加刀豆子、旋覆花、代赭石以理气降逆。还可辨证选用丁香柿蒂散等。

5. 胃痛（寒邪客胃）

胃痛又称胃脘痛，是以上腹胃脘部近心窝处疼痛为主症的病证。现代西医学中的急性胃炎、慢性胃炎、胃溃疡、十二指肠溃疡、功能性消化不良、胃黏膜脱垂等病以上腹部疼痛为主要症状者，均可参考本节进行辨证论治。

【临床表现】胃痛暴作，恶寒喜暖，得温痛减，遇寒加重，口淡不渴，或喜热饮。舌淡苔薄白，脉弦紧。

【证机概要】寒凝胃脘，阳气被遏，气机阻滞。

【治法】温胃散寒，行气止痛。

【方药】香苏散合良附丸加减。香苏散理气散寒，适用于外感风寒，胃有气滞；良附丸温胃散寒，理气止痛，适用于暴作、喜热恶寒的胃痛之证。方中高良姜、吴茱萸温胃散寒；香附、乌药、陈皮、木香行气止痛。

如兼见恶寒、头痛等风寒表证者，可加苏叶、藿香等以疏散风寒，或内服生姜汤、胡椒汤以散寒止痛；若兼见胸脘痞闷，胃纳呆滞，嗳气或呕吐者，是为寒夹食滞，可加枳实、神曲、鸡内金、制半夏、生姜等以消食导滞，降逆止呕。若寒邪郁久化热，寒热错杂，可用半夏泻心汤辛开苦降，寒热并调。

6. 泄泻（寒湿内盛）

泄泻是以排便次数增多，粪质稀溏或完谷不化，甚至泻出如水样为主症的病证。古代将大便溏薄而势缓者称为泄，大便清稀如水而势急者称为泻，现临床一般统称泄泻。本病可见于多种疾病，凡属消化器官发生功能或器质性病变导致的腹泻，

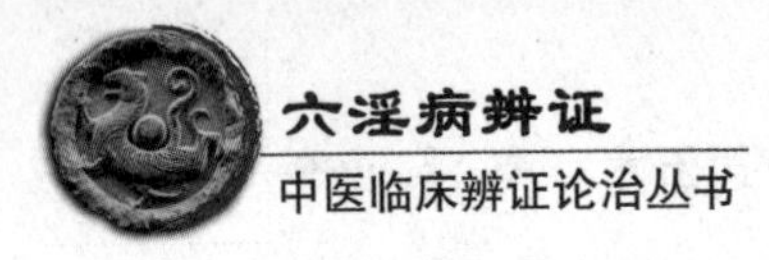

如急性肠炎、炎症性肠病、肠易激综合征、吸收不良综合征、肠道肿瘤、肠结核等，或其他脏器病变影响消化吸收功能以泄泻为主症者，均可参照本节进行辨证论治。

【临床表现】泄泻清稀，甚则如水样，脘闷食少，腹痛肠鸣，或兼外感风寒，则恶寒、发热、头痛、肢体酸痛。舌苔白或白腻，脉濡缓。

【证机概要】寒湿内盛，脾失健运，清浊不分。

【治法】散寒化湿。

【方药】藿香正气散加减。方中藿香辛温散寒，芳香化浊；苍术、茯苓健脾化湿；半夏、陈皮理气祛湿，和中止呕；木香、厚朴、大腹皮理气除满；紫苏、白芷、桔梗解表散寒，疏利气机。

若表寒重者，可加荆芥、防风疏风散寒；若外感寒湿，饮食生冷，腹痛，泻下清稀，可加服纯阳正气丸温中散寒，理气化湿；若湿邪偏重，腹满肠鸣，小便不利，可改用胃苓汤健脾行气祛湿。

7. 痢疾

痢疾是以大便次数增多、腹痛、里急后重、痢下赤白黏冻为主症，是夏秋季常见的肠道传染病。本节讨论的内容以西医学中的细菌性痢疾、阿米巴痢疾为主，临床上溃疡性结肠炎、放射性结肠炎、细菌性食物中毒等出现类似本节所述痢疾的症状者，均可参照辨证处理。

①虚寒痢

【临床表现】腹部隐痛，缠绵不已，喜按喜温，痢下赤白清稀，无腥臭，或为白冻，甚则滑脱不禁，肛门坠胀，便后更甚，形寒畏冷，四肢不温，食少神疲，腰膝酸软。舌淡苔薄白，脉沉细而弱。

【证机概要】脾肾阳虚，寒湿内生，阻滞肠腑。

【治法】温补脾肾，收涩固脱。

【方药】桃花汤合真人养脏汤。前方温中涩肠，后方兼能补虚固脱。方中人参、白术、干姜、肉桂温肾暖脾；粳米、炙甘草温中补脾；诃子、罂粟壳、肉豆蔻、赤石脂收涩固脱；当归、白芍养血行血；木香行气止痛。

若积滞未尽，应少佐消导积滞之品，如枳壳、山楂、神曲等；若痢久脾虚气陷，导致少气脱肛，可加黄芪、柴胡、升麻、党参以补中益气，升清举陷。

②寒湿痢

【临床表现】腹痛拘急，痢下赤白黏冻，白多赤少，或为纯白冻，里急后重，口淡乏味，脘胀腹满，头身困重。舌质或淡，舌苔白腻，脉濡缓。

【证机概要】寒湿客肠，气血凝滞，传导失司。

【治法】温中燥湿，调气和血。

【方药】不换金正气散加减。方中藿香芳香化湿；苍术、半夏、厚朴运脾燥湿；炮姜、桂枝温中散寒；陈皮、大枣、甘草行气散满，健脾和中；木香、枳实理气导滞。

痢下白中兼赤者加当归、芍药调营和血；脾虚纳呆者加白术、神曲健脾开胃；寒积内停，腹痛、痢下滞而不爽，加大黄、槟榔，配炮姜、肉桂温通导滞；暑天感寒湿而痢者，可用藿香正气散加减，以祛暑散寒，化湿止痢。

8. 便血（脾胃虚寒）

便血系胃肠脉络受损，出现血液随大便而下，或大便呈柏油样为主要临床表现的病证。便血均由胃肠之脉络受损所致。

内科杂病的便血主要见于胃肠道的炎症、溃疡、肿瘤、息肉、憩室炎等。

【临床表现】便血紫黯，甚则黑色，腹部隐痛，喜热饮，面色不华，神倦懒言，便溏。舌质淡，脉细。

【证机概要】中焦虚寒，统血无力，血溢胃肠。

【治法】健脾温中，养血止血。

【方药】黄土汤加减。方中灶心土、炮姜温中止血；白术、附子、甘草温中健脾；地黄、阿胶养血止血；黄芩苦寒坚阴，起反佐作用；白及、乌贼骨收敛止血；三七、花蕊石活血止血。

阳虚较甚，畏寒肢冷者，去黄芩、地黄之苦寒滋润，加鹿角霜、炮姜、艾叶等温阳止血。轻症便血应注意休息，重症者则应卧床。可根据病情进食流质、半流质或无渣饮食。应观察便血的颜色、性状及次数。若出现头昏、心慌、烦躁不安、面色苍白、脉细数等症状，常为大出血的征兆，应积极救治。

9. 冷秘（阴寒内盛）

便秘是指粪便在肠内滞留过久，秘结不通，排便周期延长，或周期不长，但粪质干结，排出艰难，或粪质不硬，虽又便意，但便不畅的病证。本节所论是以便秘为主要症状的辨证论治，相当于西医学的功能性便秘。同时肠激惹综合征、肠炎恢复期肠蠕动减弱引起的便秘、直肠及肛门疾患引起的便秘、药物性便秘、内分泌及代谢性疾病的便秘，以及肌力减退所致的排便困难等可参照本节内容，并结合辨病处理。

【临床表现】大便艰涩，腹痛拘急，胀满拒按，胁下偏痛，手足不温，呃逆呕吐。舌苔白腻，脉弦紧。

【证机概要】阴寒内盛，凝滞胃肠。

【治法】温里散寒，通便止痛。

【方药】温脾汤合半硫丸加减。前方温中散寒，导滞通便，用于冷积便秘，腹痛喜温喜按者；后者温肾、祛寒、散结，适用于老年虚冷便秘，怯寒，四肢不温者。方中附子温里散寒；大黄荡涤积滞；党参、干姜、甘草温中益气；当归、苁蓉养精血，润肠燥；乌药理气。

若便秘腹痛，可加枳实、厚朴、木香助泻下之力；若腹部冷痛，手足不温，加高良姜、小茴香增散寒之功。

10. 痛经（寒凝血瘀）

妇女正值经期或经行前后出现周期性小腹疼痛或痛引腰骼，甚至剧痛晕厥者，称为痛经，有称“经行腹痛”。西医妇产科学将痛经分为原发性痛经和继发性痛经。原发性痛经又称功能性痛经，是指生殖器官无器质性病变者。由于盆腔器质性疾病如子宫内膜异位症、子宫腺肌症、盆腔炎或宫颈狭窄等所引起的属继发性痛经。原发性痛经以青少年女性多见，继发性痛经常见于育龄期妇女。

【临床表现】经前或经期小腹冷痛拒按，得热痛减；月经或见推后，量少，经色黯而有瘀块；面色青白，肢冷畏寒。舌黯苔白，脉沉紧。

【证机概要】寒凝胞宫，血瘀不畅，不通则痛。

【治法】温经散寒，化瘀止痛。

【方药】少腹逐瘀汤或温经散寒汤。

少腹逐瘀汤方中官桂、干姜、小茴香温经散寒；当归、川芎、赤芍养营活血；蒲黄、五灵脂、没药、延胡索化瘀止痛。

寒凝气闭，痛甚而厥，四肢冰凉，冷汗淋沥，加附子、细辛、巴戟回阳散寒；冷痛较甚，加艾叶、吴茱萸；痛而胀者，酌加乌药、香附、九香虫；若伴肢体酸重不适，苔白腻，或有冒雨、涉水、久居阴湿之地史，乃寒湿为患，加苍术、茯苓、苡仁、羌活以散寒除湿。

11. 胸痹（寒凝心脉）

胸痹是指以胸部闷痛，甚则胸痛彻背，喘息不得卧为主症的一种疾病，轻者仅感胸闷如窒，呼吸欠畅，重者则有胸痛，严重者心痛彻背，背痛彻心。本病与西医的冠状动脉硬化性心脏痛（心绞痛、心肌梗死）关系密切，其他如心包炎、二尖瓣脱垂综合征、病毒性心肌炎、心肌病、慢性阻塞性肺气肿、慢性胃炎等出现胸闷、心痛彻背、短气、喘不得卧等症状者，亦可参照本节内容辨证论治。

【临床表现】卒然心痛如绞，心痛彻背，喘不得卧，多因气候骤冷或骤感风寒而发病或加重，伴形寒，甚则手足不温，冷汗自出，胸闷气短，心悸，面色苍白。苔薄白，脉沉紧或沉细。

【证机概要】素体阳虚，阴寒凝滞，气血痹阻，心阳不振。

【治法】辛温散寒，宣通心阳。

【方药】枳实薤白桂枝汤合当归四逆汤加减。两方皆能辛温散寒，助阳通脉。前方重在通阳理气，用于胸痹阴寒证，见心中痞满，胸闷气短者；后方以温经散寒为主，用于血虚寒厥证，见胸痛如绞，手足不温，冷汗自出，脉沉细者。方中桂枝、细辛温散寒邪，通阳止痛；薤白、瓜蒌化痰通阳，行气止痛；当归、芍药、甘草养血活血；枳实、厚朴理气通脉；大枣养脾和营。

阴寒极盛之胸痹重症，表现胸痛剧烈，痛无休止，伴身寒肢冷，气短喘息，脉沉紧或沉微者，当用温通散寒之法，予乌头赤石脂丸加荜茇、高良姜、细辛等；若痛剧而四肢不温，冷汗自出，即刻舌下含化苏合香丸或麝香保心丸，芳香化浊，理气温通开窍。

12. 夜啼（脾寒气滞）

婴儿若白天能安静入睡，入夜则啼哭不安，时哭时止，或每夜定时啼哭，甚则通宵达旦，称为夜啼，多见于新生儿及婴儿。啼哭是新生儿及婴儿的一种生理活动。在表达要求或痛苦，如饥饿、惊恐、尿布潮湿、衣被过冷或过热等时都可以啼哭，此时若喂以乳食、安抚亲昵、更换潮湿尿布、调整衣被厚薄后，啼哭可很快停止，不属病态。本节主要论述婴儿夜间不明原因的反复啼哭。由于伤乳、发热或因其他疾病引起的啼哭不属于本证范围。

【临床表现】啼哭时哭声低弱，时哭时止，睡喜蜷曲，腹喜摩按，四肢欠温，吮乳无力，胃纳欠佳，大便溏薄，小便较清，面色青白，唇色淡红。舌苔薄白，指纹多淡红。

【证机概要】受寒受冷，脾阳受损，寒凝气滞。

【治法】温脾散寒，行气止痛。

【方药】乌药散合匀气散加减。方中乌药、高良姜、炮姜温中散寒；砂仁、陈皮、木香、香附行气止痛；白芍、甘草缓急止痛；桔梗载药上行，调畅气机。

大便溏薄加党参、白术、茯苓健脾益气；时有惊惕加蝉蜕、钩藤祛风镇惊；哭声微弱，胎禀怯弱，形体羸瘦者，可酌用附子理中汤以温补元阳。

13. 鼻渊（肺气虚寒）

鼻渊是指以鼻流浊涕、量多不止为主要特征的鼻病，又有

“脑漏”、“脑渗”、“脑崩”、“脑泻”等病名。西医学的鼻窦炎症性疾病可参考本病进行辨证施治。

【临床表现】鼻塞或重或轻，鼻涕黏白，稍遇风冷则鼻塞加重，鼻涕增多，喷嚏时作，嗅觉减退，头昏，头胀，气短乏力，语声低微，面色苍白，自汗畏风寒，咳嗽痰多。舌质淡，苔薄白，脉缓弱。检查见鼻黏膜淡红肿胀，中鼻甲肥大或息肉样变，中鼻道可见有黏性分泌物。

【证机概要】体虚或久病，肺气受损，肺卫不固，邪滞鼻腔。

【治法】温补肺脏，散寒通窍。

【方药】温肺止流丹加减。

临床应用时可加辛夷花、苍耳子、白芷以芳香通窍；若头额冷痛酌加羌活、白芷、川芎等；若畏寒肢冷、遇寒加重者酌加防风、桂枝等；若鼻涕多者酌加半夏、陈皮、薏苡仁等；喷嚏、流清涕者酌加黄芪、白术、防风等。

14. 鼻鼽（肺气虚寒）

鼻鼽是指以突然和反复发作的鼻痒、打喷嚏、流清涕、鼻塞等为主要特征的鼻病。西医学的变应性鼻炎、血管运动性鼻炎、酸性粒细胞增多性非变应性鼻炎等疾病可参考本病进行辨证施治。

【临床表现】鼻塞，鼻痒，喷嚏频频，清涕如水，嗅觉减退，畏风怕冷，自汗，气短懒言，语声低怯，面色苍白，或咳嗽痰稀。舌质淡，舌苔薄白，脉虚弱。检查见下鼻甲肿大光滑，鼻黏膜淡白或灰白，鼻道可见水样分泌物。

【证机概要】肺气虚寒，卫表不固，邪聚鼻腔。

【治法】温肺散寒，益气固表。

【方药】温肺止流丹加减。方中细辛、荆芥疏风散寒；人参、甘草、诃子补肺敛气；桔梗、鱼脑石散结除涕。该方气味温和，功能暖肺，而性带散，又能祛邪。鼻痒甚，可酌加僵蚕、蝉蜕；若畏风怕冷，清涕如水者，可酌加桂枝、干姜、大枣等。临床上亦可用玉屏风散合苍耳子散加减。

15. 鼻息肉（寒湿凝聚）

鼻息肉是指鼻内光滑柔软、状如葡萄或荔枝肉样的赘生物。本病常并发于鼻渊、鼻鼽等鼻病。

【临床表现】渐进性或持续性鼻塞，嗅觉减退或丧失，流涕清稀或白黏，喷嚏多，易感冒，畏风寒。舌质淡，苔白腻，脉缓弱。检查见鼻黏膜色淡或苍白，鼻息肉色白透明。

【证机概要】素体气虚，屡受风寒侵袭，寒湿滞留鼻窍。

【治法】温化寒湿，散结通窍。

【方药】温肺止流丹加减。

鼻塞甚者加辛夷花、白芷芳香通窍；常感冒者合玉屏风散。

16. 耳眩晕（寒水上泛）

耳眩晕是指由耳窍病变所引起的以头晕目眩、如坐舟车、天旋地转为主要特征的疾病。西医学的内耳疾病所引起的眩晕，如梅尼埃病、良性阵发性位置性眩晕、前庭神经炎、药物中毒性眩晕、迷路炎等均可参考本病进行辨证施治。

【临床表现】眩晕时心下悸动，咳嗽痰稀白，恶心欲呕，或频频呕吐清涎，耳鸣耳聋，腰痛背冷，四肢不温，精神萎靡，夜尿频而清长。舌质淡胖，苔白滑，脉沉细弱。

【证机概要】肾阳衰微，寒水上泛清窍。

【治法】温壮肾阳，散寒利水。

【方药】真武汤加减。方中附子大辛大热，温壮肾阳，化气行水；生姜散寒利水；茯苓、白术健脾利水；配以白芍养阴以缓和附子之辛燥；寒甚者加川椒、细辛、桂枝、巴戟天等药，以加强温阳散寒的作用。

17. 疳疾上目（虚寒）

疳积上目是指继发于小儿疳积，初起眼干涩、夜盲，日久黑睛生翳糜烂，甚则溃破穿孔的眼病，又名小儿疮眼外障、小儿疳伤、疳毒眼、疳眼等。多见于小儿，常双眼发病。本病相当于西医学之角膜软化症，是由维生素 A 缺乏而引起的角膜溶解和坏死。

【临床表现】头眼疼痛，畏光流泪，白睛干燥，抱轮微红，黑睛灰白混浊或溃烂；多伴面白无华，四肢不温，大便频泄。舌淡苔薄，脉细弱。

【证机概要】久泻脾虚，阳虚寒生及目。

【治法】温中散寒，补益脾胃。

【方药】附子理中汤加减。

若脘腹冷痛者，宜加炮姜、肉桂以温中散寒。若本病有泄泻不止，手足浮肿，全身枯瘦者，当以挽救生命为要，须按儿科疳积危重症救治。

18. 花翳白陷（虚寒）

花翳白陷是指黑睛生翳，四周高起，中间低陷，状如花瓣的眼病。相当于西医学的角膜溃疡，主要包括蚕蚀性角膜溃疡及细菌性角膜溃疡。前者病因不明，可能是一种自身免疫性疾病；后者为多种细菌引起的角膜溃疡。

【临床表现】患眼视力下降，头眼疼痛，白睛暗赤，黑睛生翳溃陷，状如蚕蚀，迁延不愈；兼四肢不温。脉沉细，舌淡无苔或白滑苔。

【证机概要】阳气不足，寒袭厥阴，循经上目。

【治法】温阳散寒。

【方药】当归四逆汤加减。

常于方中加丹参、红花以活血通脉；加木贼、蝉蜕、防风以退翳明目。

19. 胎萎不长（血寒宫冷）

妊娠四五个月后，孕妇腹形与宫体增大明显小于正常妊娠月份，胎儿存活而生长迟缓者，称为“胎萎不长”，亦有称为“妊娠胎萎燥”、“妊娠胎不长”。西医学的“胎儿宫内发育迟缓”与本病类同，可互参。

【临床表现】妊娠腹形明显小于妊娠月份，胎儿存活，形寒怕冷，腰腹冷痛，四肢不温。舌淡苔白，脉沉迟滑。

【证机概要】肾阳虚损，血不养胎。

【治法】温肾扶阳，养血育胎。

【方药】长胎白术散加巴戟天、艾叶。方中白术、茯苓、黄芪健脾和胃，助气血生化，使胎元得养；阿胶、地黄、当归、川芎养血益阴以濡养胞胎；川椒、巴戟天、艾叶温肾扶阳以温煦胞宫；牡蛎咸寒以引诸药入肾而养胎元，并有补钙长胎之功。

若肾阳虚，腰腹冷痛明显者可加杜仲、鹿角片以增强温阳育胎之力。

20. 筋瘤（寒湿凝筋）

筋瘤是以筋脉色紫、盘曲突起如蚯蚓状、形成团块为主要表现的浅表性静脉病变。筋瘤好发于下肢，相当于西医的下肢静脉曲张交错所形成的静脉团块。

【临床表现】瘤色紫暗，喜暖，下肢轻度肿胀；伴形寒肢冷，口淡不渴，小便清长。舌淡暗，苔白腻，脉弦细。

【证机概要】寒湿凝结肝经，筋脉瘀滞。

【治法】暖肝散寒，益气通脉。

【方药】暖肝煎加减。

21. 瓜藤缠（寒湿入络）

瓜藤缠是一种发生于下肢的结节红斑性、皮肤血管炎性皮肤病。因数枚结节，犹如藤系瓜果绕腿胫生而得名。相当于西医的结节性红斑。

【临床表现】皮损暗红，反复缠绵不愈；伴有关节痛，遇寒加重，肢冷，口不渴，大便不干。舌淡，苔白或白腻，脉沉缓或迟。

【证机概要】寒湿凝结，瘀阻经络。

【治法】散寒祛湿，化瘀通络。

【方药】阳和汤加减。

22. 脱疽（寒湿阻络）

脱疽是指发于四肢末端，严重时趾（指）节坏疽脱落的一种慢性周围血管疾病，又称脱骨疽。其临床特点是好发于四肢末端，以下肢为多见。西医学的血栓闭塞性脉管炎、动脉硬化性闭塞症和糖尿病足可参照本病治疗。

【临床表现】患趾（指）喜暖怕冷，麻木，坠胀疼痛，多走则疼痛加剧，稍歇痛减，皮肤苍白，触之发凉，趺阳脉搏动减弱。舌淡，苔白腻，脉沉细。

【证机概要】寒湿凝结，瘀阻经络。

【治法】温阳散寒，活血通络。

【方药】阳和汤加减。

23. 硬肿症（寒凝血涩）

硬肿症是新生儿时期特有的一种严重疾病，是由多种原因引起的局部甚至全身皮肤和皮下脂肪硬化及水肿，常伴有低体温及多器官功能低下的综合征。其中只硬不肿者称新生儿皮脂硬化症；由于受寒所致者称新生儿寒冷损伤综合征。西医学称为新生儿硬肿症。

【临床表现】全身欠温，四肢发凉，反应尚可，哭声较低，肌肤硬肿，难以捏起，硬肿多局限于臀、小腿、臂、面颊等部位，色暗红，青紫，或红肿如冻伤。指纹紫暗。

【证机概要】禀赋不足，寒邪内结，瘀阻络脉。

【治法】温经散寒，活血通络。

【方药】当归四逆汤加减。方中当归、红花、川芎、桃仁、丹参活血化瘀；白芍和血；桂枝、细辛温经散寒。

硬肿甚加郁金、鸡血藤活血行瘀；虚甚加人参、黄芪补气；寒甚加制附子、干姜温阳散寒。

24. 猫眼疮（寒邪阻络）

猫眼疮是以红斑为主，兼有丘疹、水疱等多形性皮损的急性炎症性皮肤病，古时又称“雁疮”、“寒疮”，相当于西医的多形性红斑。

【临床表现】每于冬季发病，红斑水肿，色暗红或紫红，发于颜面及手足时，形如冻疮；水肿明显，畏寒，遇冷加重，得热则减，小便清长。舌淡，苔白，脉沉紧。

【证机概要】寒邪侵袭，络脉被阻。

【治法】温经散寒，活血通络。

【方药】当归四逆汤加减。

畏寒肢冷明显者加制附片、肉桂；关节疼痛者加羌活、独活、秦艽；水肿明显者加川防己、车前子、泽泻等；斑色紫暗者加丹参、赤芍等。

25. 冻疮

冻疮是人体遭受寒邪侵袭所引起的局部性或全身性损伤。相当于西医的冻伤。临床上以暴露部位的局部性冻疮为最常见，局部性者常根据受冻部位的不同分别称为“水浸足”、“水浸手”、“冻烂疮”等；全身性冻伤称为“冻死”，西医称为“冻僵”。

①寒盛阳衰

【临床表现】时时寒战，四肢厥冷，感觉麻木，幻觉幻视，意识模糊，蜷卧嗜睡，呼吸微弱，甚则神志不清。舌淡紫苔白，脉微欲绝。

【证机概要】寒邪剧烈，阳气欲脱。

【治法】回阳救脱，散寒通脉。

【方药】四逆加人参汤或参附汤加味。

休克者加生龙骨、生牡蛎、白芍、炙甘草。

②寒凝血瘀

【临床表现】局部麻木冷痛，肤色青紫或暗红，肿胀结块，或有水疱，发痒，手足清冷。舌淡苔白，脉沉或沉细。

【证机概要】寒凝经脉，局部失养，血脉不通。

【治法】温经散寒，养血通脉。

【方药】当归四逆汤或桂枝加当归汤加减。

可酌加黄芪、丹参、红花。

小　　结

1. 寒淫证的病证与类型

寒淫证可分外寒（伤寒）与内寒（中寒）。伤寒即表寒，与风邪共存的为风寒证，与风热证对应者见风淫证。寒淫证的病证与类型有寒邪袭肺的小儿哮喘、寒痰伏肺的冷哮、外邪犯胃的呕吐、胃中寒冷的呃逆、寒邪客胃的胃痛、寒湿内盛的泄泻和痢疾、阴寒内盛的冷秘、寒凝血瘀的痛经、血寒宫冷的胎萎不长、脾寒气滞的夜啼、寒凝心脉的胸痹、寒凝血瘀的冻疮、肺气虚寒的鼻渊与鼻鼽、寒凝血涩的硬肿症、寒邪阻络的猫眼疮等。寒邪多与湿邪共存，寒湿客肠的痢疾、寒湿入络的瓜藤缠和脱疽、寒湿凝筋的筋瘤、寒湿凝聚的鼻息肉。

此外还有因阳虚而引起的虚寒证，其中有寒水上泛的耳眩晕、久泻脾虚而致虚寒的疳疾上目等。

2. 临床表现

寒淫证的病证名称多说明局部症状。

全身症状：除表证未解（如哮喘、呕吐、呃逆、泄泻等）有寒热外，其他症状多为畏寒肢冷、腰酸无力、全身倦怠、精神萎靡、面色不华、小便清长、大便溏泻、逢暖病减、遇寒病加、脘胀纳呆、口不渴、喜热饮等。

3. 舌象与脉象

舌象：舌淡，苔多为白薄，有的兼滑、腻苔。脉象：多为沉、尺、细、弱、缓、濡等脉，有的兼弦、紧脉。

4. 代表方

（1）小青龙汤：用于寒邪袭肺的小儿哮喘，合三子养亲汤治疗寒痰伏肺的哮病冷哮（或射干麻黄汤）。

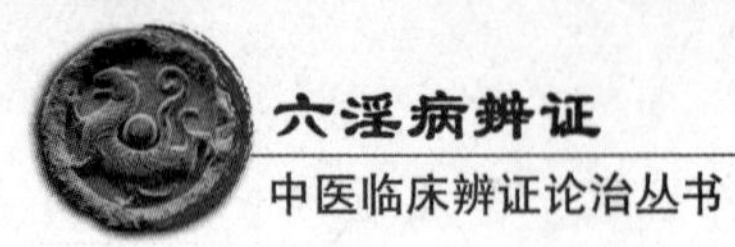

（2）丁香散：为温中散寒理气之剂，具有降逆止呕作用，用于胃中寒冷的呃逆。

（3）藿香正气散：为祛湿剂中的燥湿和胃方。功用：解表化湿，理气和中。主治：外感风寒，内伤湿滞证。现代用于急性胃肠炎或四时感冒属湿滞脾胃，外感风寒者。本节用于寒邪内盛的泄泻。

（4）金不换正气散：除温中作用外，主要为化湿燥湿。本节用于寒湿内盛的泄泻和痢疾。

（5）温脾汤合半硫丸：功效：温肾逐寒，通阳开秘。本节用于冷秘。

（6）少腹逐瘀汤（或温经散寒汤）：皆为理血剂中的活血祛瘀方。功用：温经散寒，养血祛瘀。主治：冲任虚寒，瘀血阻滞证。现代用于功能性子宫出血、慢性盆腔炎、痛经、不孕症等属冲任虚寒，瘀血阻滞者。本节用于寒凝血瘀的痛经。

（7）枳实薤白桂枝汤合当归四逆汤：理气药中的行气剂。功用：通阳散结，祛痰下气。主治：胸阳不振、痰气互结之胸痹。现代常用于冠心病心绞痛、肋间神经痛、非化脓性肋软骨炎等属胸阳不振、痰气互结者。本节用于寒凝心脉的胸痹。

（8）干姜苍术汤：既能散寒行湿，又能温经通络。本节用于寒湿闭阻的腰痛。

（9）乌药散合匀气汤：乌药散可调和乳汁；匀气汤可宽中止呕，合用可治脾寒气滞之夜啼。

（10）温肺止流丹：有温肺散寒、固表通窍的作用。主治：肺气虚寒，鼻流清涕，经年不愈。本节用于肺气虚寒的鼻渊、鼻鼽和寒湿凝聚的鼻息肉。

（11）黄土汤：理血剂中的止血方。功用：温阳健脾，养血止血。主治：脾阳不足，脾不统血证。现代常用于消化道出血、功能性子宫出血等属脾阳不足者。本节用于脾胃虚寒的便血。

（12）桃花汤合真人养脏汤：用于虚寒痢。

（13）真武汤：祛湿剂的温化寒湿方。功用：温阳利水。主治：阳虚水泛证。现代用于慢性肾小球肾炎、心源性水肿、甲状腺机能低下、慢性支气管炎、慢性肠炎、肠结核等属脾肾阳虚、水湿内停者。本节用于寒水上泛的耳眩晕。

（14）附子理中汤：功用：温阳祛寒，补气健脾。主治：脾胃虚寒甚者，或脾肾阳虚证。本节用于久泻脾虚而致虚寒的疳疾上目。

（15）当归四逆汤：为温里剂中的温经散寒方。功用：温经散寒，养血通脉。主治：血虚寒凝证。现代常用于血栓闭塞性脉管炎、无脉证、雷诺病、小儿麻痹、冻疮、妇女痛经、肩周炎、风湿性关节炎等属血虚寒凝者。本节用于寒凝血涩的硬肿症、寒邪阻络的猫眼疮、虚寒引起的花翼白陷、寒凝血瘀的冻疮，合暖肝煎用于寒湿凝筋的筋瘤。

（16）长胎白术散：原方温宫扶阳，益血养胎。主治：宫寒胎元失养。本节用于血寒宫冷的胎萎不长。

（17）阳和汤：功用：温阳补血，散寒通滞。主治：阴疽。现代常用于骨结核、腹膜结核、慢性骨髓炎、骨膜炎、慢性淋巴结炎、类风湿性关节炎、血栓闭塞性脉管炎、肌肉深部脓疡等。本节用于寒湿入络的瓜藤缠、脱疽和湿热转成寒湿的阴疮。

（18）小青龙汤与香苏散：均属解表剂中的辛温解表类方剂。①小青龙汤功用：解表散寒，温肺化饮。主治：外寒里饮证。现代常用于支气管炎、支气管哮喘、肺炎、百日咳、肺心病、过敏性鼻炎、卡他性眼炎、卡他性中耳炎等属外寒里饮证。

②香苏散：功用：疏散风寒，理气和中。主治：外感风寒，气郁不舒证。多用于胃肠型感冒，属感受风寒兼气机郁滞者。本节合良附丸治疗寒邪客胃的胃痛。

（19）温脾汤：为泻下剂的温下方。功用：攻下冷积，温补脾阳。主治：阳虚寒积证。现代用于急性单纯性肠梗阻或不全梗阻属中阳虚寒，冷积内阻者。

（20）半硫丸：功用：温肾逐寒，通阳开秘。与温脾汤合用治疗冷秘。

第六章 燥淫证

一、燥邪的性质与燥淫证的病因病机

1. 燥邪的基本概念

凡致病具有干燥、收敛等特性的外邪，称为燥邪。由燥邪引起的病证为燥淫证。

燥为秋季的主气。秋季天气收敛，其气清肃，气候干燥，失于水分滋润，自然界呈现一派肃杀之景象。燥气太过，伤人致病，则为燥邪。燥邪伤人，多自口鼻而入，首犯肺卫，发为外燥病证。初秋尚有夏末之余热，久晴无雨，秋阳以曝，燥与热合，侵犯人体，发为温燥；深秋近冬之寒气与燥相合，侵犯人体，则发为凉燥。

2. 燥邪的性质与致病特征

（1）燥性干涩，易伤津液：燥邪为干涩之病邪，侵犯人体，最易损伤津液，出现各种干燥、涩滞的症状，如口鼻干燥，咽干口渴，皮肤干涩，甚则皲裂，毛发不荣，小便短少，大便干结等。故《素问·阴阳应象大论》说：“燥胜则干。”

（2）燥易伤肺：肺为娇脏，喜清润而恶燥。肺主气，司呼吸，直接与自然界大气相通，且外合皮毛，开窍于鼻，燥邪多从口鼻而入，故最易损伤肺津，从而影响肺气之宣降，甚或燥伤肺络，出现干咳少痰，或痰黏难咳，或痰中带血，甚则喘息胸痛等。由于肺与大肠相表里，肺津耗伤，大肠失润，传导失司，可见大便干涩不畅等症。

3. 燥淫证的临床表现与病因病机

燥淫证是指外界气候干燥，耗伤津液，以皮肤、口鼻、咽喉干燥等为主要表现的证候。

【临床表现】皮肤干燥甚至皲裂、脱屑，口唇、鼻孔、咽喉干燥，口渴欲饮，大便干燥，或见干咳少痰、痰黏难咳，小便短黄。脉象偏浮等。

【病因病机】凉燥常有恶寒发热、无汗、头痛、脉浮缓或浮紧等表寒症状；温燥常见发热有汗、咽喉疼痛、心烦、舌红、脉浮数等表热症状。

临床上常见的燥淫证有燥邪犯表证、燥邪犯肺证、燥干清窍证等，其症状虽有所偏重，但由于肌表、肺系和清窍常同时受累，以至三证的症状常相兼出现，因而辨证时可不严格区分，而主要在于辨别凉燥与温燥。

燥淫证与由于血虚、阴亏所导致的机体失于濡润而出现的干燥证候不同，前者因于外感，属外燥；后者因于内伤，属内燥。但两者亦可相互为因，内外合病。

燥淫证的辨证依据：常见于秋季或处于气候干燥的环境，具有干燥不润的证候特点。

二、燥淫证的常见病证

与燥有关的病证有以下诸种。

1. 外感（燥热犯卫）

【临床表现】发热，微恶风寒，头痛，少汗，干咳无痰或少而黏，咳嗽，甚则声音嘶哑，咽干鼻燥，口微渴。舌边尖红，舌苔薄白而燥，右脉数大。

【证机概要】燥热袭表，肺津受伤。

【治法】辛凉甘润，清透肺卫。

【方药】桑杏汤加减。方中桑叶、豆豉轻宣透热解表；杏仁、贝母宣肺止咳；栀皮入上焦清热；沙参、梨皮生津润燥。

若咽喉红肿干痛，加牛蒡子、桔梗、玄参、生甘草清利咽喉；干咳少痰者加海蛤壳、瓜蒌皮、枇杷叶润燥化痰；发热较重，加金银花、连翘清透表热。若燥热化火、上犯清窍，症见发热，清窍干燥，苔薄黄而燥，改用翘荷汤加减，以清透燥热。

2. 咳嗽（风燥伤肺）

咳嗽是指肺失肃降，肺气上逆作声，咳出痰液而言，为肺系疾病的主要证候之一。咳嗽既是独立性的病证，又是肺系多种疾病的一个症状。本节所论重点是以咳嗽为主要表现的一类疾病，现代医学中急的慢性支气管炎、部分支气管扩张症、慢性咽炎等可参考本节辨证论治。.

【临床表现】干咳，连声作呛，喉痒，咽喉干痛，唇鼻干燥，无痰或痰少而黏，不易咳出，或痰中带有血丝，口干，初起或伴鼻塞，头痛，微寒，身热等表证。舌质红干而少津，苔薄白或薄黄，脉浮数或小数。

【证机概要】风燥伤肺，肺失清润。

【治法】疏风清肺，润燥止咳。

【方药】桑杏汤加减。

津伤较甚，干咳，咳痰不多，舌干红少苔，配麦冬、北沙参滋养肺阴；热重不恶寒，心烦口渴，酌加石膏、知母、黑山栀清肺泄热；肺络受损，痰中夹血，配白茅根清热止血。

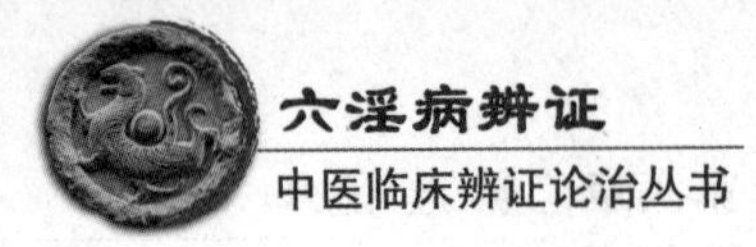

另有凉燥证，乃燥证与风寒并见，表现干咳少痰或无痰，咽干鼻燥，兼有恶寒发热，头痛无汗，舌苔薄白而干等症，用药当以温而不燥，润而不凉为原则，方取杏苏散加减。方中苏叶、杏仁、前胡辛以宣散；紫菀、款冬花、百部、甘草温润止咳。若恶寒甚，无汗，可配荆芥、防风以解表发汗。

3. 鼻槁（燥邪犯肺）

鼻槁是指以鼻内干焦、枯膜萎缩，甚或鼻腔宽大为特征的慢性鼻病。西医学的干燥性鼻炎、萎缩性鼻炎等病可参考本病进行辨证施治。

【临床表现】鼻内干燥，灼热疼痛，涕痂带血。咽痒干咳。舌尖红，苔薄黄少津，脉细数。检查见鼻黏膜充血干燥，或有痂块。

【证机概要】燥热袭肺，鼻窍失养。

【治法】清燥润肺，宣肺散邪。

【方药】清燥救肺汤加减。方中桑叶、石膏清宣肺经燥热；麦冬、人参、阿胶、火麻仁养阴生津润燥；杏仁、枇杷叶宣肺散邪；甘草调和诸药。

鼻衄者加白茅根、茜草根等凉血止血。

4. 子嗽（阴虚肺燥）

妊娠期间咳嗽不已，称“妊娠咳嗽”，亦称“子嗽”。

【临床表现】妊娠期间，咳嗽不已，干咳少痰或痰中带血，口干咽燥，失眠盗汗，手足心热。舌红，少苔，脉细滑数。

【证机概要】素体阴虚，燥邪伤肺。

【治法】养阴润肺，止咳安胎。

【方药】百合固金汤去当归、熟地，加桑叶、阿胶、炙百部、黑芝麻。原方治肺伤咽痛，喘嗽痰血。方中百合润肺止咳为君；玄参、麦冬养阴润肺；生地、芝麻滋补肝肾；贝母、百部润肺化痰止咳；桑叶、桔梗、甘草清肺利咽；阿胶、白芍养血敛阴止血，且能安胎；当归虽养血，但以行为养，恐有动胎之弊，故弃而不用；肺虽喜润恶燥，但润之太过，易聚湿生痰，故去熟地。

若痰中带血，加侧柏叶、仙鹤草、旱莲草养阴清热止血；潮热盗汗加地骨皮、白薇养阴清热；大便干结加生首乌润肠通便；若伴腰酸、腹坠等动胎之兆，酌加续断、桑寄生、枸杞、菟丝子等滋肾安胎。

5. 鼻疳（阴虚血燥）

鼻疳是指以鼻前庭及其附近皮肤红肿、糜烂、渗液、结痂、灼痒，或皲裂为主要特征的鼻病。西医学的鼻前庭炎及鼻前庭湿疹等疾病可参考本病进行辨证施治。

【临床表现】鼻前孔及周围痛痒，灼热干痛，异物感。或伴口干咽燥，面色萎黄，大便干结。舌质红，少苔，脉细数。检查见鼻前孔肌肤粗糙、增厚或皲裂，或有少许脓痂或鳞屑样干痂，鼻毛脱落。

【证机概要】肺热伤阴，生风化燥，鼻部失养。

【治法】滋阴润燥，养血息风。

【方药】四物消风饮加减。方中四物汤养血活血，养阴润燥，以扶正祛邪；黄芩、甘草清热解毒；荆芥穗、薄荷、柴胡疏风散邪止痒。

若鼻部肌肤干燥、皲裂甚加玄参、麦冬、首乌之类以助滋阴养血；痒甚加蝉衣、防风、全蝎以祛风止痒；肌肤色红、干燥、疼痛加金银花、野菊花以解毒祛邪。

6. 金疳（肺经燥热）

金疳是指白睛表层生玉粒样小泡，周围绕以赤脉的眼病，又名金疮。本病以单眼发病为多，亦有双眼发病者。本病相当于西医学之泡性结膜炎。

【临床表现】目涩疼痛，泪热眵结；白睛浅层生小泡，其周围赤脉粗大；或有口渴鼻干，便秘溲赤。舌质红，苔薄黄，脉数。

【证机概要】肺经燥热，目失濡养。

【治法】泻肺散结。

【方药】泻肺汤加减。

常于方中加赤芍、丹皮以凉血活血退赤，加连翘以增清热散结之功；若小泡位于黑睛边缘者加夏枯草、决明子以清肝泻火；大便秘结者，可加大黄以泻腑清热。

7. 耳疮（血虚化燥）

耳疮是指以外耳道弥漫性红肿疼痛为主要特征的疾病，好发于夏秋季节。西医学的弥漫性外耳道炎可参考本病进行辨证施治。

【临床表现】病程较长，耳痒、耳痛反复发作，全身症状不明显。舌质淡，苔白，脉细数。检查见外耳道皮肤潮红、增厚、皲裂，表面或见痂皮。

【证机概要】久病血虚化燥，耳窍失养。

【治法】养血润燥。

【方药】地黄饮子加减。

8. 旋耳疮（血虚化燥）

旋耳疮是指旋绕耳廓或耳周而发的湿疮，以耳部皮肤潮红、瘙痒、黄水淋沥或脱屑、皲裂为特征，以小儿为多见。西医学的外耳湿疹可参考本病进行辨证施治。

【临床表现】耳部瘙痒，缠绵难愈。可伴面色萎黄、纳差、身倦乏力等症。舌质淡，苔白，脉细缓。检查见外耳道、耳廓及其周围皮肤增厚、粗糙、皲裂，上覆痂皮或鳞屑。

【证机概要】反复发作，耗伤阴血，气血亏虚，耳窍失养。

【治法】养血润燥，祛风止痒。

【方药】地黄饮子加减。方中熟地、当归、首乌养血；生地、丹皮、玄参、红花凉血活血；白蒺藜、僵蚕祛风；甘草调和诸药。

痒甚者加蝉蜕、地肤子、苦参等。

9. 内痔（风热肠燥）

内痔是指肛门齿线以上，直肠末端黏膜下的痔内静脉丛扩大曲张和充血所形成的柔软静脉团，是肛门直肠病中最常见的疾病。

【临床表现】大便带血、滴血或喷射状出血，血色鲜红，大便秘结或有肛门瘙痒。舌质红，苔薄黄，脉数。

【证机概要】风热肠燥，肛门络脉受损。

【治法】清热凉血祛风。

【方药】凉血地黄汤加减。大便秘结者加润肠汤。

10. 面游风（风热血燥）

面游风又名白屑风，是因皮肤油腻而出现红斑、覆有鳞屑而得名，是发生在皮脂溢出部位的慢性炎症性皮肤病。相当于西医的脂溢性皮炎。

【临床表现】多发于头面部，为淡红色斑片，干燥、脱屑、瘙痒，受风加重，或头皮瘙痒，头屑多，毛发干枯脱落；伴口干口渴，大便干燥。舌质偏红，苔薄白，脉细数。

【证机概要】风热血燥，损伤头面肌肤。

【治法】祛风清热，养血润燥。

【方药】消风散合当归饮子加减。

皮损颜色较红者加牡丹皮、金银花、青蒿；瘙痒较重者加白鲜皮、刺蒺藜；皮损干燥明显者加玄参、麦冬、天花粉。

11. 接触性皮炎（血虚风燥）

接触性皮炎是指因皮肤或黏膜接触某些外界致病物质所引起的皮肤急性或慢性炎症反应。

【临床表现】病程长，病情反复发作，皮损肥厚干燥有鳞屑，或呈苔藓样变，搔痒剧烈，有抓痕及结痂。舌淡红，苔薄，脉弦细。

【证机概要】外邪入侵，阴血不足，生风化燥。

【治法】养血润燥，祛风止痒。

【方药】当归饮子合消风散加减。

瘙痒甚者加僵蚕、紫荆皮、徐长卿。

12. 风瘙痒（血虚肝旺）

风瘙痒是一种无明显原发性皮肤损害而以瘙痒为主要症状的皮肤感觉异常的皮肤病。相当于西医的皮肤瘙痒症。

【临床表现】一般以老年人多见，病程较久，皮肤干燥，抓破后可有少量脱屑，血痕累累；如情绪波动，可引起发作或瘙痒加剧；伴头晕眼花，失眠多梦。舌红，苔薄，脉细数或弦数。

【证机概要】肝血不足，血虚生风化燥。

【治法】养血平肝，祛风止痒。

【方药】当归饮子加减。

年老体弱者，重用黄芪、党参；瘙痒甚者加全蝎、地骨皮；皮损肥厚者加阿胶、丹参。

小 结

1. 燥淫证的病证与类型

燥淫证中，燥邪犯表和犯肺的有外感（燥邪伤卫）、咳嗽（风燥伤肺）、子嗽（阴虚肺燥）；燥干清窍的有鼻槁（阴虚血燥）、鼻疳（阴虚血燥）、金疳（肺经燥热）、耳疮（血虚化燥）、旋耳疮（血虚化燥）；燥干肌肤的有面游风（风热血燥）、接触性皮炎（血虚风燥）、风瘙痒（血虚肝旺）；燥干大肠的有内痔（风热肠燥）。

燥邪多与热邪并存，其中有的是外感燥热之邪，称为外燥；有的是阴虚、血虚化燥，称为内燥，都与热邪有关，因此，其治疗原则是清热与润燥并重。

2. 临床表现

临床多表现为耳、唇、鼻、咽、喉、皮肤、黏膜等处的干燥，咳嗽为干咳、少痰或无痰，甚至痰中带血；病变部位发痒，尿短赤，便干燥。

3. 舌象与脉象

舌多为红、淡红，少津；苔薄、薄白。脉有热者多兼数脉，血虚者多为沉细，与肝有关则兼弦象。

4. 代表方

选用的方剂外燥为桑杏汤（外感、咳嗽）、清燥救肺汤（鼻槁）、凉血地黄汤（内痔）、泻肺汤（金疳）；内燥治以当归饮子（风瘙痒、牛皮癣、接触性皮炎与面游风合用消风散）、地黄饮子（耳疮、旋耳疮）、百合固金汤（子嗽）和四物消风饮（鼻疳）。

《方剂学》将治燥剂分为清宣外燥和滋阴润燥两部分。

(1) 桑杏汤：功用：清宣温燥，润肺止咳。主治：外感温燥证。症见身热不甚、口渴、咽干鼻燥、干咳无痰或痰少而黏等。现代用于上呼吸道感染、急慢性支气管炎、支气管扩张咯血、百日咳等证属外感温燥、邪犯肺卫者。

(2) 清燥救肺汤：功用：清燥润肺，养阴益气。主治：温燥伤肺，气阴两伤证。症见身热头痛、干咳无痰、气逆而喘、咽喉干燥、鼻燥、心烦口渴、胸满胁痛等。现代常用于肺炎、支气管哮喘、急慢性支气管炎、支气管扩张、肺癌等属燥热犯肺、气阴两伤者。

(3) 当归饮子：功用：养血润燥，祛风止痒。用于各种皮肤病血虚致痒者。

(4) 地黄饮子：主治：血风疮，血燥痒盛，不眠。

(5) 百合固金汤：功用：滋养肺肾，止咳化痰。主治：肺肾阴亏，虚火上炎证。症见咳嗽气喘、痰中带血、咽喉燥痛、头晕目眩，午后潮热等。现代用于肺结核、慢性支气管炎、支气管扩张咯血、慢性咽喉炎、自发性气胸等属肺肾阴虚，虚火上炎者。

(6) 养阴清肺汤：为滋阴润燥剂。功用：养阴清肺，解毒利咽。主治：白喉之阴虚燥热证。现代用于急性扁桃体炎、急性咽喉炎、鼻咽癌等属阴虚燥热者。

其他方剂如四物消风汤、泻肺汤、凉血地黄汤、治瘊方，根据其名称，即可了解其功用。

【附】 秋燥

秋燥病与西医学中发于秋季的上呼吸道感染、急性支气管炎及某些肺部感染等疾病相似，这些疾病可参考本病辨证论治。

1. 秋躁的主要症状表现

秋燥病以肺为病变重心。初起邪在肺卫，症见发热、微恶风寒、头痛、咳嗽、口鼻咽干燥等。邪入气分，燥热炽盛，更伤津液；若燥热化火，上扰清窍，可见发热、口渴、耳鸣、目赤、眼肿、咽痛、苔黄而干、脉数等症；若燥热内炽，壅遏于肺，肺失宣降，可见发热、口渴、心烦、干咳气喘、胸满胁痛、咽干鼻燥、舌边尖红、苔薄而干、脉数等症；若肺中燥热下移大肠，而致肺燥肠热，可见咽痒干咳、胸胁疼痛、腹部灼热、大便泄泻、舌红苔黄、脉数等症，若兼燥伤肺络，则有咯血见症；若燥热伤肺，肺失宣降，肺不布津，肠失濡润，传导失司，而致肺燥肠闭，可见咳嗽不爽而多痰、胸满腹胀、大便秘结、舌红而干等症。病至后期，多为肺胃阴伤，可见身热已退或身微热、干咳或少痰、口鼻咽唇干燥、口渴、舌干红少苔、脉细数等症；少数病例，正虚邪盛，燥热内陷营血，而致气营（血）两燔，可见身热、口渴、烦躁不安，甚或吐血、咯血、衄血、舌绛苔黄燥、脉数等；若燥热耗伤肝肾之阴，可见夜热早凉、口渴，或干咳，或不咳，甚则痉厥、舌干绛、脉虚等。

2. 秋躁的治疗

秋燥病的治疗原则：清热润燥并重。初起邪在肺卫，治宜辛凉甘润，轻透肺卫。邪入气分，以清热、泻火、润燥为基本治法，如燥干清窍，治宜清宣气热，润燥利窍；燥热伤肺，治宜清泄肺热，养阴润燥；肺燥肠热，治宜清热润肺，清肠坚阴，若兼有络伤咯血，应加入凉血止血药；肺燥肠闭，治宜肃肺化痰，润肠通便。气分燥热炽盛之证，慎用苦寒。若治燥热为患必须用苦寒药物以泄热者，当与滋润之品同用，中病即止，方能达到祛邪不伤正之目的。病至后期，肺胃阴伤，应甘寒滋养肺胃阴液。少数病例燥热内陷营血，气营（血）两燔者，治宜清热凉营，凉血养阴；邪入下焦，燥伤肝肾之阴者，则应滋填真阴，潜镇虚风等，与其他温邪深入营血、深入下焦之辨治方法基本相同。

第七章　暑 淫 证

一、暑邪的性质与暑淫证的病因病机

1. 暑邪的基本概念

凡夏至之后，立秋以前，致病具有炎热、升散兼湿特性的外邪，称为暑邪。由暑邪引起的病证为暑淫证。暑乃夏季的主气。暑为火热之气所化，暑气太过，则伤人致病。暑邪致病，有明显的季节性，主要发生于夏至以后，立秋之前。故《素问·热论》说："先夏至日者为病温，后夏至日者为病暑。"

暑邪致病，有伤暑和中暑之别。起病缓，病情轻者为"伤暑"；发病急，病情重者，为"中暑"。

2. 暑邪的性质与致病特点

（1）暑为阳邪，其性炎热：暑为盛夏火热之气所化，火热属阳，故暑邪为阳邪。暑邪伤人多表现为一系列阳热症状，如高热、心烦、面赤、脉洪大等。

（2）暑性升散，扰神伤津耗气：升，即升发、向上。暑为阳邪，其性升发，故易上扰心神，或侵犯头目，出现心胸烦闷不宁、头昏、目眩、面赤等症。散，指暑邪侵犯人体，可致腠理开泄而多汗。故《素问·举痛论》说："炅则气泄。"汗出过多，不仅伤津，而且耗气，故临床除见口渴喜饮、尿赤短少等津伤之症外，往往可见气短、乏力，甚则气津耗伤太过，清窍失养而突然昏仆、不省人事。故《素问·刺志论》说："气虚身热，得之伤暑。"

（3）暑多夹湿：暑季气候炎热，且常多雨而潮湿，热蒸湿动，水气弥漫，故暑邪致病多夹湿邪为患。其临床表现除发热、烦渴等暑热症状外，常兼见身热不扬、四肢困倦、胸闷呕恶、大便溏泄不爽等湿滞症状。如夏季的感冒病多属暑邪兼夹湿邪而致，治疗当用"湿去热孤"之法。

3. 暑淫证的临床表现与病因病机

感受暑热之邪，耗气伤津，以发热口渴、神疲气短、心烦头晕、汗出、小便短黄、舌红苔黄干等为主要表现。

【临床表现】发热恶热，汗出，口渴喜饮，气短，神疲，肢体困倦，小便短黄。舌红，苔白或黄，脉虚数。或发热，猝然昏倒，汗出不止，气喘，甚至昏迷、惊厥、抽搐等；或见高热、神昏、胸闷、腹痛、呕恶、无汗等。

【病因病机】临床上常见的暑淫证有暑伤津气证、暑湿袭表证、暑闭气机证、暑闭心包（神）证、暑热动风证等，各自可表现出不同的证候特征。

暑淫证的辨证依据是，夏月有感受暑热之邪的病史，发热、口渴、汗出、疲乏、尿黄等为常见症状。

二、暑淫证的常见病证

"新世纪全国高等中医院校规划教材"中与暑有关的病证有以下几种。

1. 感冒（暑湿伤表）

感冒是感受触冒风邪，邪犯卫表而导致的常见外感疾病。

【临床表现】身热，微恶风，汗少，肢体酸重或疼痛，头昏重胀痛，咳嗽痰黏，鼻流浊涕，心烦口渴，或口中黏腻，渴不多饮，胸闷脘痞，泛恶，腹胀，大便或溏，小便短赤。舌苔薄黄而腻，脉濡数。

【证机概要】暑湿遏表，湿热伤中，表卫不和，肺气不清。

【治法】清暑祛湿解表。

【方药】新加香薷饮加减。方中金银花、连翘、鲜荷叶、鲜芦根清暑解热；香薷发汗解表；厚朴、扁豆化湿和中。

若暑热偏盛，可加黄连、山栀、黄芩、青蒿清暑泄热；湿困卫表，肢体酸重疼痛较甚，加豆卷、藿香、佩兰等芳化宣表；里湿偏盛，口中黏腻，胸闷脘痞，泛恶，腹胀，便溏，加苍术、白蔻仁、半夏、陈皮和中化湿；小便短赤加滑石、甘草、赤茯苓清热利湿。

2. 小儿感冒（暑湿袭表）

感冒是感受外邪引起的一种常见的外感疾病，以发热、鼻塞流涕、喷嚏、咳嗽为主要临床特征。

【临床表现】发热，无汗或汗出热不解，头晕、头痛，鼻塞，身重困倦，胸闷，泛恶，口渴心烦，食欲不振，或有呕吐，泄泻，小便短黄。舌质红，苔黄腻，脉数或指纹紫滞。

【证机概要】暑邪夹湿，外袭卫表。

【治法】清暑解表。

【方药】新加香薷饮加减。方中香薷发汗解表化湿；金银花、连翘清热解暑；厚朴行气和中，理气除痞；扁豆健脾和中，利湿消暑。

偏热重者加黄连、栀子清热；偏湿重加鸡苏散（六一散加薄荷）、佩兰、藿香祛暑利湿；呕吐加半夏、竹茹降逆止呕；泄泻加葛根、黄芩、黄连、苍术清肠化湿。

3. 夏季热（暑伤肺胃）

夏季热又称暑热证，是婴幼儿在暑天发生的特有的季节性疾病，临床以长期发热、口渴多饮、多尿、少汗或汗闭为特征。

【临床表现】入夏后体温渐高，发热持续，气温越高，体温越高，皮肤灼热，少汗或无汗，口渴引饮，小便频数，甚则饮一溲一，精神烦躁，口唇干燥。舌质稍红，苔薄黄，脉数。

【证机概要】暑气内迫肺胃，耗气伤津。

【治法】清暑益气，养阴生津。

【方药】王氏清暑益气汤加减。方中西瓜翠衣、荷梗解暑清热；北沙参（或西洋参）、石斛、麦冬益气生津；知母、竹叶、黄连清热泻火；粳米、甘草益胃和中。

烦躁明显加莲子心、玄参清心安神；神疲纳少加白术、麦芽健脾和胃；舌苔白腻加藿香、佩兰、扁豆花清暑化湿；胃热亢盛，高热烦渴引饮用白虎加人参汤；烦渴欲呕，舌红苔少为暑气内扰，用竹叶石膏汤。

4. 中暑

中暑是指在长夏季节感受暑热之邪，而骤然发生的以高热、汗出、烦渴、乏力或神昏、抽搐等为主要临床表现的一种急性热病，称之为“伤暑”。西医学中的各型中暑及各种高热损害等，均可参考本节内容诊治。

①阳暑

【临床表现】头昏头痛，心烦胸闷，口渴多饮，全身疲软，汗多，发热，面红。舌红，苔黄，脉浮数。

【证机概要】暑为阳邪，耗气伤津。

【治法】清暑益气生津。

【方药】清暑益气汤加减。

湿邪重者加厚朴、扁豆花；热甚者加石膏。

中成药：藿香正气（水）胶囊、十滴水、仁丹、清暑益气丸。

②暑厥

【临床表现】昏仆不省人事，手足痉挛，高热无汗，体若燔炭，烦躁不安，胸闷气促，或小便失禁。舌红，苔燥无津，脉细促。

【证机概要】暑热内闭，内陷心包，蒙蔽心神。

【治法】清热祛暑，醒神开窍。

【方药】清营汤加减。

兼见抽搐者加羚羊角、钩藤；口渴较甚者加西洋参、天花粉。

中成药：安脑丸、安宫牛黄丸、清开灵注射液、醒脑静注射液

③暑风

【临床表现】高热神昏，手足抽搐，角弓反张，牙关紧闭，皮肤干燥，唇甲青紫。舌红绛，脉弦紧或脉伏欲绝。

【证机概要】暑热炽盛，热极生风；或暑热伤阴，阴虚风动。

【治法】清热养阴息风。

【方药】羚角钩藤汤加减。

若抽搐较重者加全蝎、蜈蚣、僵蚕；口渴明显者加西洋参、玄参、石斛等。

中成药：紫雪散、清开灵注射液、醒脑静注射液、生脉注

射液。

5. 流注（暑湿交阻）

流注是发于肌肉深部的急性化脓性疾病。流者，行也；注者，住也。相当于西医的脓血症、多发性肌肉深部脓肿及髂窝部脓肿。其特点是好发于四肢躯干肌肉丰厚处的深部，发病急骤，局部漫肿疼痛，皮色如常，容易走窜，常见此处未愈，他处又起。

【临床表现】多发于夏秋之间。局部漫肿疼痛；初起伴恶寒发热，头胀，胸闷，呕恶，周身骨节酸痛。舌苔白腻，脉滑数。

【证机概要】暑湿热毒，侵入肌肉。

【治法】解毒清暑化湿。

【方药】清暑汤加减。

结块质硬者加当归、赤芍、丹参；热重加金银花、连翘、紫花地丁；脓成者加皂角刺、炙山甲。

6. 黄水疮（暑湿热蕴）

黄水疮是一种发于皮肤有传染性的化脓性皮肤病，相当于西医的脓疱疮。

【临床表现】皮疹多而脓疱密集，色黄，四周有红晕，破后糜烂面鲜红，附近伴臖核肿大；或有发热，多有口干、便干、小便黄等。舌红，苔黄腻，脉濡数或滑数。

【证机概要】暑湿热邪，侵及皮肤。

【治法】清暑利湿解毒。

【方药】清暑汤加马齿苋、藿香。

若壮热者加黄连、黄芩、山栀子；面目浮肿者加桑白皮、猪苓、金钱草。

7. 流行性乙型脑炎

流行性乙型脑炎（简称乙脑、乙型脑炎）是感染流行性乙型脑炎时邪（流行性乙型脑炎病毒）引起，以高热、抽搐、昏迷为特征的一种小儿急性传染性疾病。

①暑犯卫气

【临床表现】突然发热，微恶风寒，或但热不寒，头痛不舒，颈项强硬，无汗或少汗，口渴引饮，常伴恶心呕吐，或见抽搐，神烦不安或嗜睡。舌质偏红，舌苔薄白或黄，脉象浮数或洪数。

【证机概要】暑温初发，卫气同病。

【治法】辛凉解表，清暑化湿。

【方药】偏卫分证用新加香薷饮加减。方中香薷解表透暑；连翘、金银花解表清热；淡豆豉、扁豆花、厚朴化湿解暑。

胸闷作呕，舌苔白腻，加用白蔻仁、藿香、佩兰化湿和胃；表证明显加荆芥、鲜荷叶、西瓜翠衣、菊花解暑透热；颈项强直加葛根、僵蚕、蝉蜕解痉祛风。如卫分证未除，气分热已盛，选用银翘白虎汤。

偏气分证用白虎汤加减。方中石膏清泄气分之热；知母、生甘草夹石膏清热而护阴；加大青叶、黄芩、玄参清热解毒；钩藤、僵蚕息风止痉；竹茹、藿香化湿和胃。

汗出热不解，神疲嗜睡加佩兰、滑石、菖蒲清暑化湿；腹满苔腻加苍术、厚朴燥湿除满；热盛便秘加大黄、全瓜蒌通腑泄热，或用凉膈散表里双解。

②暑炽气营

【临床表现】壮热不退，头痛剧烈，呕吐频繁，口渴引饮，颈项强直，烦躁不安，或神昏谵语，四肢抽搐，喉间痰鸣，呼吸不利，大便干结，小便短赤。舌质红绛，舌苔黄腻，脉数有力。

【证机概要】暑邪直入或暑邪炽盛，气营两燔。

【治法】清气凉营，泻火涤痰。

【方药】清瘟败毒饮加减。方中生石膏、水牛角清气凉营；生地、知母、丹皮凉营滋阴；黄连、黄芩、菖蒲、大青叶清热解毒；甘草甘平调和诸药。

头项疼痛，哭吵不安加杭菊花、僵蚕、蔓荆子解热止痛；呕吐频繁加生姜、竹茹和胃止呕；抽搐频繁加羚羊角粉、钩藤，合安宫牛黄丸清热镇惊；喉间痰鸣，烦躁谵语加天竺黄、鲜竹沥，合猴枣散化痰开窍；高热，腹胀，便秘，加生大黄、玄明粉泻火通腑；口干唇燥，小便短赤，加用鲜生地、西瓜汁清暑生津；面白肢厥，呼吸不利加独参汤益气固脱；汗出如珠，脉微欲绝用参附龙牡救逆汤以回阳救逆。

③暑入营血

【临床表现】热势起伏不退，朝轻暮重，神识昏迷，两目上视，口噤项强，反复抽搐，四肢厥冷，胸腹灼热，二便失禁，或见吐衄，皮肤斑疹。舌质紫绛少津，舌苔薄，脉沉细数。

【证机概要】正气不足，暑邪深入营血，伤津耗阴。

【治法】凉血清心，增液潜阳。

【方药】犀角地黄汤合增液汤加减。方中水牛角、丹皮、赤芍、板蓝根清营凉血解毒；鲜生地、玄参、麦冬增液潜阳；竹叶心、连翘清心除烦。

高热不退加龙胆草、黄连清热泻火；频繁抽搐加羚羊角粉、钩藤息风止痉；喉间痰鸣，神志模糊加天竺黄、菖蒲、矾郁金化痰开窍；昏迷不醒加服安宫牛黄丸清心开窍；四肢厥冷，加用参附注射液静脉滴注；脉微细欲绝，加用生脉注射液静脉滴注。

小　　结

1. 暑淫证的病证与类型

暑淫证的病证与类型有感冒（小儿感冒、暑湿伤表）、夏季热（暑伤肺胃）、中暑（阳暑、暑厥、暑风）、流注（暑湿交阻）、黄水疮（暑湿热蕴）和流行性乙型脑炎（暑犯卫气、暑炽气营、暑入营血）等证。

2. 临床表现

暑邪多与湿邪并病，如暑湿伤表的感冒、乙脑，邪在卫分的流注、黄水疮等。暑易伤阴，如夏季中暑的阳暑；暑热动风则可引起暑风；邪入营血可引起暑闭气机；心神动血可引起烦躁不安、神昏谵语、吐衄斑疹等。

3. 舌象与脉象

舌象：舌质稍红、红、红绛、紫红。苔薄白、白腻、黄腻、薄黄而腻、苔燥无津。脉象：浮数、数、数有力、红绛、濡数、滑数、洪数。有的沉细数、弦紧或脉伏欲绝。小儿则指纹紫滞。

4. 代表方

本节中新加香薷饮用于治疗小儿感冒（暑湿伤表）、流行性乙型脑炎（暑温初发，邪在卫分）；清暑益气汤：用于治疗夏季热（暑伤肺胃）、中暑（阳暑，邪在卫分）；清暑汤：用于治疗流注（暑湿交阻）、黄水疮（暑湿热蕴）；清营汤用于治疗暑厥，羚角钩藤汤用于治疗暑风，白虎汤用于治疗中暑（阳暑），邪在气分；清瘟败毒饮用于治疗乙脑（暑炽气营）；犀角地黄汤合增液汤用于治疗乙脑（暑入营血）。

新加香薷饮在《方剂学》中属祛暑剂，为香薷散的附方。香薷散的功用是祛暑解表，化湿和中。其认为“香薷散药性偏温，以散寒化湿见长。主治夏令感寒夹湿之证。本节中的新加香薷饮药性偏寒，兼能内清暑热，主治夏月感寒，暑湿内蕴”。

清暑汤的功用：清暑利湿，利尿解毒，用于脓疱疮、痱子。在此用于暑湿兼有毒的感染病证。

其他如清营汤、清瘟败毒饮、犀角地黄汤皆为清热剂。羚角钩藤汤为平息内风方，主治热盛动风证。它们都以清热为主，用于暑热证。

与暑邪有关的还有暑温、伏暑、暑湿、暑燥等。

【附】　暑温、暑湿、伏暑、暑燥

暑　温

1. 暑温的概念

暑温属温热类温病，是感受暑热病邪所致的急性外感热病。特点为初起以阳明气分热盛为主要证候。临床常见壮热、烦渴、汗多、面赤、脉洪大等表现。本病多发生在夏至至立秋之间。

西医学中发生于夏季的流行性乙型脑炎、登革热和登革出血热、钩端螺旋体病、流行性感冒等病颇为相似，可参考本病辨证论治。

2. 暑温的辨证

暑温初起暑入阳明气分，见壮热、烦渴、大汗、脉洪大等里热炽盛证；若兼见恶寒头痛等卫分表证者，多为暑热兼夹其他病邪为患，但卫分阶段较短暂，其辨治方法可参见湿热类温病的有关证治。

暑热内炽阳明，极易伤津耗气，见身热心烦、口渴自汗、气短而促、神疲肢倦、小便短赤等症；若汗出太多，而见背微恶寒，此并非邪在卫分，而是气随汗泄的表现，临证时应注意分辨；若津气耗伤太甚，可致津气欲脱，而见身热骤降、汗出不止、喘咳不宁、脉散大等症。

暑热郁蒸肠腑，邪热与糟粕搏结形成阳明腑实证，可见身灼热日晡为甚、腹胀满硬痛、大便秘结或热结旁流、时有谵语、循衣摸床、舌卷囊缩、舌红苔黄燥、脉沉数等症。

暑热内陷心营，炼津为痰，痰热闭窍，或因正气虚弱，猝发暑厥者，可见身热肢厥、神昏谵语、舌謇、舌绛、脉数，或突然昏仆、不省人事、身热肢厥、气粗如喘、牙关紧闭等症。

暑热引动肝风或猝发暑风者，可见身灼热、手足抽搐、甚则角弓反张、神志不清等症。

若暑热犯肺，可见身热、头晕、心烦、咳痰等表现，损伤肺络而见骤然咯血、衄血、咳嗽气促、头目不清、灼热烦渴、舌红苔黄、脉弦数等症。

若暑热燔灼血分，迫血妄行，扰乱心神，引动肝风，可见身灼热躁扰、神志谵妄、四肢抽搐、斑疹密布、各种出血见症、舌绛苔焦等症。

暑温后期多正虚邪恋，多表现为暑伤心肾之心热烦躁、消渴不已、麻痹、舌红绛、苔黄黑干燥、脉细数等症；或肝肾阴虚，虚风内动之手足徐徐蠕动，甚则瘈疭、形消神倦、齿黑唇裂、舌光绛无苔、脉虚弱等症。后遗症者为余邪兼夹痰热瘀留滞所致，若痰热余邪留滞包络，机窍失灵者，可见痴呆、失语、失聪等症；若痰瘀阻滞经络，筋脉不利者，见肢体强直、手足瘫痪等症；若气阴两虚，瘀血阻滞，筋脉失养者，见筋肉动、肢体震颤等症。

3. 暑温的治疗

暑温总的治疗原则为清暑泄热，顾护津气。

初起暑入阳明气分，治宜辛寒清气，涤暑泄热；暑伤津气，治宜清热涤暑，益气生津；津气欲脱者，治宜益气敛津，扶正固脱。正如张凤逵所说：“暑病首用辛凉，继用甘寒，再用酸泄酸敛，不必用下。”此期用药须权衡暑热与津气亏损的轻重，若暑热较重则重用清热涤暑之品；若津气耗伤较重则重用益气生津之药；若亡阴导致亡阳，应益气敛津与回阳救逆并用，随证施治。

暑热劫液致热结阳明，治宜通腑泄热，清热解毒，益气养阴并用。暑热内陷心包，痰热闭窍，治宜清营泄热，化痰开窍；猝中心营之暑厥治宜清心开窍，苏醒神志，并在药物治疗的同时配合针刺，以加强泄热醒神的功效。

若暑热内陷肝经，引动肝风，治宜清热涤暑，息风定痉；猝中肝经之暑风（暑痫），治在清热涤暑、息风定痉的同时注意配合清心醒神之治；若抽搐频繁、难以控制者，可加入虫类止痉药以加强息风止痉的作用，但应中病即止，以防更伤阴液。

暑热犯肺者，宜清暑宣肺，化痰止咳；暑热损伤肺络，治宜清宣肺络，泻火解毒，凉血止血。

暑热燔灼血分，迫血妄行，扰乱心神，引动肝风，治宜大剂凉血解毒，并根据临床症状配合清心开窍、凉肝息风、凉血止血等方法治疗，此期用药要及时果断，切不可延误病情。

暑温后期多正虚邪恋，在益气养阴的同时要注意祛除余邪，如暑伤心肾，治宜清心泻火，滋肾养阴；肾水亏虚，肝木失养，治宜滋养肾阴，凉肝息风。后遗症者，应辨明余邪留滞的部位，是否兼夹其他病邪为病；若痰热余邪留滞包络，机窍失灵，治宜清热化痰，清心开窍；若痰瘀阻滞经络，筋脉不利，治宜清热化痰，活血祛瘀，祛风搜络；若气阴两虚，瘀血阻滞，筋脉失养，治宜滋阴养血，活血通络等；并根据病情辨证施治的同时，配合针灸、按摩等康复治疗。

暑　湿

1. 暑湿的概念

暑湿属湿热类温病，是感受暑湿病邪所致的急性外感热病。其特点为初起以暑湿阻遏肺卫为主要证候，临床常见身热、微恶风寒、头胀、胸闷、身重肢酸等表现。本病好发于夏末秋初。

根据暑湿的发病季节和临床表现，西医学中夏季多发的上呼吸道感染、急性胃肠炎、钩端螺旋体病、夏季热以及部分流行性乙型脑炎均可参照本病的内容进行辨证论治。

2. 暑湿的辨证

本病初起先伤上焦肺卫，见身热、微恶风寒、头胀、胸闷、身重肢酸、脘痞、苔腻等表现；若寒邪外束，暑湿内阻，则症见发热恶寒、无汗、身形拘急、心烦、脘痞、呕恶等。

邪入气分，若暑湿壅滞肺络，症见发热、汗出不解、口渴心烦、胸闷气喘、咳嗽痰多、苔白厚或黄腻、脉滑数等。

暑湿困阻中焦，则见壮热汗出、烦渴、脘痞、呕恶、小便短赤、苔黄腻、脉濡数等；邪干胃肠则腹痛、呕恶、下利急迫臭秽、发热、苔腻等；暑湿弥漫三焦，则可见发热、面赤耳聋、胸闷咳喘、脘痞呕恶、下利臭秽、小便短赤等上、中、下三焦证候表现。

暑湿化燥入血，伤及肺络则咯血；暑湿内陷心营则出现高热、神识不清、清窍失聪等。恢复期余邪蒙绕清窍，多见头目不清、昏胀不适等症。

3. 暑湿的治疗

根据暑热证候突出，兼有湿邪内郁的表现治疗以清暑热、化湿浊、调气机、和脾胃为基本法则。

本病初起多有外邪束表而兼寒湿，故清暑泄热中不应忘透表祛邪。进入气分后虽以清暑化湿为大法，但须视病变部位不同而随证遣方。其中暑湿干扰胃肠者，宜清解暑热，化气利湿；困阻中焦者，宜辛寒透泄阳明暑热为主，兼化太阴脾湿；暑湿弥漫三焦当清化、宣通三焦暑湿；如化燥入血，邪伤肺络而见出血之象，当清暑凉血安络；如暑湿伤及元气当清暑化湿，益气和中；暑湿内陷心营者，当清心开窍，涤暑化湿。

本病后期为暑湿余邪未净，宜芳香清化。一旦暑湿郁阻，蒸迫肝胆而见黄疸，化燥伤络而见出血，除辨证论治外，尚应及时予以对症处理，控制病情发展。

伏暑

1. 伏暑的概念

伏暑属湿热类温病，是夏季感受暑湿病邪，伏藏体内，发于秋冬季节的急性热病。其特点为初起即有高热、心烦、口渴、脘痞、苔腻等暑湿郁蒸之气分证，或高热、烦躁、口干不甚渴饮、舌绛苔少等热炽营分见症。由于本病发病季节有秋冬迟早之不同，加之初起即有明显的里热证，因而又有伏暑晚发、伏暑秋发、伏暑伤寒、冬月伏暑等名称。

根据本病的发病季节和临床特征，西医学中的秋冬季重型流感、流行性出血热、散发性脑炎等疾病与之相似，均可参考本病进行辨证论治。

2. 伏暑的辨证

（1）伏暑之辨证首当注意分辨暑与湿之孰多孰少，以及病机转化；属暑湿化热者，注意伤津耗气，入血动风。次辨暑湿病邪郁发部位。伏于气分，若暑湿郁阻少阳，以寒热似疟、午后身热、入暮尤剧、天明得汗诸症稍减，但胸腹灼热不除为特征；若暑湿夹滞，阻结胃肠，以胸腹灼热、便清不爽、色黄如酱、舌苔垢腻为特征。

暑湿化热，发于营分，邪扰心包，可见身热夜甚、心烦不寐、舌绛等。若兼心热移肠，可伴小便短赤热痛；若兼瘀热互结，则以伴斑疹、舌绛紫暗等为特征。

（2）辨气血阴阳状态。由于暑湿病邪郁伏日久，正气暗耗，故多发病急、病势猛，大伤气血，耗阴竭阳，其热结阴伤甚者，常身热、小便短少不利甚至无尿；瘀热内结、逼迫气阴者，见身热面赤、斑疹心烦、四肢厥冷、汗出不止、舌暗绛、脉虚数；余邪留扰、气阴两伤者，见低热不退、多汗口渴、虚烦不眠、脘闷纳呆、小便短少频数、舌红苔少、脉虚数；肾虚失固者，以尿频量多，甚至遗尿、腰酸、耳鸣等为临床特征。

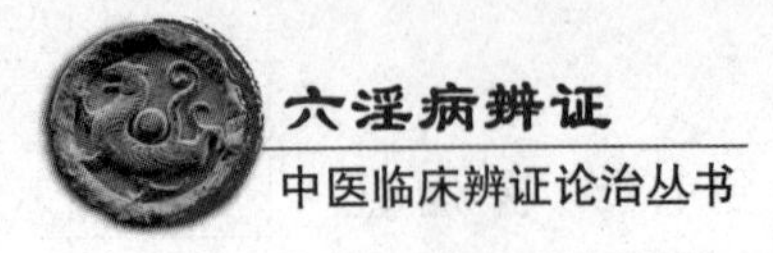

3. 伏暑的治疗

伏暑初起属表里同病、卫气同病者，应予清暑化湿，疏宣表邪；病发营分且卫营同病者，应清营泄热，辛散透表；总以清里热为主，解表为辅。进一步发展容易形成“郁结”，暑湿郁阻少阳，治宜清泄少阳，分消湿热；暑湿夹滞，阻于肠道，治宜导滞通下，清热化湿；热结化火伤阴，治宜滋阴生津，泻火解毒。

中后期着眼于“瘀滞”，热闭心包，血络瘀滞，治宜凉血化瘀，开窍通络；热瘀气脱急宜凉血化瘀，益气养阴固脱。余邪留扰，气阴两伤，宜清泄余热，益气养阴；肾虚不固则以温肾固缩为法。

总而言之，伏暑的辨治早期应以清泄里热为主，之后根据病机变化和气血阴阳损伤程度采取相应的治疗措施，灵活辨证论治。

暑 燥

1. 暑燥的概念

暑燥属瘟疫类温病，是由暑燥淫热之邪气所引起的急性外感热病。其特点为初起即见热毒燔炽阳明，充斥表里、上下、内外，甚至卫气营血几个阶段证候并见，临床常见高热、头痛、身痛、斑疹、出血，甚至昏谵、痉厥等一派热毒极盛的表现。

西医学的一些烈性传染病，如流行性出血热、登革热与登革出血热、流行性乙型脑炎等具有暑燥特点者可参考本病辨治。

2. 暑燥的辨证

暑燥起病急骤，传变迅速，初起可见表里同病而见热毒充斥内外的表现，如壮热、恶寒、头痛如劈、肌肉骨节烦疼，甚则发展为昏谵、吐衄、项强、抽搐等热入营血、闭窍动风之象。热毒亦可蔓延脏腑，耗损津气，甚或正气溃败，不治而亡。如经抢救，可好转而愈，或后期可因正衰邪恋而留下低热、痴呆、瘫痪等后遗症。

3. 暑燥的治疗

暑燥的治疗当依据病邪性质和证候表现确定治法和方药，其总的原则是选用针对暑燥病气的有效药物迅速祛除病气，扭转病情。由于本病起病即以阳明胃热为主，疫毒很快充斥表里内外，故在治疗过程中，亦应以清解阳明胃热、解除疫毒为主，并随时注意病情转化。暑燥热毒充斥表里，当大剂清热解毒以救阴；热毒亢盛而阴津将绝，当大剂苦寒解毒，清热护阴；其他如腑实、昏谵、痉厥等治疗与其他温病基本相同。暑燥后期，邪去正伤，以临床所见为据，当清除余邪，恢复阴液为治。

具体用药上，具有清肺化痰止咳的清金化痰汤可用于治疗痰热的小儿咳嗽；清心泻火、涤痰醒神的生铁落饮和豁痰化瘀、调畅气血的癫狂梦醒汤分别治疗痰火扰神和痰热瘀结的癫狂；清热化痰、开闭醒神的菖蒲郁金汤可治疗邪毒化痰、蒙蔽神明的神昏；具有降火逐痰的将军定痛丸可治疗痰火郁结的绿风内障；具有清热化痰散结作用的清胃汤可用于治疗痰热蕴结的胞生痰核等。这些方剂多有清热化（豁、涤、逐）痰的作用。

附录

方剂名录

二　画

二冬汤　天冬　麦冬　天花粉　黄芩　知母　甘草　人参　荷叶

二至丸　女贞子　旱莲草

二陈汤　陈皮　半夏　茯苓　甘草

二妙丸　苍术　黄柏

八正散　瞿麦　萹蓄　滑石　木通　车前子　炙甘草　栀子仁　大黄

八珍汤　人参　白术　茯苓　甘草　当归　白芍　地黄　川芎

三　画

三仁汤　杏仁　滑石　白通草　竹叶　白蔻仁　厚朴　薏苡仁　半夏

三妙丸　苍术　黄柏　牛膝

三金排石汤　海金沙　金钱草　鸡内金　石韦　冬葵子　滑石　车前子

大补阴丸　熟地　龟板　黄柏　知母

大青龙汤加味　麻黄　桂枝　白芍　细辛　五味子　半夏　生姜　生石膏　黄芩　生甘草　葶苈子　苏子　射干　紫菀

大黄牡丹汤　大黄　牡丹皮　桃仁　冬瓜仁　芒硝

上下相资汤　人参　沙参　玄参　麦冬　玉竹　五味子　熟地　山茱萸　车前子　牛膝

小柴胡汤　柴胡　黄芩　人参　半夏　生姜　大枣　甘草

己椒苈黄丸　防己　椒目　葶苈子　大黄

马齿苋合剂　马齿苋　紫草　败酱草　大青叶

四　画

王氏清暑益气汤　西洋参　石斛　麦冬　黄连　竹叶　荷梗　知母　甘草　粳米　西瓜翠衣

天麻钩藤饮　天麻　钩藤　石决明　栀子　黄芩　川牛膝　杜仲　益母草　桑寄生　夜交藤　茯神

木防己汤　木防己　石膏　桂枝　人参

木萸散　木瓜　吴茱萸　防风　全蝎　蝉衣　天麻　僵蚕　胆南星　藁本　桂枝　蒺藜　朱砂　雄黄　猪胆汁

五虎追风散　蝉衣　南星　天麻　全蝎　僵蚕

五味消毒饮　金银花　野菊花　蒲公英　紫花地丁　紫背天葵子

五神汤　茯苓　金银花　牛膝　车前子　紫花地丁

止抽散　羚羊角　地龙　天竺黄　郁金　黄连　琥珀　胆南星

止泪补肝散　蒺藜　当归　熟地黄　白芍药　川芎　木贼　防风　夏枯草

止痛如神汤　秦艽　桃仁　皂角刺　苍术　防风　黄柏　当归尾　泽泻　槟榔　熟大黄

少腹逐瘀汤　小茴香　干姜　延胡索　没药　当归　川芎　官桂　赤芍　蒲黄　五灵脂

牛蒡解肌汤　牛蒡子　薄荷　荆芥　连翘　山栀　丹皮　石斛　玄参　夏枯草

长胎白术散　炙白术　川芎　川椒　干地黄　炒阿胶　黄芪　当归　牡蛎　茯苓

化坚二陈汤　陈皮　制半夏　茯苓　生甘草　白僵蚕　川连

化斑解毒汤　石膏　知母　甘草　玄参　水牛角　粳米

分清饮　栀子　茵陈　猪苓　茯苓　泽泻　木通　枳壳

丹栀逍遥散　柴胡　当归　白芍药　茯苓　白术　甘草　薄荷　生姜　丹皮　栀子

乌头赤石脂丸　蜀椒　炮乌头　炮附子　干姜　赤石脂

乌梅丸　乌梅　细辛　干姜　黄连　当归　炮附子　蜀椒　桂枝　人参　黄柏

六味地黄汤　熟地　山茱萸　山药　丹皮　茯苓　泽泻

五　画

玉泉丸　葛根　天花粉　生地黄　麦冬　五味子　糯米　甘草

玉屏风散　防风　黄芪　白术

玉真散　生白附　防风　白芷　姜炒生南星　天麻　羌活

正容汤　羌活　白附子　防风　秦艽　胆南星　半夏　白僵蚕　木瓜　甘草　黄松节　生姜

甘露消毒丹　滑石　茵陈　黄芩　石菖蒲　川贝母　木通　藿香　射干　连翘　薄荷　白豆蔻

艾附暖宫丸　当归　生地　白芍　川芎　黄芪　肉桂　艾叶　吴茱萸　香附　续断

石决明散　石决明　草决明　赤芍　青葙子　麦冬　羌活　栀子　木贼　大黄　荆芥

龙虎二仙汤　龙胆草　生地黄　生石膏　犀角　牛蒡子　板蓝根　知母　玄参　马勃　木通　黄连　焦栀子　黄芩　僵蚕　大青叶　粳米　甘草

龙胆泻肝汤　龙胆草　栀子　黄芩　泽泻　木通　车前子　当归　柴胡　生地黄　甘草

平肝清火汤　生地黄　连翘　白芍　柴胡　夏枯草　枸杞子　当归　车前子

平胃散　苍术　厚朴　陈皮　甘草

归芍红花散　当归　大黄　栀子仁　黄芩　红花　赤芍　甘草　白芷　防风　生地黄　连翘

四妙勇安汤　玄参　当归　金银花　甘草

四苓散　白术　茯苓　猪苓　泽泻

四物汤　当归　川芎　地黄　芍药

四顺清凉饮子　当归身　龙胆草　黄芩　柴胡　羌活　木贼草　川黄连　桑皮　车前子　生地黄　赤芍　枳壳　炙甘草　熟大黄　防风　川芎

四逆加人参汤　炙甘草　生附子　干姜　人参

失笑散　蒲黄　五灵脂

仙方活命饮　穿山甲　皂角刺　当归尾　甘草　金银花　赤芍　乳香　没药　天花粉　陈皮　防风　贝母　白芷

白虎加人参汤　石膏　知母　粳米　甘草　人参

瓜蒌牛蒡汤　瓜蒌仁　牛蒡子　花粉　黄芩　陈皮　生栀子　连翘　皂角刺　金银花　生甘草　青皮　柴胡

半夏白术天麻汤　半夏　白术　天麻　茯苓　橘红　甘草　生姜　大枣

加味五苓散　黑栀子　赤茯苓　当归　黄芩　白芍　甘草梢　生地　泽泻　车前子　木通　滑石

加味修肝散　栀子　薄荷　羌活　荆芥　防风　麻黄　大黄　连翘　黄芩　当归　赤芍　菊花　木贼　桑螵蛸　白蒺藜　川芎　甘草

加减一阴煎　生地　熟地　白芍　麦冬　知母　地骨皮　炙甘草

六　画

托里消毒散　人参　川芎　当归　白芍　白术　金银花　茯苓　白芷　皂角刺　甘草　桔梗　黄芪

百合固金汤　百合　熟地　生地　麦冬　白芍　当归　贝母　生甘草　玄参　桔梗

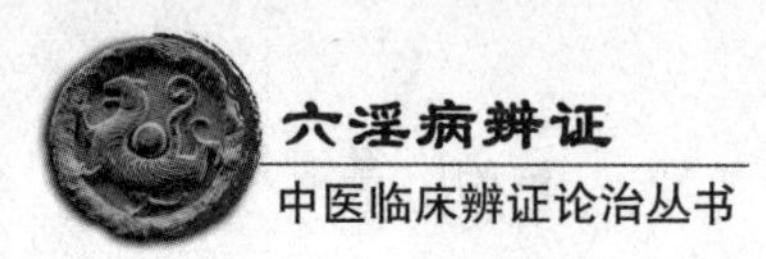

当归四逆汤　当归　桂枝　白芍　细辛　甘草　通草　大枣

当归饮子　当归　白芍　川芎　生地　白蒺藜　防风　荆芥穗　何首乌　黄芪　甘草

当归活血饮　当归身　白芍药　热地黄　川芎　黄芪　苍术　防风　川羌活　甘草　薄荷

竹叶石膏汤　竹叶　石膏　麦冬　人参　半夏　粳米　甘草

竹叶黄芪汤　人参　黄芪　煅石膏　炙半夏　麦冬　白芍　川芎　当归　黄芩　生地　甘草　竹叶　生姜　灯心草

舟车丸　大黄　甘遂　大戟　芫花　青皮　陈皮　牵牛　木香　槟榔　轻粉

导赤散　生地黄　木通　生甘草　竹叶

阳和汤　麻黄　熟地　白芥子　炮姜炭　甘草　肉桂　鹿角胶

防风汤　人参　甘草　当归　白芍　防风　独活　葛根

防风羌活汤　防风　川羌活　北细辛　川芎　半夏　白术　黄芩　南星　甘草

防风通圣散　防风　荆芥　连翘　麻黄　薄荷　川芎　当归　炒白芍　白术　山栀　酒大黄　芒硝　石膏　黄芩　桔梗　甘草　滑石

红藤煎剂　红藤　地丁草　乳香　没药　连翘　大黄　延胡索　丹皮　甘草　金银花

七　画

麦门冬汤　麦门冬　半夏　人参　粳米　大枣

抑阳酒连散　独活　生地黄　黄柏　防己　知母　生荆子　前胡　生甘草　防风　栀子　黄芩　寒水石　羌活　白芷　黄连

芩连二母丸　黄芩　黄连　知母　贝母　当归　白芍　羚羊角　生地　熟地　蒲黄　地骨皮　川芎　生甘草

苍耳子散　辛夷　苍耳子　白芷　薄荷

苍附导痰丸　茯苓　半夏　陈皮　甘草　苍术　香附　南星　枳壳　生姜　神曲

两地汤　生地　地骨皮　玄参　麦冬　阿胶　白芍

还阴救苦汤　升麻　苍术　炙甘草　柴胡　防风　羌活　细辛　藁本　川芎　桔梗　红花　当归尾　黄连　黄芩　黄柏　知母　生地黄　连翘　龙胆草

辛夷清肺饮　辛夷　生甘草　煅石膏　知母　栀子　黄芩　枇杷叶　升麻　百合　麦冬

羌活胜风汤　柴胡　黄芩　白术　荆芥　枳壳　川芎　防风　羌活　独活　前胡　薄荷　桔梗　白芷　甘草

沉香散　沉香　石韦　滑石　当归　王不留行　瞿麦　赤芍　白术　冬葵子　炙甘草

补中益气汤　黄芪　甘草　人参　当归身　橘皮　升麻　柴胡　白术

纯阳正气丸　广藿香　制半夏　青木香　陈皮　丁香　肉桂　苍术　白术　茯苓　朱砂　硝石　硼砂　雄黄　金礞石　麝香　冰片　花椒水

八　画

青蒿鳖甲汤　青蒿　鳖甲　知母　生地　丹皮

抵当汤　水蛭　虻虫　桃仁　酒大黄

苦参汤　苦参　蛇床子　白芷　金银花　菊花　黄柏　地肤子　大菖蒲

枇杷清肺饮　人参　枇杷叶　生甘草　黄连　桑白皮　黄柏

固经丸　龟甲　黄芩　白芍　椿根白皮　黄柏　香附

知柏地黄丸　知母　黄柏　丹皮　山茱萸　淮山药　泽泻　茯苓　熟地

肥儿丸　麦芽　胡黄连　人参　白术　茯苓　黄连　使君子　神曲　炒山楂　炙甘草　芦荟

泻心汤　黄连　黄芩　大黄

泻白散　地骨皮　桑白皮　炙甘草　粳米

泻肝散　黑玄参　大黄　黄芩　知母　桔梗　车前子　羌活　龙胆草　当归　芒硝

泻青丸　当归　龙胆草　川芎　山栀子　川大黄　羌活　防风

泻热汤　黄连　黄芩　连翘　甘草　木通　当归尾

泻脾除热饮　黄芪　防风　茺蔚子　桔梗　大黄　黄芩　黄连　车前子　芒硝

治瘊方　熟地黄　何首乌　杜仲　赤芍　白芍　牛膝　桃仁　红花　赤小豆　白术　穿山甲

参苏饮　人参　紫苏　甘草　苏叶　葛根　枳壳　桔梗　前胡　半夏　陈皮　生姜　茯苓　木香　枣

参附汤　人参　附子

参苓白术散　白扁豆　人参或党参　白术　白茯苓　炙甘草　山药　莲子肉　桔梗　薏苡仁　缩砂仁

经效散　柴胡　犀角　大黄　赤芍　当归　连翘　甘草梢

九　画

荆防败毒散　荆芥　防风　人参　羌活　独活　前胡　柴胡　桔梗　枳壳　茯苓　川芎　甘草

茵陈蒿汤　茵陈　栀子　大黄

枸橘汤　枸杞　橘红　川楝子　秦艽　陈皮　防风　泽泻　赤芍　甘草

牵正散　白附子　僵蚕　全蝎

复方大柴胡汤　柴胡　黄芩　半夏　枳实　白芍药　大黄　生姜　大枣

保阴煎　生地　熟地　白芍　山药　续断　黄芩　黄柏　甘草

独活寄生汤　独活　桑寄生　秦艽　防风　细辛　当归　川芎　干地黄　杜仲　牛膝　人参　茯苓　甘草　桂心　芍药

将军定痛丸　黄芩　白僵蚕　陈皮　天麻　桔梗　青礞石　白芷　薄荷　大黄　半夏

养阴清肺汤 生地黄 玄参 麦冬 川贝母 丹皮 白芍 甘草 薄荷

洗肝散 当归尾 生地黄 赤芍药 菊花 木贼草 蝉蜕 甘草 羌活 防风 薄荷 川芎 苏木 红花 白蒺藜

活血散瘀汤 当归尾 赤芍 桃仁 大黄 川芎 苏木 丹皮 枳壳 瓜蒌仁 槟榔

神应养真丹 羌活 木瓜 天麻 当归 白芍 菟丝子 熟地 川芎

退赤散 桑白皮 甘草 牡丹皮 黄芩 天花粉 桔梗 赤芍药 当归尾 瓜蒌仁 麦门冬

十 画

除风清脾饮 陈皮 连翘 防风 知母 元明粉 黄芩 玄参 黄连 荆芥穗 大黄 桔梗 生地

除湿汤 连翘 滑石 车前子 枳壳 黄芩 黄连 木通 甘草 陈皮 荆芥 茯苓 防风

除湿胃苓汤 苍术 厚朴 陈皮 猪苓 泽泻 赤茯苓 白术 滑石 防风 山栀子 木通 肉桂 甘草 灯心草

桂枝加当归汤 桂枝 芍药 甘草 生姜 大枣 当归

桂枝茯苓丸 桂枝 茯苓 赤芍 丹皮 桃仁

桃红四物汤 桃仁 红花 当归 地黄 川芎 赤芍

顾步汤 黄芪 石斛 当归 牛膝 紫花地丁 人参 甘草 金银花 蒲公英 菊花

柴胡清肝汤 生地 当归 白芍 川芎 柴胡 黄芩 山栀 天花粉 防风 牛蒡子 连翘 甘草

透脓散 当归 生黄芪 炒山甲 川芎 皂角刺

脏连丸 黄连 黄芩 赤芍 当归 阿胶珠 荆芥穗 炒槐花 地榆 槐角 地黄 猪大肠

凉血四物汤 当归 生地 川芎 赤芍 黄芩 赤茯苓 陈皮

红花　甘草

凉血地黄汤　　细生地　当归尾　地榆　槐角　黄连　天花粉　生甘草　升麻　赤芍　枳壳　黄芩　荆芥

凉膈散　　大黄　朴硝　甘草　山栀　薄荷叶　黄芩　连翘　竹叶

益胃汤　　沙参　麦冬　细生地　玉竹　冰糖

消风散　　荆芥　防风　当归　生地　苦参　炒苍术　蝉蜕　胡麻仁　炒牛蒡子　生知母　煅石膏　生甘草　木通

消瘰丸　　玄参　牡蛎　浙贝母

消翳汤　　密蒙花　柴胡　川芎　当归尾　甘草　生地　荆芥穗　防风　木贼　蔓荆子　枳壳

涤痰汤　　半夏　胆南星　橘红　枳实　茯苓　人参　菖蒲　竹茹　甘草　生姜

桑白皮汤　　桑白皮　半夏　苏子　杏仁　贝母　黄芩　黄连　山栀　生姜

桑杏汤　　桑叶　杏仁　沙参　贝母　豆豉　栀皮　梨皮

桑菊饮　　杏仁　连翘　薄荷　桑叶　菊花　桔梗　芦根　生甘草

十一画

黄连温胆汤　　半夏　陈皮　茯苓　甘草　枳实　竹茹　黄连　大枣

黄连解毒汤　　黄连　黄芩　黄柏　山栀

萆薢化毒汤　　萆薢　当归尾　丹皮　牛膝　防己　木瓜　薏苡仁　秦艽

萆薢渗湿汤　　萆薢　薏苡仁　黄柏　赤茯苓　丹皮　泽泻　通草　滑石

银花甘草汤　　金银花　甘草

银花解毒汤　　金银花　蒲公英　大黄　龙胆草　黄芩　蔓荆子　蜜桑皮　天花粉　枳壳　生甘草

银翘散　　金银花　连翘　桔梗　薄荷　牛蒡子　竹叶　荆芥穗

豆豉　甘草　鲜芦根

麻黄桂枝各半汤　桂枝　白芍　生姜　大枣　甘草　麻黄　杏仁

羚角钩藤汤　钩藤　羚羊角　桑叶　川贝母　生地　菊花　白芍　茯神　鲜竹茹　甘草

清利通络汤　金银花　蒲公英　地丁　鸡血藤　炮甲珠　车前子　生苡仁　茯苓　白花蛇舌草

清肝引经汤　当归　白芍　生地　丹皮　栀子　黄芩　川楝子　茜草　牛膝　白茅根　甘草

清肝芦荟丸　当归　生地　白芍　川芎　黄连　海蛤粉　牙皂　甘草节　昆布　芦荟

清经散　丹皮　地骨皮　白芍　熟地　青蒿　黄柏　茯苓

清胃散　生地　当归　丹皮　黄连　升麻

清咽利膈汤　连翘　栀子　黄芩　薄荷　牛蒡子　防风　荆芥　玄明粉　金银花　玄参　大黄　桔梗　黄连　甘草

清骨散　银柴胡　鳖甲　炙甘草　秦艽　青蒿　地骨皮　胡黄连　知母

清热安胎饮　山药　石莲　黄芩　川连　椿根白皮　侧柏炭　阿胶块

清热固经汤　黄芩　焦栀子　生地　地骨皮　地榆　生藕节　阿胶　陈棕炭　龟甲　牡蛎　生甘草

清脏汤　当归　川芎　生地　白芍　黄连　黄芩　栀子　黄柏　地榆　槐角　柏叶　阿胶

清凉甘露饮　水牛角　银柴胡　茵陈　石斛　枳壳　麦冬　甘草　生地　黄芩　知母　枇杷叶

清营汤　水牛角　生地　玄参　竹叶心　金银花　连翘　黄连　丹参　麦冬

清暑汤　连翘　花粉　赤芍　甘草　滑石　车前子　金银花　泽泻　淡竹叶

清暑益气汤　西洋参　石斛　麦冬　黄连　竹叶　荷梗　知母

甘草　粳米　西瓜翠衣

清瘟败毒饮　生石膏　小生地　乌犀角　黄连　栀子　桔梗　黄芩　知母　玄参　连翘　丹皮　鲜竹叶　甘草

清燥救肺汤　生石膏　冬桑叶　甘草　人参　胡麻仁　阿胶　麦冬　杏仁　枇杷叶

绿风羚羊饮　黑参　防风　茯苓　知母　黄芩　细辛　桔梗　羚羊角　车前子　大黄

趁痛散　当归　黄芪　白术　甘草　生姜　桂心　薤白　牛膝　独活

十二画

散风除湿活血汤　羌活　独活　防风　当归　川芎　赤芍　鸡血藤　前胡　苍术　白术　忍冬藤　红花　枳壳　甘草

散肿溃坚汤　柴胡　升麻　龙胆草　黄芩　甘草　桔梗　昆布　当归尾　白芍　黄柏　葛根　黄连　三棱　木香　瓜蒌根　连翘　知母

葛根芩连汤　葛根　黄芩　黄连　炙甘草

翘荷汤　薄荷　连翘　黑栀皮　桔梗　绿豆皮　生甘草

程氏萆薢分清饮　川萆薢　石菖蒲　黄柏　茯苓　车前子　莲子心　白术

舒肝解郁益阴汤　当归　白芍　白术　丹参　赤芍　银柴胡　熟地　山药　生地　茯苓　枸杞　焦神曲　磁石　升麻　五味子　生栀子　甘草

普济消毒饮　酒黄芩　酒黄连　陈皮　生甘草　玄参　连翘　板蓝根　马勃　鼠粘子　薄荷　僵蚕　升麻　柴胡　桔梗

温肺止流丹　人参　荆芥　细辛　诃子　甘草　桔梗　鱼脑骨

温经汤　吴茱萸　当归　桂枝　白芍　川芎　生姜　丹皮　半夏　麦冬　人参　阿胶　甘草

温经散寒汤　当归　川芎　赤芍　白术　紫石英　胡卢巴　五灵脂　金铃子　延胡索　制香附　小茴香　艾叶

温胆汤　半夏　竹茹　枳实　橘皮　甘草　茯苓　生姜　大枣

滋阴降火汤　当归　川芎　生地　熟地　黄柏　知母　麦冬　白芍　黄芩　柴胡　甘草梢

滋阴除湿汤　川芎　当归　白芍　熟地　柴胡　黄芩　陈皮　知母　贝母　泽泻　地骨皮　甘草　生姜

滋肾通关丸　黄柏　知母　肉桂

犀角地黄汤　水牛角代犀角　生地　丹皮　芍药

疏风清热汤　荆芥　防风　牛蒡子　甘草　金银花　连翘　桑白皮　赤芍　桔梗　黄芩　天花粉　玄参　浙贝母

十三画

暖肝煎　当归　枸杞　沉香　肉桂　乌药　小茴香　茯苓　生姜

槐角地榆丸　槐角　白芍　枳壳　荆芥　地榆炭　椿树皮　栀子　黄芩　生地黄

解肌透疹汤　桔梗　甘草　射干　牛蒡子　荆芥　蝉蜕　浮萍　豆豉　葛根　金银花　连翘　大青叶　僵蚕

解毒活血汤　连翘　葛根　柴胡　枳壳　当归　赤芍　生地　红花　桃仁　甘草

十四画以上

膏淋汤　山药　芡实　龙骨　牡蛎　生地　党参　白芍

蔓荆子散　蔓荆子　甘菊花　升麻　木通　赤茯苓　桑白皮　前胡　生地　赤芍　麦冬

增液汤　玄参　麦冬　细生地